卫生部“十二五”规划教材
全国高等医药教材建设研究会“十二五”规划教材
全国高职高专教材　供五年一贯制护理学专业用

人际沟通

第2版

主　编　王　斌
副主编　丁宏伟　马　慧
编　者（以姓氏笔画为序）
丁宏伟（安徽淮南卫生学校）
王　斌（河北唐山职业技术学院）
马　慧（昆明医学院）
孙运粉（山东医学高等专科学校）
沈传华（襄樊职业技术学院）
周春美（河北唐山职业技术学院）
徐艳斐（大庆医学高等专科学校）
潘彦彦（黑龙江护理高等专科学校）

人民卫生出版社

图书在版编目（CIP）数据

人际沟通/王斌主编. —2 版. —北京：人民卫生出版社，2011.7

ISBN 978-7-117-14441-4

Ⅰ.①人… Ⅱ.①王… Ⅲ.①护理学：人际关系学-医学院校-教材 Ⅳ.①R471-05

中国版本图书馆 CIP 数据核字(2011)第 093671 号

人卫智网	www. ipmph. com	医学教育、学术、考试、健康，购书智慧智能综合服务平台
人卫官网	www. pmph. com	人卫官方资讯发布平台

人 际 沟 通

第 2 版

主　　编：王　斌
出版发行：人民卫生出版社（中继线 010-59780011）
地　　址：北京市朝阳区潘家园南里 19 号
邮　　编：100021
E - mail：pmph @ pmph. com
购书热线：010-59787592　010-59787584　010-65264830
印　　刷：人卫印务（北京）有限公司
经　　销：新华书店
开　　本：787×1092　1/16　**印张**：13
字　　数：324 千字
版　　次：2004 年 6 月第 1 版　2025 年 1 月第 2 版第 37 次印刷
标准书号：ISBN 978-7-117-14441-4
定　　价：23.00 元
打击盗版举报电话：010-59787491　E-mail：WQ @ pmph.com
质量问题联系电话：010-59787234　E-mail：zhiliang @ pmph.com
数字融合服务电话：4001118166　E-mail：zengzhi @ pmph.com

第二轮全国高职高专五年一贯制护理学专业卫生部规划教材

修订说明

第一轮全国高职高专五年一贯制护理学专业卫生部规划教材是由全国护理学教材评审委员会和卫生部教材办公室2004年规划并组织编写的，在我国高职高专五年一贯制护理学专业教育的起步阶段起到了非常积极的作用，很好地促进了该层次护理学专业教育和教材建设的发展和规范化。

全国高等医药教材建设研究会、全国卫生职业教育护理学专业教材评审委员会在对我国高职高专护理学专业教育现状（专业种类、课程设置、教学要求）和第一轮教材使用意见调查的基础上，按照《教育部关于加强高职高专教育人才培养工作的意见》等相关文件的精神，组织了第二轮教材的修订工作。

本轮修订的基本原则为：①体现“三基五性”的教材编写基本原则：基本理论和基本知识以“必须、够用”为度，可适当扩展，强调基本技能的培养。在保证教材思想性和科学性的基础上，特别强调教材的适用性与先进性。同时，教材融传授知识、培养能力、提高素质为一体，重视培养学生的创新能力、获取信息的能力、终身学习的能力，突出教材的启发性。②符合和满足高职高专教育的培养目标和技能要求：本套教材以高职高专护理学专业培养目标为导向，以护士执业技能的培养为根本，力求达到学生通过学习本套教材具有基础理论知识适度、技术应用能力强、知识面较宽、综合素质良好等特点。③注意与本科教育和中等职业教育的区别。④注意体现护理学专业的特色：本套教材的编写体现对“人”的整体护理观，使用护理程序的工作方法，并加强对学生人文素质的培养。⑤注意修订与新编的区别：本轮修订是在上版教材的基础上进行的修改、完善，力求做到去粗存精，更新知识，保证教材的生命力和教学活动的良好延续。⑥注意全套教材的整体优化：本套教材注重不同教材内容的联系与衔接，避免遗漏和不必要的重复。⑦注意在达到整体要求的基础上凸显课程个性：全套教材有明确的整体要求。如每本教材均有实践指导、教学大纲、中英文名词对照索引、参考文献；每章设置学习目标、思考题、知识链接等内容，以帮助读者更好地使用本套教材。在此基础上，强调凸显各教材的特色，如技能型课程突出技能培训，人文课程增加知识拓展，专业课程增加案例导入或分析等。⑧注意包容性：本套教材供全国不同地区、不同层次的学校使用，因此教材的内容选择力求兼顾全国多数使用者的需求。

全套教材共29种，配套教材15种，配套光盘12种，于2011年9月前由人民卫生出版社出版，供全国高职高专五年一贯制护理学专业师生使用，也可供其他学制使用。

第二轮教材目录

序号	教材名称	配套教材	配套光盘	主编	指导评委
1	人体结构学	√	√	杨壮来　牟兆新	赵汉英
2	病理学与病理生理学	√	√	陈命家	姜渭强
3	生物化学			赵汉芬	黄　刚
4	生理学			潘丽萍	陈命家
5	病原生物与免疫学	√		许正敏	金中杰
6	护理药理学	√	√	徐　红	姚　宏
7	护理学导论	√	√	王瑞敏	杨　红
8	基础护理技术	√	√	李晓松	刘登蕉
9	健康评估	√		薛宏伟	李晓松
10	护理伦理学			曹志平	秦敬民
11	护理心理学		√	蒋继国	李乐之
12	护理管理与科研基础	√		殷　翠	姜丽萍
13	营养与膳食			林　杰	路喜存
14	人际沟通			王　斌	李　莘
15	护理礼仪		√	刘桂瑛	程瑞峰
16	内科护理学	√	√	马秀芬　张　展	云　琳
17	外科护理学	√	√	党世民	熊云新
18	妇产科护理学	√	√	程瑞峰	夏海鸥
19	儿科护理学	√		黄力毅　张玉兰	梅国建
20	社区护理学			周亚林	高三度
21	中医护理学	√		陈文松	杨　军
22	老年护理学	√		罗悦性	尚少梅
23	康复护理学			潘　敏	尚少梅
24	精神科护理学		√	周意丹	李乐之
25	眼耳鼻咽喉口腔科护理学			李　敏	姜丽萍
26	急危重症护理学	√		谭　进	党世民
27	社会学基础			关振华	路喜存
28	护理美学基础		√	朱　红	高贤波
29	卫生法律法规			李建光	王　瑾

第一届全国卫生职业教育护理学专业教材

评审委员会名单

尚少梅　北京大学护理学院
王　瑾　天津医学高等专科学校
杨　红　重庆医药高等专科学校
杨　军　江汉大学卫生技术学院
姚　宏　本溪卫生学校
云　琳　河南职工医学院
赵汉英　云南医学高等专科学校
秘　　书：皮雪花　人民卫生出版社

第 2 版前言

伴随着医学模式的转变，护理工作模式也从单一的疾病护理逐步转向多元化的健康服务。在提倡整体护理的今天，要求护理专业人员不仅要有扎实的医学护理知识和熟练的专业技能，更要有较高的人文素养和人际交往能力。护理专业学生掌握人际关系及人际沟通的基本技能和理论，将有助于提高学生的社会适应能力，提高学生专业素质，更对改善护理实践中的人际关系，建立良好的工作氛围，提高护理工作效率起到积极的促进作用。

《人际沟通》依据全国医学高等职业技术教育卫生部规划教材的编写原则，结合高等职业教育人才培养目标要求和护理实践，力求突出职业教育特色，突出护理专业特色。教材融理论、实践、案例于一体，通过大量的沟通案例和技能实训组织课程内容，突出《人际沟通》的课程特点，强调自主学习和实践活动。具有以下特点：

实践性：本教材强调理论与实践的紧密结合，使学习者"在实践中学习理论，通过实践理解理论"。通过实践活动将整个教材联系起来，旨在通过以学生为主，强调合作学习，注重实践能力培养，注重自评与互评的学习安排，使学习者既锻炼了人际沟通的实践技能，又能更深刻地领悟护理人际沟通的实际内涵。

针对性：精简人际沟通一般理论的讲解，突出护理实践中最常用的沟通形式（如交谈）的学习，并增加"团队建设"、"护理治疗性沟通示例"和"多元文化背景下的护理人际沟通"等内容，以加强对护理实践的针对性，突出体现职业技能的培养。

丰富案例：收集了与教材内容相关的大量支持材料，为学习者自学和练习，提供适合而充足的资源。强调实际情境和学习任务的重要作用，以大量护理实例贯穿整个教材。

自主评价：通过收集整理、评价反思学习者学习、成长过程的相关资料，促进学习者正确评价自我，学习他人，实现自主发展，主动发展，可持续发展。

在结构方面安排了四个模块：以实践为主线的"实践活动"，以理论为主线并与实践活动相协调的"理论学习"，与实践和理论相配合的"案例分析"，以及强调自主评价和过程评价的"成长记录"。

根据上述各点，对本教材的使用提出以下建议：

第一，整个教学以实践训练为主线，对必要的理论知识主要结合实践训练做精要的引导和提示，尽量避免空泛的、长篇大论的理论讲授。

第二，课内的教学训练与学生课外的自我训练结合起来，形式方法要灵活多样。

第三，实践活动的效果不仅来自于训练的内容，也体现在活动方式上。主要采用平等参与的方式，让参与者自己对人际沟通相关内容进行探究。活动组织者（教师）通过创设情境，引导参与者在活动、表现和体验中反思自己的经验与观念，在交流和分享中学习他人的长处，产生新的思想，达到新的认识，从而实现自我提高。活动的方式主要包括讲座、讨论和案例分析、经验分享、教学观摩、角色扮演、游戏以及其他一些需要参与者行动起来的练习。

在这样的实践活动中，活动组织者（教师）的角色将发生很大的变化。教师不再是传统意义上的信息提供者、标准答案的发布者或核实者，而成了参与者的“协助者”、“协作者”，帮助并与参与者一起学习，共同提高。传统意义上的“学生”也发生了角色上的变化，他们成了“参与者”，是活动内容和形式的主动创造者，是非常丰富的信息资源，同时也是活动组织者（教师）的“合作伙伴”。

这种活动方式对活动组织者、参与者和活动内容都有一定的要求：

平等的态度：组织者要以平等的态度面对参与者，在充分沟通的基础上与参与者建立平等合作的关系。教师不要居高临下地批判、揭露参与者的问题，也不要包办代替，为参与者提供现成的答案。引导、启发参与者自己发现问题、思考问题进而解决问题，才是教师最重要的职责。

开放的心态：参与者要以一种开放的心态参与训练，主动分享自己的看法和作法，积极地与小组成员合作，而不是被动地等待教师的安排，或静听其他人的发言。

问题设计的启发性：活动中提出的问题应该具有思考价值和一定的开放性、发散性，以鼓励参与者从多个角度进行深入思考与探索，形成多元的回答，生成丰富而个性化的策略。

组织形式：实践活动人数不能太多，一般不要超过30人。如果人数太多，教师可以考虑更经常地组织分组活动，使大家都有参与的机会。

实践活动大部分在小组内进行，分组时需要遵循一定的规则。小组成员要进行角色分工，以保证小组学习顺利进行。每个小组应有如下五个基本角色，由小组成员轮流担任。

召集人——组织小组讨论，鼓励人人参与，避免个别人的“话语霸权”。

记录员——记录小组每一个人的发言，不要对其进行价值判断，防止信息衰减。

汇报人——代表本组汇报小组讨论（活动）的结果，汇报时要注意精练、概括，不要“照本宣科”。

后附教学大纲，供参考。

感激护理教育的前辈郭常安先生，他以深厚的修养、卓越的学识和毕生的积累给予编者无私的支援，使本书得以完成。本教材的编写同时得到李晓松女士的倾心指导，在此深表谢意。

编写者学识有限，欠缺疏漏之处在所难免，恳请方家惠予斧正。

王　斌

2011年5月

目 录

第一章　绪论——护理人际关系

学习目标

1. 能理解护理人际关系的含义、特征并说明学习本课程的主要学习方法。
2. 掌握建立良好护理人际关系的策略，在学习过程中自觉应用这些策略。

【理论学习】

在人才竞争日益激烈的知识经济时代，具备良好的人际关系及沟通能力是优秀护理人才在竞争中立于不败之地的关键。护理学科是以医学知识为基础的专业，又与社会人文学科密切相关，是直接与人打交道的综合性应用学科。了解人类社会实践中的人际关系和人际交往规律，熟悉人与人相处的原则和方法，对提高护士人际交往和沟通能力、增强护士的专业素质具有十分重要的意义。

第一节　护理人际关系概述

一、护理人际关系的概念

人际关系(interpersonal relationship)是在一定社会条件下，人们在相互认知、情感互动和交往行为中形成和发展起来的人与人之间的相互关系。护理人际关系是以护士这个特殊的社会群体为中心，围绕临床护理、卫生保健实践展开的，与病人和病人亲属、医生、其他护理人员等医院和社会人群因服务或工作关系而建立起来的相互联系。

现代社会要求人不仅有健全的体魄、健康的心理，而且要拥有健康的人际环境。良好的人际关系对人的影响是潜移默化的，人与人之间相互尊重、团结友爱、平等合作的环境氛围不仅有利于提高人的基本素质和增强群体的凝聚力，从而促进整个社会的精神文明建设，也是提高工作效率、完成群体目标、实现自我价值的基础。矛盾紧张的人际关系必然导致人际冲突和人际内耗，这不仅会影响正常的生活、学习和工作，而且不利于人的身心健康。

护理人际关系包括与病人及其亲属建立的关系、进行的交往，还包括与同行护士、其他医务人员、医疗技术人员和医院各级管理人员的交往与沟通。如果是社区护士，还要面对各种社区机构和社区工作的其他关系人等。

护理人际关系与一般亲友间的社会性人际关系不同;它是一种专业性的人际关系,是为了解决特定的医疗护理问题,为了完成特定的专业任务而建立和发展的,并将伴随专业任务的完成而宣告结束。尽管病人出院后,有可能与护士继续交往,但这种关系已经没有专业目的性,因此已不属于护理人际关系,而成为一般的社交关系了。

二、护理人际关系的伦理道德规范

任何人际交往都是在一定社会条件下的交往,其实质就是一种社会关系。它不能是随心所欲、混乱无序的,必须遵循一定的伦理道德规范,受到必要的控制、约束和调节。护理人际关系也不例外。从南丁格尔时代起直到现代,各国和国际护理组织都对护士的行为准则进行过多次规范。从护理人际关系的交往与沟通过程来考察,护理人际关系最基本的伦理道德原则包括以下几个方面:

(一)同情体贴,热情负责

对人同情体贴,热情负责,体现了社会主义的人道主义原则,体现了护理工作者全心全意为人民服务的精神。在社会主义社会里,人与人之间在政治上是平等的关系。这种关系表现在医疗护理工作中,犹如白求恩所说,伤病员比你的父兄还要亲,因为他们是你的同志。护士为了病人的健康,必须对病人有深切的同情心,这种同情与怜悯、仁慈是不同的,它不是个人的恩赐,而是护士应尽的义务和职责。

(二)尊重人格,平等待人

尊重人格是每个公民必须遵循的行为准则之一。护士在与服务对象进行人际交往时,必须尊重对方的人格,不论他的职务高低、年龄大小、病情轻重、容貌美丑、关系亲疏、经济贫富,都应一视同仁,平等待人。切忌以貌取人,以贵贱分高低。对某些病人关怀备至,对另一些病人冷若冰霜,有悖于护理人际关系最基本的伦理道德原则。

(三)诚实谦让,文明礼貌

文明礼貌待人,给人以美的享受。诚实谦让的交往,能增进人们相互之间的信任与团结友爱。护士在荣誉面前应取谦让态度,不嫉贤妒能;对他人的批评能虚心、诚恳、宽宏大度,善于与同事合作;在病人面前,不因个人心情不快而迁怒,要善于控制自己的情绪,既不忧形于色,也不欣喜无度。对同事,对病人始终诚实谦让,礼貌热情,举止端庄,言语文明。

(四)竭诚服务,不谋私利

全心全意为人民服务,就要忠于职守,做好本职工作。在医疗护理实践中,一切从病人的利益出发,是护理工作的基本原则。在个人利益与病人利益发生冲突时,以病人利益为重,必要时牺牲个人利益。要树立辛苦我一个,幸福千万人的崇高风尚。

(五)实事求是,不弄虚作假

实事求是,是科学态度的体现。护理学是一门科学性、应用性很强的学科。护士的工作能否做到实事求是,不仅关系到护理科学的发展,而且直接影响着护理人际关系,影响到病人的生命安危。因此,对护理工作中的每一项检查、操作,必须严肃认真、一丝不苟,在任何情况下,都不能弄虚作假。对于护理工作中的失误或差错事故,不隐瞒、不推卸责任,做到如实报告,及时纠正,勇于从失败或失误中总结经验教训,树立严谨的科学态度和审慎的工作作风。

(六)恪守信誉,保守秘密

病人有什么心愿和要求,常常会向医护人员和盘托出,期望能得到理解和帮助,解除病痛。护士必须恪守对病人的承诺(如对病人隐私的保密),才能得到病人的信赖,才有利于护患之间的进一步交往。

三、建立良好护理人际关系的意义

护理人际关系是不以人的意志为转移的客观存在,建立和调节好各种人际关系,不仅是做好护理工作、发展护理事业的需要,而且也是每个护士的主观愿望。为此,建立良好的护理人际关系,对于每位护士、护理集体乃至医院和社会都具有重要的现实意义。

(一) 有利于创造良好的工作环境

医护患之间的相互理解、信任、关心、爱护和友好,可以形成良好的工作氛围。这种心理气氛能使医护人员合理的心理需要得到程度不同的满足,从而产生心情舒畅、愉快的积极情绪,激发护士对生活、工作的极大热情;能使病人在治疗、护理、康复的需求上得到尽可能的满足,解除或转移紧张、忧虑、焦急、烦闷、恐惧等消极心理,增强信赖、安全、康复的信心,使医护患整个群体,保持一种稳定、团结、融洽的良好状态。

(二) 有助于提高护理工作的效率

护士在生活工作中同心同德、互相帮助、互相学习,无疑会大大提高工作的效率。如果护士之间冷漠相对,互相猜忌提防,没有协作精神,必然耗费大量的精力,去应付那些不必要的、人为的、毫无价值的琐碎的事情,必然影响到护理工作的质量和工作效率。

(三) 有助于护士的自我认识,陶冶情操和发挥才能

人与人的交流与沟通是情感上互相交流、行为上互相作用、性格上互相影响的过程,人总是在观察自己与他人的相互作用中了解自己,获得对自我评价有参考价值的信息。广泛的正常人际交流,可以使护士丰富和发展自己的良好个性,满足自己的精神心理需要,对促进自己的求知欲望,更新知识,变革陈旧观念,改进思维方式等,都是极为重要的。

(四) 良好的人际关系还有利于收集病人资料,为确定护理目标,制定护理计划,评价护理效果,提供可靠依据

(五) 良好的人际关系有利于增进病人对医生、护士及医疗护理工作的理解、信任和支持,提高病人对护理工作的满意度

(六) 有利于适应医学模式的转变

传统的医学模式对于疾病和健康的认识,只限于从局部和单纯的生物因素去考虑,而忽视了人的心理及社会因素的重要影响,因而具有很大的局限性。随着社会发展和医学科技的进步,人们逐渐认识到,人类健康和疾病不仅受生物因素的影响,而且与人的心理因素及社会因素具有十分密切的关系。于是,传统的生物医学模式被生物-心理-社会医学模式所取代。建立良好的护理人际关系,要求护士从整体上为病人服务,主动关心和了解病人的需求,熟悉和掌握病人的心理活动,并积极进行沟通和疏导,无疑会促进病人的康复,这有利于适应医学模式的转变。

四、人际关系与人际沟通的辩证关系

人际关系与人际沟通既有密切联系,又有一定的区别。

首先,建立和发展人际关系是交往与沟通的最直接的目的和结果。人际关系是在人际沟通的过程中形成和发展起来的,任何性质、任何类型的人际关系的形成,都是人与人之间相互沟通的结果。有了良好的人际关系,然后才能进一步实现其他目的。护士要帮助病人

消除心理障碍，实现护理目标，就应与病人建立并保持良好的人际关系；护士要与医生合作解决病人的健康问题，也要先与医生建立和保持良好的合作关系。

其次，良好的人际关系也是顺利交往与沟通的基础和条件。人际交往与沟通一般在两个层面展开：内容层面和关系层面。内容是指沟通中所传递的信息的实质性含义；关系是指沟通各方在沟通中所处的地位和联系方式。在沟通中如果各方所处的地位恰当，联系方式得体，那么，沟通各方的关系可以处于和谐、有效的良好状态中，内容沟通可以顺利展开。如果在沟通中各方地位不当，联系方式不得体，则人际关系将处于紧张和不和谐的状态，内容沟通将产生障碍，甚至无法进行。

最后，人际沟通与人际关系的研究有不同的侧重点，人际沟通重点研究的是人与人之间联系的形式和程序，人际关系则重点研究人与人在沟通基础上形成的心理关系。

在整体护理实践中，良好的人际沟通能力和人际协作能力对于完成护理目标是十分重要的。

第二节　建立良好护理人际关系的策略

建立良好人际关系的具体方法很多，在日常生活和护理工作中较为重要，可以有效地为每一个人所运用的策略有如下几个方面。

一、主动交往

交往双方总有一方占有主动地位，如首先与人打招呼，主动与人说话等。这些看似简单的小事却常常因个性原因不习惯或不好意思去做，或因没有注意，没有意识到应该去做，结果丢弃了许多可能是有重要意义的交往机会。可见护士建立并强化主动与人交往的意识，掌握主动与人交往的技巧，是建立良好护理人际关系的策略之一。

心理学家研究发现，在人际交往与沟通中，许多人不是主动首先启动交往活动，主动去接纳别人，而是被动地等待别人接纳，甚至处处试图去吸引别人的注意。他们只能做交往的响应者，而不能做启动者。然而，我们知道，在护士与病人的交往中，要想赢得别人，同病人建立良好的人际关系，就必须处于主动地位，做交往的启动者。

人们不能主动交往的原因，主要在于两个方面。一是人们自己在人际关系方面缺乏应有的自信，惧怕他人不会像自己期望的那样理解、应答自己，从而使自己处于窘迫的局面，伤害自己的自尊心。二是人们在人际关系上有许多误解。如“先同别人打招呼，在别人看来是低人一等”；“我这样去麻烦别人，别人会讨厌的”……所有这些想法，并没有任何可靠的依据，更不是事实。实际上，在现实生活中，由于社会规范的作用，也由于人们都需要交往，人们的主动交往得不到相应理睬的情况是极少的。改善自己人际关系处境，我们应采取在解决其他方面问题时的同样方式，即：少担心，多尝试。尝试是成功的先导。当护士因为某种担心而不敢主动与人交往时，最好是先去实践一下，用事实证明担心是多余的。

二、帮助别人

这里的“帮助”应是广泛的，既包括情感上的支持，也包括物质上的支持。

以帮助为开端的人际关系，不仅容易确立良好的第一印象，而且人与人之间心理距离可以迅速缩短。当遇到困难或危机时，护士给病人以及时的帮助，很快可以赢得病人的信任。

平常所说的“患难之交”就很好地证明了这一点。当人们在遇到困难时，哪怕仅仅给予一个很小的支援（一个微笑、一句问候），也会起到帮助他人远离绝望的作用，使他人更乐于接纳，从而展开更深广的交往。可见，试图帮助别人并学会帮助别人，是护士建立良好人际关系不可缺少的条件。

三、关注对方

交往的双方拥有两个不同的情感和理解基点，有不同的兴趣和不同的关注中心，只有在交流过程中，双方的兴趣和关注焦点汇聚一起时，交流才成为双方平等投入的过程，才能真正起到有效沟通和加强相互关系的作用。

谈话兴趣与关注焦点的汇聚是一个渐进的过程，而且需要交流双方都高度将注意力投向对方，而不是只集中在自己身上。这很容易理解，如果护士只是在想自己的事情，以自己的理解和情感作为唯一的出发点，那么自然难以关注病人的兴趣和爱好，一定会降低自己的吸引力，继而淡化彼此交往的倾向性。

四、肯定对方自我价值

当人们的自我价值面临威胁时，机体会处于强烈的自我防卫状态。这是一种焦虑状态，与人们的不愉快情绪直接关联。因此，人们对否定自我价值的人，有着强烈的排斥情绪。

称赞是对他人的肯定。每个人都有得到他人肯定和尊重的需要。因为它是对个人价值的发现与承认。选择恰当的时机和适当的方式表达对对方的赞许是增进彼此情感的催化剂。在称赞时，要注意以下策略。

1. 恰如其分的肯定　在称赞别人时，态度要真诚，心要诚，话要真。以讨好的心态称赞他人非但不能增进友谊，反而会引起他人反感。事实证明，人们往往对真诚的称赞报以感激，对平庸的捧场表示冷漠，对高超的献媚心存戒备。

2. 在逆境时给予肯定　与顺境中的赞扬相比，人们更希望在逆境中得到支持。在对方身处逆境而一蹶不振时，支持和肯定或许就是“雪中送炭”，可以点燃他人希望的火花。

3. 在事后给予肯定　与当时的夸赞相比，人们更看重事后的回顾性赞许。

4. 表现真实自我　每个人都有表现自己优点，掩饰自己缺点，给别人留下美好印象的愿望，但是过于掩饰自己往往会使自己表现得十分拘谨，结果适得其反，给别人一个保守、虚荣的印象。实际上，真实地表现自己，包括自己的缺点和不足，非但不会有损于你的形象，反而使人们产生一种真实感和亲切感。

在日常生活中，往往有这样一个有趣的现象，即人们对于自己的一个很小的错误都感到很不愉快，不愿承认；而对于别人的一个很大的错误却可以表现得很宽容，尤其是在别人承认了错误之后，人们会显出超乎寻常的容忍性。人们隐瞒自己的错误和宽容他人过失是有心理学依据的，承认自己的错误，错误再小，也是一种自我否定；而宽容别人的错误，错误越大，越显示出自己的超越。从人际交往的角度看，如果有了错误不敢承认，甚至把过失归咎于客观，推诿于别人，其人格地位在人们的心目中会大大降低，不利于人际交往。

5. 保守秘密　一般说来，病人吐露的秘密都是认为对自己的身心健康有一定威胁的。因所处社会地位的不同，所扮演的社会角色各异，有些秘密对护士来说可能根本不成为秘密，但对病人而言，却直接威胁着其自我价值或生理、心理的安全感。因此，为对方保密不仅应当成为为人处世的一条原则，而且在护理工作中也应当是护士应尽的责任和义务。

第三节 学习人际沟通课程的途径和方法

护士良好的人际沟通技能并非生来就有，而是靠崇高的理想和坚强的意志，在实践中刻苦磨炼，逐渐发展和培养起来的。

一、树立献身护理事业的崇高理想

要想成为一名优秀的护士，具有良好的人际沟通能力，就必须首先树立起热爱护理事业，并为护理事业献身的崇高理想。

1. 树立起献身护理事业的崇高理想，才能理解护理工作的价值和意义，才能懂得为什么工作和应当怎样工作，从而为了实现自己的理想而主动自觉地加强良好的沟通技能的培养。

2. 树立起献身护理事业的崇高理想，才能真正爱护并尊重自己的工作对象，以解除患者痛苦为己任，想病人之所想，急病人之所急，痛病人之所痛。基于这种高尚的道德情操，就会自觉地注意使自己的工作更好地适应病人的需要。

3. 树立起献身护理事业的崇高理想，才能对搞好护理工作产生浓厚的兴趣。不但能愉快、积极地工作，还能孜孜不倦地探索研究，乐于发现问题，改进工作，力求把工作做得精益求精。

二、增强自身素质

（一）思想素质

1. 思想品德 是指人品、德行，正确的人生观、价值观。以追求人类健康幸福为己任，全心全意为人民服务，是护理高尚思想品德的集中体现。护士要实现自己的人生理想，无愧于白衣天使的美誉，必须以积极的人生态度对待工作和生活，崇尚真、善、美，正确认识护理工作的价值和意义，热爱护理专业，做不唯利是图，脱离低级趣味，有益于人民的人。

2. 人格情操 护理工作维系着人民的健康生存与千家万户的幸福。因此，现代护士的理想人格情操应是：①有自尊、自重、自强不息的奋斗精神；②为追求护理学科的进步而勤奋学习，刻苦钻研业务；③对保障人类健康有高度的社会责任感和爱护生命的纯朴情怀；④自知、自爱，正视自己在能力、品质、行为方面存在的弱点，力求不断自我完善。以人格的力量敬业，在奉献中提高自己的精神境界。

（二）文化、业务素质

业务素质受文化水平的制约。因此，良好的业务素质，必须有一个合理的知识结构来支持。

1. 基础文化知识 掌握相应的文化知识，是深入理解医学、护理学理论的必备条件。

2. 人文、社会科学知识 护理工作的对象是人，护士必须学会尊重人，理解人，进而才会真诚地关心人，体谅人。因而，护士要懂得爱，懂得美，懂得社会道德规范，有与人交流思想的技能。所以学习心理学、伦理学、哲学、美学等人文、社会科学知识，对培养观察力、欣赏力、鉴别能力、思维和表达能力尤为重要。

3. 医学、护理学理论 护理专业所设置的解剖、生理等医学基础，内、外科学等临床医学，基础护理、专科护理等护理专业理论课程，是从事护理专业工作的理论基础。切实理解、掌握这些知识，是护士运用医学知识解决临床护理问题的重要理论依据。

（三）心理素质

健康心理，是健康行为的内在驱动力。护士良好的心理素质，表现在应以积极、有效的心理活动，平稳的、正常的心理状态去适应、满足护理事业对自己的要求。

1. 有谋求事业成功的最大乐趣 只有乐于为解除病人疾苦作出奉献的护士，才会有热爱生命、尊重病人的美德，以及强烈的求知欲去学习、钻研业务技术，探求护理规律，不断提高自己的工作能力和业务技术水平。

2. 有正确的从业动机 护理工作是高尚而平凡的职业劳动，要能不为名利所诱惑，不受世俗偏见干扰，就必须不断调适自己的心理状态，端正从业动机，以服从事业的需要和社会的需要，使热爱护理工作的事业心更具有稳定性、专一性和持久性。

3. 有坚强的意志 护理服务对象的特殊性和职业生活的特殊性，需要护士具有百折不挠的意志力，高度的自觉性，坚忍的耐受力，坚持正确的行为准则，严谨认真，正直无邪，以高尚的人格忠实地维护病人的利益。

4. 有美好的情感 知识、技术、情感的综合应用是护理专业的特色之一。护士情感的核心是“爱”，对生命的爱心和对事业的热爱而铸就的美好、细腻的情感，是与病人进行有效沟通，实施护理使命的心理基础。

5. 要优化自己的性格 性格反映了一个人的风格和行为习惯。待人热情诚恳，宽容豁达；工作一丝不苟，认真负责，有灵敏的思维，稳定的情绪，活泼开朗的个性，稳重冷静的处事态度，是护士的性格特色。优化自己的性格，不仅能给病人以温馨和信任，且能产生良好的沟通效应。

（四）技能素质

娴熟的技术，是做好护理工作，满足病人需要的重要条件。基础护理学所教的护理技术，都是护士应该掌握的基本功。而娴熟的技术应是深刻理解技术操作的原理、目的，操作正规，手法熟练，准确，才不至于增加病人的痛苦。

1. 要有应急能力 在病人病情剧变的情况下，护士应有细致入微的观察力，分析、判断能力，熟练的技能技巧，沉着果断地进行救护。练就急救技术，是护士技能的重要组成部分，是使病人化险为夷的重要保证。

2. 要有获取信息、交流信息的能力 护士时刻在与工作信息、知识信息打交道，必须学会观察、阅读、检索、记录等搜集、提取、存贮信息的方法；并能以口述、文字表达等方式交流信息。以便不断提高知识水平和工作能力。

3. 要有协调、管理能力 护理工作涉及面广，繁杂多样，继承性、服务性强，因此，学会周密计划，疏通协调的工作方法，是保证工作质量，提高工作效率的保障。

三、学习有关的理论知识

为了培养良好的沟通能力，必须学习有关的理论知识。只有掌握护理人际关系的形成和发展变化规律，才能更快、更好地培养起良好的沟通技能。所以，除了学习沟通理论外，还应当学习社会学、伦理学和医务道德修养等有关知识。

四、加强实践锻炼

为了培养良好的沟通技能，最关键的一环是在实践中加强锻炼。为了在实践中取得更好的效果，应注意如下几点：

首先，实践一定要自觉。这是指在实践中要有意识地培养与人交往的能力，即把实践视为培养锻炼沟通技巧的好机会和好场所。不然，终日忙忙碌碌，心中无数，即使参加了实践，进步也不快。

其次，要在实践中不断进行评价。评价内容包括自我评价，与过去比，以了解自己的进步程度；与同事、同学比，学人之长，避人之短；与病人及其家属的意见比，巩固成绩，克服不足。

【案例分析】

案例：心肌梗死病人的护理

［案例资料］

李某某，女性，40岁。急诊心电图检查提示为急性前间壁、高侧壁心肌梗死，于2000年12月8日下午4点30分由平车推送入院。

入病房监护室时，病人表情痛苦，面色苍白，四肢寒冷。护士小慧即给病人插鼻导管，以2～4/L分流量持续给氧，开始心电监测，做全导心电图，并留心电图定位标志，建立静脉通道。此时测血压为17.3/13.3kPa。与此同时，经医生向家属（病人丈夫）简单地了解病情，知道病人发生持续心前区疼痛，同时伴有疼痛向后背及双肩放射症状已约有4小时，当即决定进行溶栓治疗。

护士小慧为病人采取溶栓前的各种血标本，化验乳酸脱氢酶（LDH）、谷草转氨酶（GOT）、肌酸磷酸激酶（CPK）及凝血时间，以便了解病情的发展阶段及作为溶栓过程的对照，并遵照医嘱由静脉快速推注肝素6250u，尿激酶冲击剂量25万u，随即接上维持剂量，以尿激酶75万u加入200ml葡萄糖中静脉滴注（25滴/分钟），要求在2小时内全部滴入，以保证药物在血液中的浓度，并在有效时间内溶解血栓。

此时病人不愿讲话，也无力讲话，护士小慧告诉她“入院是及时的，病一定能够治疗好”，并告诉她要安静休息，这个病房24小时都会有护士在她身边。听了小慧的话，病人开始闭目休息。看来，护士的宽慰起到了让病人放心，解除紧张情绪的作用。

护士小慧决定每隔半小时测血压1次至平稳后再改为2小时或4小时1次，每3小时取血标本送检LDH、CPK、GOT一次。因为定时送检标本分别了解各种酶的高峰时间，对心肌梗死有重要的诊断价值。心电图每3小时做1次，连续24小时，严密监视心电示波，以了解病情变化。

晚6点30分，病人感到恶心，呕吐一次，为胃内容物，量少。护士协助她漱口并擦洗干净。溶栓药物于晚7点30分顺利滴完后，小慧改用5%葡萄糖500ml＋肝素12500u，极化液（5%葡萄糖500ml＋胰岛素8u＋15%氯化钾10ml）静滴，以继续营养心肌，防止血栓再形成。此时病人述心前区疼痛明显减轻，但仍有胸闷。心电波出现偶发房性期前收缩及室性期前收缩，做心电图S—T段较入院时明显下降，提示心电图在向好的方向转变。病人血压自5点30分后一直保持在12.7～14.7/9.33～12.0kPa之间。溶栓药液输完后即做的凝血时间试验结果大于2小时，远远超出正常范围（正常值4～12分钟），提示应观察并及早发现溶栓并发症——出血。值班护士注意观察病人皮肤、黏膜、牙龈、尿量及尿色等，并于清晨1点协助病人解小便800ml，未见异常。1点30分病人入睡。

次晨病人精神萎靡，不愿睁眼。护士协助洗漱、更衣、测血压为 12.0/8.0kPa，四肢温暖。再次测凝血时间结果为 5 分钟 20 秒，已恢复正常。继续给予肝素、极化液静滴。由护士喂食粥少量。

上午护士小慧看望李女士，并开始了有目的的交谈。病人告诉护士，既往身体健康，除经常头痛感冒外，从来没有患过大病，每年体检均未发现问题。小慧向李女士介绍了监护病房的设施及用途，并说明为了保证医疗效果和良好的休养环境，监护病房谢绝探视。小慧又向李女士介绍了旁边床位的病人。之后告诉病人根据对她病情监护的情况，今日护理安排是开始健康恢复的早期活动，即用午餐时可以坐起吃饭，其他时间仍要卧床休息。今后每日活动安排将有护士给予指导，并陪伴进行，不会对病情产生影响，李女士当时表情疲惫，诉说心前区仍有轻微憋闷感，想睡觉。

小慧护士为病人找出了主要护理的问题，并制定了护理计划。

当日午饭时小慧和同事为病人摇起床头，协助她自己进食。这时病人心率达 130 次/分，心电示波有偶发室性期前收缩，但无自觉症状。

午睡时，病人又感到深吸气时心前区隐痛，做心电图较前无明显改变。

晚饭也是协助病人坐起自己进食的，饭后护士小慧为她进行常规晚间护理，病人于 7 点 30 分入睡。

第三天，病人神情明显好转，开始主动与护士谈话，每餐能进主食 75g。病人想解大便，要求自己去厕所。护士再次向她讲明活动量不能猛然增加，防止过度加重心脏负荷的道理，李女士服从安排，在床边坐盆解了大便。

在小慧护士的监护、指导与病人的良好配合下，李女士的病情逐渐好转，第六天出监护室转到普通病房。病人很高兴，要求自己搬东西，看得出她心理上的放松。环境变了，病人活动不是在护士的直接监护下，更需要她与护士的认真合作。小慧决定立即与她谈话，告诉李女士下一步的安排与注意事项：除上厕所、洗漱及在走廊内短距离散步外，每日上下午均需卧床休息 4 小时。病人保证会按要求做，因为她对发病时的疼痛已感到恐惧。入院后第二个周末，除日常生活全部自理外，按护理计划她已能在走廊内来回散步了，至第三周已能下楼散步而无任何不适症状了。

[案例分析]

心肌梗死是心血管系统疾病中常见的危重病症，往往来势凶险，常由于各种原因引起的急性冠状动脉血液供应障碍，使心肌发生严重持久的缺血而导致部分心肌发生坏死。持续性不缓解的疼痛，也给病人带来痛苦的折磨与复杂的心理反应，如焦虑、濒死的恐惧感等，都会直接影响病情。

随着现代医学模式的转变，护理学亦从疾病的护理发展到“以病人为中心”的整体护理。整体护理的关键在于护士与病人之间的沟通，即护士与病人要充分交流信息与交换意见，以得到互相了解，使病人安心接受治疗、护理与合作，取得良好的治疗效果。从事整体护理的护士，必须善于透过患者生病的躯体去探察他的心灵，细致入微地理解他的病痛及身心需求，才能真正为病人提供全面、优质的整体护理服务。这只有通过成功的交往与沟通才能做到。

在对病人李女士的护理过程中，护士小慧的工作自始至终伴随着富有人情味的沟通，按护理程序，从收集资料→计划→实施→评价，每一步都离不开与病人的有效沟通，护患双方为了健康目标而共同努力。这样就可以顺利按计划进行护理，避免各种并发症发生，使病人能在短短三周内恢复了正常的生活能力。所以良好沟通是整体护理的需要，护士要真正地做好护理工作，就必须接近病人，全面了解病人，及时进行有效的沟通，成为病人的知心朋友和护卫者。护理工作的意义，以及护士的素质修养和专业水平，便集中体现在这种以建立和发展良好的护患关系为目的的交往与沟通之中。现代整体护理极大地丰富了护理交往与沟通的内涵，对护士的素质提出了全面的挑战。护士必须有高水平的人际关系处理能力和交往与沟通能力，才能适应现代护理的需要，才能在整体护理实践中获得成功。

【实践活动】

了解护理人际沟通课程

一、认知学习目标

[目标] 引发学习欲求。

[时间] 10分钟

[材料] 教材

[步骤]

你将利用10分钟的时间与同学们讨论以下问题：

1. 你希望在本课程中学到什么？

2. 你认为怎样才能学好护理人际沟通课程？

二、了解护理人际沟通课程

[目标] 与同学们共同探讨关于人际沟通课程的课程安排、学习方法、考查要求等问题。

[时间] 20分钟

[材料] 教材、教学要求

[步骤]

在20分钟的时间里，可以通过阅读教材目录、教学大纲，了解相关内容。在此过程中，关注以下问题：课程的课时安排、学习内容、学习要求、学习方法等。

三、征集学友信息，相互间进行自我介绍

[目标]

1. 尽可能使你的同学了解你，并尽可能认识更多的同学。

2. 克服羞怯心理。

[时间] 5分钟

[材料] 笔记本、笔

[步骤]

1. 自我介绍：在这个活动中，你可以围绕以下几个问题介绍你自己。

(1)姓名联想

(2)我是怎样的人

(3)我是抱着怎样的心态来到这里

(4)我有何期许

(5)我的联系方法

2. 把你结识的同学的基本情况，记录在笔记本中。

(1)姓名

(2)特征

(3)联系方法

四、游戏体验：扔沙包

[目标]

1. 使已经相互认识的同学彼此更加熟悉。

2. 活跃气氛。

[时间] 10分钟

[材料] 一个沙包(也可以用球、小枕头代替)

[步骤]

1. 参与者站成一个圆圈。

2. 指导教师将沙包交给一位参与者，要求他任意丢给另外一位参与者，同时说出这个人的名字："小慧(依实际情况)，接沙包!"

3. 接到沙包的人要向对方表示感谢，并立即说出对方的名字："谢谢你，阿莲(依实际情况)!"如果说不出来，则鞠一个躬或唱一首歌。

4. 此步骤继续进行下去，直到所有的人都被叫到。要求每次叫接沙包的人都是新的人，前面叫过的人不再重复接沙包。

5. 交流感受。

[提示]

有的人可能不记得其他参与者的名字，因此不知往哪里扔沙包。如果这种情况比较普遍，可以让参与者在扔沙包时大声说出自己的名字："我叫小慧(依实际情况)，请接沙包!"然后，接沙包的人重复投掷者的名字："谢谢你，小慧!"依此类推，直到所有的人都做一遍。

五、活动体验：积极的反馈

[目标] 使参与者认识到：

1. 交流信息需要反馈。

2. 积极的反馈对帮助建立良好的人际关系是很有效的。

[时间] 30分钟

[材料] 记事本

[步骤]

1. 向大家暗示，我们每个人都希望赢得别人的尊重。将团队分成若干个小组，每两个人一组。

2. 让每个组写出4～5个他们所注意到的自己搭档身上的特点，诸如：一个身体上的良好特征，如甜美的笑容、悦耳的嗓音；一种讨人喜欢的个性，如体贴他人、有耐心、整洁细心；一种引人注目的才能或技巧，如良好的演讲技巧、打字异常准确等。所列出的各项都必须是积极和正面的。

3. 写完后，每两个人之间展开自由的讨论，其中每个人都要告诉对方自己所观察到的东西。

4. 建议每个人把他的搭档所作出的这些积极的反馈信息记录下来，在自己很沮丧的时候阅读。

5. 相关讨论

(1)你觉得进行这个游戏愉快吗？为什么？

(2)赞扬别人是一件困难的事情吗？

(3)是什么能让我们更加轻松地给予别人积极的反馈信息？

(4)什么能让我们更加轻松地接受别人反馈的积极肯定的信息？

(5)为什么有些人很快就给别人负面的评价，而几乎从来不提别人的好处？

[提示]

一个新的集体组成，每个成员都希望从中获得知识以外的东西，包括友谊和肯定。鼓励人们相互给予正面的积极信息，可以帮助他们建立更深厚的友谊，也可以帮助每个人建立自信。

六、把学友介绍给其他同学

[目标]

1. 在班里向他人介绍你的同伴，加深了解。

2. 克服羞怯心理。

[时间] 10分钟

[材料] 宽敞的教室

[步骤]

1. 两个人一组，在规定的时间内(例如:1分钟)甲同学向大家介绍乙同学。

2. 乙同学向大家做一分钟演讲。

3. 在班里谈一谈自己的感受。

[提示]

1. 介绍同伴时要多加赞美。

2. 一分钟演讲不是自我介绍，可围绕某一课题(例如人与人如何相处)讲一个内容，表明演讲的见解。

【成长记录】

成长记录是展示一个人成长过程的资料库。主要收集、整理学生学习、成长过程的相关资料，个人、同伴或教师做出的评价等有关材料，以此来记录或衡量学生的成长与进步。

一、创建目的

（一）展示成长，记录进步

成长记录以翔实、生动和原生态的信息记录方式，由学生本人自主选择相关资料来整理和保存，展示自己成长进步的足迹，记录自己的思想、成绩、价值判断。

（二）自我评价，自我反思

通过记录自己的成长过程，促进学生对自身言行的认识，促进学生反思过去的表现；确立未来的改进要点，制定改进计划；并通过自身的努力、同伴的帮助、教师的引导，达到促进自身全面发展、进步的目的。

（三）交流经验，完善自我

通过观摩其他同学的成长记录，发现别人的长处，找出自己的优势与不足，找到与别人的差距，使学生能正确评价自我、学习他人，真正实现自主发展、主动发展、可持续发展。

二、构成内容

本着自我反思、同伴互助、教师引领的原则，建议从以下三方面构建学生成长记录：

（一）学生基本情况

体现学生特点的个人情况资料。包括个人基本信息表、自我发展规划表等。

（二）学习过程资料

反映学生学习过程的相关资料。包括可用于个人和团队成就展示的设计方案、心得体会、活动照片录像等。

（三）评价资料

体现评价主体互动性的成长寄语，体现过程性评价的学生学习评价及综合评价。由学生自己、教师、同学共同来完成。

学生个人一般情况登记表

姓名		出生日期		性别	
民族		所属团队		组内昵称	
兴趣爱好					
最想对班级说的话					
最想对朋友说的话					
个人特长					
自我评价					
我的愿望					
学习规划					

实践活动一：认识护理人际沟通课程

活动记录

姓名		指导教师	
相关活动			
班级		团队名称	
最困难的时刻			
最感动的一幕			
最大的收获			
个人(团队)成就展示的目录			

阶段评价表

初始活动的体会
我的成长
对团队中每一位同学的评语
给团队中每一位同学鼓励的话
团队活动中你心目中的亮点人物
下一阶段个人(团队)发展的展望
教师要说的话

(王 斌)

第二章　护理人际沟通的相关理论

学习目标

1. 能理解护理人际沟通的相关理论。
2. 应用所学知识，尝试组建高效率的学习(工作)团队。

【理论学习】

护理人际沟通所涉及的知识、理论为数众多。下面择其要者，介绍一二。

第一节　沟通理论

现代意义上的沟通指的是个人、组织、社会之间的信息传递、接收、分享和双向交流的过程。在信息社会中，人们每天都在进行信息沟通，也都在接受沟通信息。沟通已经成为人们社会生活中一个重要的组成部分。

一、沟通的概念与构成要素

(一) 沟通的概念

沟通是指发送者遵循一系列共同规则凭借一定渠道(又称媒介或通道)，将信息发送给既定对象(接收者)，并寻求反馈以达到理解的过程。沟通的结果不但使双方能相互影响，并且双方还能建立起一定关系。

(二) 沟通的基本要素

沟通的基本结构包括信息背景、信息的发出者、信息本身、信息传递途径、信息接收者及反馈等 6 个要素。

1. 沟通背景　指沟通发生的场所或环境。包括物理的场所、环境，如办公室、病房等；沟通的时间和每个沟通参与者的个人特征，如情绪、经历、知识水平、文化背景等。

2. 信息发出者　指发出信息的人，也称作信息的来源。

3. 信息内容　指信息发出者希望传达的思想、感情、意见和观点等。信息包括语言和非语言的行为所传达的全部内容。

4. 信息接收者　指信息传递的对象，即接收信息的人。

5. 信息途径　指信息由一个人传递到另一个人所通过的渠道，是信息传递的手段。如视觉、听觉和触觉等。例如：信息发出者面部表情信息是通过视觉途径传递给信息接收者的；语言信息是通过听觉途径传递的；在交流时，护士把手放在病人的肩上、手上或背上是使用触觉渠道把关切和安慰等信息传递给对方。

一般说来，在沟通交流中，信息发出者在传递信息时使用的途径越多，接收者越能更好、更多、更快地理解这些信息。

美国护理专家罗杰斯(Rogers)1986 年的研究表明，单纯听过的内容能记住 5%，见到的能记住 30%，讨论过的内容能记住 50%，亲自做的事情能记住 75%，教给别人做的事情能记住 90%。由此可见，护士在与病人的沟通交流中，应尽最大努力，使用多种沟通途径，以便使病人有效地接收信息，促进交流。

6. 信息反馈　指信息由接收者返回到信息发出者的过程，即信息接收者对信息发出者的反应。有效的、及时的反馈是极为重要的。“话不投机半句多”、“对牛弹琴”说的是信息反馈出现了问题，“酒逢知己千杯少”、“一见如故”等是信息反馈顺畅的表现。所以，护士在交流时，要针对病人的情况及时作出反应，并把病人的反馈加以归纳、整理，再及时地反馈给对方。

二、人际沟通的层次

人际沟通有五个层次，随着相互信任程度的增加，层次逐渐升高。

(一) 一般性交谈

一般性交谈是一般的社交应酬开始语，如“你好。”“今天天气真好。”“你吃过饭了吗?”之类的招呼语，在短时间内使用，会有助于打开局面和建立友好关系，但不宜千篇一律地问候，而不进入深一层次的交流。

(二) 陈述事实

陈述事实是指不参与个人意见，不牵扯人与人之间的关系，只报告客观事实的沟通。护士在与病人进行这一层次沟通时，要鼓励病人叙述病情，尽可能不用语言和非语言行为影响病人对病情的陈述。

(三) 交换意见

在此层次一般双方都已建立了信任，可以互相交换自己的看法，交流各自对问题或治疗的意见，作为帮助者的护士应注意不能流露否定或嘲笑的意思，以免影响病人的信任，不再继续提出自己的看法和意见。

(四) 交流感情

感情交流只有在互相信任的基础上，有了安全感，人们自然会愿意说出自己的想法和对各种事件的反应。为了给病人创造一个适合的情感环境，护士应做到坦率、热情和正确地理解病人并帮助他建立信任感和安全感。

(五) 沟通高峰

沟通高峰是一种短暂的、完全一致的感觉，很少有人能达到这一层次，维持的时间也不会太长，只有在感情交流层次时，偶尔自发地达到高峰。

在护理人际关系中，可以出现沟通的各种层次，重要的是双方应在感到最舒适的层次时进行沟通，不要强求进入较高层次，护士应经常评估自己的沟通方式，避免由于自己的言行不当而使治疗性沟通关系停留在低层次上。

三、人际沟通的类型

根据不同的划分标准，可以将人际沟通划分为多种形式，每种形式的沟通都与护士的日常工作密切相关。简要介绍如下：

（一）语言沟通与非语言沟通

根据信息载体的不同，人际沟通可分为语言沟通和非语言沟通。

1. 语言沟通 语言沟通以语言文字为交流媒介，又可细分为口头语言沟通和书面语言沟通两种形式。

（1）口头语言沟通：采用口头语言的形式进行沟通，是人们最常用的交流方式。包括听话、说话、交谈、演讲、正式的一对一讨论或小组讨论、非正式的讨论以及传闻或小道消息传播等。口头沟通一般具有亲切、反馈快、弹性大、双向性和不可备查等特点。最常见的口头沟通有交谈和演讲。

（2）书面语言沟通：利用书面文字的形式进行沟通，一般比较正式、准确、具权威性，同时具有备查功能。书面语言沟通包括阅读、写作、护理文书、信件、合同、协议、通知、布告、组织内发行的期刊、公告栏等一切传递和接收书面文字符号的手段，其中最常见的是阅读和写作。

2. 非语言沟通 非语言沟通是指通过某些非语言媒介而不是通过讲话或文字来传递信息的方式。如一个人的仪表、表情、行为举止、人际距离和环境等。

据有关资料显示：在面对面的沟通过程中，那些具有社交意义的信息仅有不到35%来自语言文字，而65%是以非语言方式传达的。

（二）正式沟通与非正式沟通

按沟通渠道有无组织系统，可将沟通分为正式沟通和非正式沟通。

1. 正式沟通 是指在组织系统内，按照组织规定的程序和原则进行的信息传递与交流过程，如科室护理人员之间的工作往来，护士向护士长汇报工作，科主任传达院办公会精神，教师授课等等。正式沟通的特点在于沟通渠道较固定，信息传递准确，但沟通速度较慢。在正式沟通过程中，沟通双方对于语言性的、非语言性的信息都会高度注意，语言用词上会更准确，并会注意语法的规范化，对于衣着、姿势、目光接触等也会十分注意。人们希望通过这些表现来为自己塑造一个好的形象。在正式沟通过程中，常常存在典型的"面具"效应，即人们试图掩盖自己的不足，行为举止会变得更为符合社会规范。

2. 非正式沟通 指正式沟通渠道以外的信息交流和意见沟通，如护士私人聚会、小群体闲谈、议论某人某事、传播小道消息等。非正式沟通的特点是沟通形式灵活、信息传递速度快，但并不一定可靠。人们的一些思想、动机、态度、情感、需要和目的在正式沟通中往往不便表达，而在非正式沟通中易于表达出来，行为举止也更接近本来面目，沟通者对于语言和非语言信息的使用都比正式沟通随便。

（三）有意沟通与无意沟通

按照沟通的目的是否明确，可将人际沟通分为有意沟通与无意沟通。

1. 有意沟通 是指目的明确的沟通。通常的谈话、心理护理、了解病情、打电话、写信、讲课，甚至闲聊，都是有意沟通。表面上看，闲聊好像没有目的，实际上，闲聊本身就是目的，通过闲聊排解孤独，消磨时光。

2. 无意沟通 是指在与他人接触中无意识中发生的沟通。事实上，出现在我们感觉范围中的任何一个人，都会与我们有某种信息交流。如护士白天去巡视病房，发现病人睡着了，护士会不自觉地放轻脚步，压低说话声音；实习护士在实验室里练习操作，如有别人与她一起练，不管认识不认识，她都会不自觉地比独自一人练习时认真些。显然，这就是彼此间有了相互影响和信息沟通。由此可见，无意沟通不仅是经常发生的，而且是广泛存在的。

（四）征询型沟通、告知型沟通与说服型沟通

根据沟通的目的，人际沟通分为征询型沟通、告知型沟通和说服型沟通。

1. 征询型沟通　是指以取得期待的信息为目的的沟通。护士通过与病人征询型沟通收集病人相关信息，可以获得病人的既往健康问题、家族病史，了解病人目前的健康状况和心理状态，知悉病人住院的主要原因和对护理的主要需求。这些信息的获得可以为护士明确护理诊断和制订护理计划提供可靠的依据。

2. 告知型沟通　是指以告知对方自己的意见为目的的沟通。告知型沟通既可采用言语沟通，也可采用书面沟通的方式。护士可以向病人告知护理计划、医院环境、检查程序、诊断结果、注意事项、治疗风险和医院规章制度等。

3. 说服型沟通　是指以改变对方观点为目的的沟通。由于说服型沟通是以改变对方的态度、观点、思想、情感、方法、习惯等为目标，而不仅仅是信息传递，所以难度一般较大。护理人员对病人的说服型沟通通常以指导性交谈的方式出现。护士向病人指出病情产生的原因、治疗和护理的手段，说服病人要配合治疗和护理。

四、人际沟通的影响因素

人与人的沟通常会受到各种因素的影响和干扰，这些因素对沟通过程的质量、清晰度、准确性有着重大的影响。直接关系到能否使沟通达到完善有效。

（一）个人方面的因素

1. 情绪因素　如果沟通双方的情绪都很好，那么他们的交流会很愉快、顺利。否则，如果病人生气、焦虑、紧张、敌对和悲伤，沟通可能达不到预期的目的。护士要学会控制自己的情绪，以确保为病人提供最佳的护理。

2. 身体因素　如果一方疲倦、疼痛、言语障碍、身体不适等，可以影响信息的传递和接收。

3. 认知因素　由于个人经历、受教育程度和生活环境等不同，每个人的认知范围、深度、广度以及认知涉及的领域、专业都有差异。双方认知不同，看待事物的观点也不同。双方持不同的观点，交流则不易达到统一。

4. 价值观、社会文化背景　人们的价值观决定着对事物的态度和处事的方式方法。不同的社会阶层，文化水平的高低也会影响沟通的效果。

5. 听、说、看和理解的能力　由于生长发育的影响，小儿理解力差，老人反应慢；由于生理缺陷，如唇裂、口吃所造成的发音不清楚；用药所导致的意识障碍；先天的聋哑人、盲人；其他，如牙齿、口腔疾患、异味等原因，皆可影响沟通和交流。

6. 性别　现代研究表明男人和女人交流的风格是有差异的。

7. 知识水平　知识渊博的人，可以给人以信息，易于与人交流。如果语言贫乏，寒暄过后，就没有什么可说的了，那么沟通就无法继续。另外，由于所熟悉的领域不同，人们的共同语言也有所差异，沟通的范围也相应变小。所以，护士要根据不同的病人，采用不同层次的言语内容进行沟通。

8. 角色与关系 同学之间说话很随便，互相打闹、嬉戏毫无顾忌，但师生关系就不一样，师道尊严，尊敬师长，使得学生在老师面前恭恭敬敬。同样，下级与上级和同事与同事之间的交流也是不一样的。所以，角色与关系也影响交流。

以上个人方面的因素可能会限制一个人在沟通中的感受，从而使信息在交流过程中有可能被扭曲或改变。从而影响信息传递的清晰度和正确性。

（二）环境方面的因素

1. 物理环境

（1）噪声：安静的环境会使沟通更有效，所以护士在与病人进行交流前要尽量排除一切噪声源，安排好交谈环境，关上广播、电视避免分散注意力，为护患双方创造一个安静的环境以增加交流的效果。

（2）隐秘性：在护患沟通中，可能会涉及一些隐私，病人不希望被其他人知晓，护士就应考虑到环境的隐秘性是否良好。条件允许时，最好选择无人打搅的房间；或请其他人暂时离开；或是注意说话声音的大小，双方听得见，别人无法听清楚，以解除病人的顾虑。

（3）距离：在社会交往中，人们无意识或有意识地保持一定的距离，当个人的空间与领地受到限制和威胁时，人们会产生防御性反应，从而减低交流的有效性。护士在与病人沟通时，要采取合适的距离，既让病人感到亲近，又不对其造成心理压力。

（4）环境设计：舒适的环境有助于沟通的顺利进行。室内光线过强或暗淡，室温过高或过低等，都会使沟通者注意力不集中，精神涣散。在医院肃穆的环境中进行护患沟通，病人身处冷色调的病室，面对身着白色工作服的护士，会产生受压抑的心理，从而限制和影响护患间的沟通。目前，在一些综合型的医院，病房设计成围绕护士站呈放射状分布，护士穿着粉红色工作服，儿科病房选用暖色调，增加温馨感，这些氛围更有利于护患间的交流。

2. 社会因素

沟通双方的地域、文化、职业、社会地位、信仰等社会背景不同对沟通效果影响很大。不同民族、不同宗教、不同地域的文化有着许多鲜明的民族性、宗教性、地域性，这些特征左右着每个人的行为方式，制约着人际间的沟通。护理工作者应了解和尊重病人的文化背景、民族习俗、宗教信仰，做到“入乡随俗”，以利于有效沟通。

因为涉及个人或家庭隐私，有时病人也不愿意当着亲属讲病情的发展。所以最理想的方法是在交流前，护士先征求病人的意见，要不要其他人回避一下，以解除病人的顾虑。有时候，病人在与护士交谈时，希望有其他人的存在。例如未成年的儿童，特别是胆小、性格内向的孩子，在与护士交谈时，希望自己的父母在场陪伴，以减轻胆怯心理。

另外，若沟通技巧使用不当，也很难达到预期的目的，导致沟通失败。

五、护理人际沟通的发展趋向

随着社会的进步、科技的发展和信息时代的到来，人际沟通在各行各业都显得尤为重要。护理人际沟通也与时俱进，显现出一些时代特征，展现出一些发展趋势。

（一）国际化

随着我国改革开放的不断深入，国际交往日趋增多，护士将有越来越多的机会面对不同种族、不同肤色和不同文化背景的境外病人，这就要求护理工作者不断提高涉外交流能力，主动适应护理工作的国际化趋势。

（二）法制化

市场经济是法制化经济。我国依法治国方针的实施，使人民群众的法制观念不断增强，利用法律手段维护自身权益的意识和能力日益提高。2008 年 5 月 12 日起施行的《护士管理条例》，对规范护理工作起到了促进作用。护理工作者要顺应时代的发展，学习相关法律法规，增强法律意识，依法行事，自觉维护病人权益和自身利益。

（三）网络化

计算机信息技术的发展催生了电子化、网络化时代的到来，人们可以足不出户通过网络与他人交流，这种交流不仅局限于语言，还可以图文并茂，不受时空限制。同时互联网拥有巨大的信息资源，可供护理人员学习。因此，护理人员要充分利用计算机网络技术，与病人及亲属进行交流沟通，提供咨询和指导。

（四）个性化

随着素质教育的深入开展，各级各类学校为社会培养了大批具有较强动手能力、创造能力的高素质的个性化的人才。个性化的教育将造成未来社会成员独立思考能力增强，个体差异增大，个体间的知识结构、兴趣爱好、情感变化都会产生明显不同。因此，护理工作人员面对服务对象的知识面越来越广，个性化特点越来越明显，要采取更加灵活的沟通方式和手段，提供更加个性化的服务。

第二节 角色理论

护理实践是护士与病人的互动过程，在此过程中，护士可帮助病人维持、促进及恢复健康。护士这一职能的实现依赖于护患之间对各自角色的正确理解。因此，护士必须了解护士与患者的角色，建立良好的护患关系，给病人必要的帮助，以利其全面健康。

一、角色理论概述

（一）角色概念

角色可表述为处于一定社会地位的个体或群体，在实现与其地位相联系的权利与义务的过程中，所表现出的符合社会期望的模式化行为。可见，角色是对于一个人在特定社会系统中，一个特定位置的行为期望和行为要求，表明了一个人在社会结构和社会制度中的特定位置、相应权利和应承担的责任。

（二）角色特性

1. 角色之间互相依存 不同的角色在社会中不是孤立存在的，是与其他角色相互依存的。如要完成护士的角色，必须有病人角色的存在。

2. 角色行为由个体完成 社会对每一个角色均有角色期待，这种角色期待形成价值体系，经由社会化过程，融入每个人的认知系统中，使个体行为符合要求。

（三）角色转变

每个人在社会中的一切行为都与各自特定的角色相联系，社会要求每个人必须履行自己的角色行为。一个人在社会中会有不同的地位，因此，一个人在不同的时间、地点会扮演多种不同的社会角色。例如一个青年妇女，在家里是父母的女儿、丈夫的妻子、孩子的母亲，在医院是病人的护士、领导的下级。不同的角色表现不同的功能，承担不同的责任。当个体承担并发展一种新角色时，就出现了角色转换的过程。在这个过程中，个体必须通过学习、实践，逐步了解社会对于新角色的期望，并改变自己的情感、行为，以符合社会对于角色行为的期待。

二、病人角色

（一）病人

病人（patient）是指患有疾病、忍受疾病痛苦的人。传统的观念用病人这个词来描述那些接受护理的人，现在国外文献中常用服务对象（client）代替病人，这意味着护理对象不仅仅是患有疾病的人，还包括享受保健服务的人。值得注意的是，并非所有患病的人都会去寻求医护帮助而成为"病人"，也并非所有寻求医护帮助的人都一定是遭受疾病痛苦的人。

（二）病人的一般心理活动

病人一旦知道自己患了病，在心理上必然有反应，概括起来，病人易于产生如下各种心理活动。

1. 抑郁 抑郁是一种闷闷不乐、忧愁压抑的消极心情，主要是由现实丧失或预期丧失引起的。因为疾病对任何人来说都是一件不愉快的事，多少都伴随着丧失，所以多数病人都会产生轻重不同的抑郁情绪。不过，病人抑郁情绪的表现方式是多种多样的。有的故作姿态，极力掩饰；有的少言寡语，对外界任何事物都不感兴趣；有的饮泣不语或哭叫连天；还有的自暴自弃，放弃治疗，甚至出现轻生的念头。

严重的抑郁又往往导致失助感和绝望情绪。这是一种无路可走、无可奈何、悲愤自怜的情绪状态，多发生在患有预后不良或面临生命危险的病人身上。有研究表明，当一个人对周围环境失去了控制，并深知无力改变它的时候，就会产生无助感和绝望情绪。这种情绪状态多数是不稳定的，因而只要病情略见好转，或外界环境稍加改善就能烟消云散。不过，这种情绪状态在少数人身上也可以持续存在，直接影响对疾病的治疗，有的还可诱发继发性疾病。

2. 焦虑 任何人在一生当中都难免焦虑。病人患病，更易引起焦虑情绪。焦虑是一个人感受到威胁而产生的恐惧和忧郁。这种威胁主要分两大类：一是躯体的完整性受到威胁，二是个性受到威胁。对病人生理及心理上的威胁往往是统一的，而且会一直持续下去，直到病人在生理与心理上再度达到安全稳定为止。

引起病人焦虑的因素很多。例如，疾病初期对病因及疾病转归，尤其是预后不明确，可导致与疾病无关的焦虑，或是对病因、疾病转归和预后过分担忧。这时，如果医生、护士不及时向病人讲解清楚，就会出现夸大病情严重性的倾向。某些病人对带有身体威胁性的检查和治疗，对诸如癌症等预后不良的疾病均可引起强烈的焦虑反应。例如，准备接受手术治疗的病人，入院之后就盼望尽快手术，一旦通知他明天做手术，他反而焦虑恐慌起来。通过对住院病人的调查发现，多数病人进入医院有焦虑反应，他们听到病友的介绍，看到重病人的情况，看到为抢救危重病人而来回奔忙的医生护士，不禁产生一种异乎寻常的恐怖感，好像自己也面临巨大的威胁，因而产生焦虑。他们希望对疾病做深入的调查，但又怕出现可怕的后果；他们反复询问病情，但又对诊断结果半信半疑，忧心忡忡，这些都可以产生焦虑。总之，病人生了病，是不愉快的情绪刺激，容易形成不良的心境。心境不佳，总感到心烦意乱，就容易出现焦虑或消沉的情绪反应。男性多表现在为一点小事吵吵嚷嚷，女性则多表现在抑郁哭泣。尤其当遇到病情有变化，或做特殊检查，或准备手术时，情绪更易激惹，寝食不安，任性，甚至动辄生气。也有的会出现一些反常行为，如有的人突然梳洗打扮，理发刮脸，有的挥笔大量写信，有的狼吞虎咽地吃起东西来，也有的长时间向窗外眺望，还有的蒙头大睡等。

完全消除病人的焦虑是不容易的，况且轻度的焦虑状态往往对治疗疾病还有益处。但是，医生与护士对极端焦虑和长期处在焦虑之中的病人要格外重视，想方设法帮助他们减轻心理负担，以免妨碍对疾病的治疗和诱发其他疾病。

3. 怀疑 病人的怀疑大都是一种自我消极暗示，由于缺乏根据，常影响对客观事物的正确判断。有的人患病后常变得异常敏感，听到别人低声细语，就以为是在说自己的病情严重或无法救治；有的人对别人的好言相劝半信半疑，甚至曲解原意，疑虑重重，担心误诊，怕吃错了药，打错了针；有的人凭自己一知半解的医学和药理知识，推断药物，推断预后；有的人害怕药物的副作用，担心偶尔的医疗意外会落在自己身上；有的人身体某部位稍有异常感觉，便乱作猜测，甚至出现病理性的妄想。

有些病人文化程度低，缺乏科学的生理、药理知识，往往以封建迷信来理解自己生理功能的不正常现象。当病程和他自己预想的不一致时，便陷入迷茫之中，甚至惶惶不可终日。

护士需在和病人的交往中，或从其病友的反映中发现病人的种种疑虑，尽力予以解决。给药打针时，在病人面前要表现出严谨的态度，以取得病人的信任。医护人员之间在病人面前交谈，尽可能做到大方、自然，以减少病人的猜疑。对那些医学知识一知半解的病人更要作耐心的讲解，并要劝告那些对医学似懂非懂的亲友不要在病人面前随意解释。

4. 孤独感 病人住院后，离开了家庭和工作单位，周围接触的都是陌生人。医生只在每天一次的查房时和病人说几句话，护士定时打针送药，交谈机会也较少。这样，病人很容易产生孤独感。因此，在他们住进病室的第一天时常有度日如年之感。他们希望尽快熟悉环境，希望尽快结识病友，还希望亲友的陪伴。长期住院的病人由于感到生活无聊、乏味，希望病友之间多交谈，希望有适当的文化娱乐活动以活跃病房生活。

有的病人夜间不易入睡，烦躁不安，有的起来踱步，有的多次按信号灯借故与值班人员说几句话。护士应当理解病人孤单寂寞的心情，耐心安慰病人，使他安静入睡。

社会信息剥夺和对亲人依恋的需要不能满足是病人产生孤独感的主要原因。因此，在设备和管理水平允许的条件下，应当允许亲友经常探视或昼夜陪护。

5. 被动依赖 病人进入病人角色之后，大都产生一种被动依赖的心理状态。这是因为，人一旦生了病，自然就会受到家人和周围朋友同事的关心照顾，即使往常在家中或单位地位不高的成员，现在也突然上升为被人关注的中心。同时，通过自我暗示，病人自己也变得不像以往那样生气勃勃，而变得被动、顺从、娇嗔、依赖，变得情感脆弱甚至带点幼稚的色彩。只要亲人在场，本来可以自己干的事也让别人做；本来能吃下去的东西几经劝说也吃不下去；一向意志独立性很强的人变得没有主见，一向自负好胜的人变得没有信心；即使做惯了领导工作和处于支配地位的人，现在对医务人员的嘱咐也百依百顺。这时他们的爱和归属感得到加强，希望得到更多亲友的探望，希望得到更多的关心和温暖，否则就会感到孤独、自怜。

坚强的意志是病人同疾病作斗争的重要因素之一。护士一方面要使病人感到医院、医务工作者是可以信赖的，另一方面也要帮助病人提高战胜疾病的主观能动性。否则，一旦他们觉得失去同情，得不到足够的照顾，就会变得心情沮丧，导致加重病情。

病人患病后所产生的被动依赖心理对疾病是不利的，应当发挥病人在病程转归中的积极主动性。医院都喜欢病人照医嘱办事，唯命是从，并以为这就是好病人，而坚持“自理权”

者往往受到批评。实际上，后者比前者的疾病恢复快、效果好。因此，护士不应一味迁就、姑息病人的依赖心理，而应尽量鼓舞他们积极主动地去自理。

6. 否认 在临床上还可以看到有的病人怀疑或否认自己患病。尤其是对癌症等预后不良的疾病，否认心理更为常见。例如有位主任医师，明知自己患有癌症，却矢口否认，当她看到病历上写的诊断时，还说主治医生写错了。有的护士对这种现象感到不可思议，实际上这正是某些病人应付危害情境的一种自我防卫方式。严重烧伤病人、急性小儿麻痹病人以及癌症病人易于出现否认反应。大量研究证明，一定程度的否认，对缓解心理应激是可取的。否认犹如瞳孔对光的反射，一旦遇到外界的强光刺激，瞳孔就自行收缩，以此来防止视网膜免受过分的刺激。病人的否认也有类似作用，当难以承受的恶劣病情袭来时，自我否认可以避免过分的焦虑与恐惧。在一项对冠心病病人的研究中，发现有明显的否认反应者，死亡率较无此反应者要低。

否认虽在一定程度上起到自我保护的作用，但在许多情况下又可能贻误病情。例如有位女青年身患肺癌，自己却矢口否认，拒绝治疗，半年时间就因脑转移而死亡。有人对乳腺癌的女患者进行调查，发现那些延误诊治的人，大都是带有否认倾向的人。

7. 同病相怜 人都有同情心、怜悯心以及亲和的需要。心理学家以女大学生做样本进行试验，发现人越在危难之时，具有共同命运的人亲和力越强。这一试验结果也可以在病人身上得到验证。病人一旦住在一起，很快就能相互认识和相互理解。他们很容易团结，而且这种团结大都不讲究职位高低，年龄大小，只要是病人，就能一律平等，推心置腹，无话不谈。他们关心病友的病情变化，乐于向医务人员介绍病友的痛苦症状，并乐于帮助病友克服困难。例如有位年过花甲的老教授，因冠心病住进了一个有7位病友的病室。其中有工人、农民、干部，年龄最大的七十多岁，最小的二十几岁，他们很快结下了深厚的友谊。每当一位病友出院，他们都依依惜别，相互嘱咐，安慰并留下地址，愿意保持永久联系。病友之间这种相互怜悯与亲和，可以免除大家的孤独感，增强安全感，还有助于活跃病房空气，调节病人心境，对治疗疾病无疑是有益的。但是，这种同病相怜有时也有消极作用。一位病友的病情恶化了，全病室立即变得死寂可怕，人人心头都笼罩着一片乌云。一旦有的病友因抢救无效而去世，其他人就更加恐怖和伤感。另外，病友之间的消极暗示也往往产生不良影响，例如有的病人互相介绍治病的偏方和所谓经验，干扰医生的正确治疗。

8. 侥幸 病人大都程度不同地存在着侥幸心理。疾病初期不少人迟迟不愿进入病人角色，总希望医生的诊断是错误的。尤其那些对病痛不敏感的人，侥幸心理尤为严重。有些已经明确诊断的人，也往往存在侥幸心理。这有两种情况，一是对自己疾病的诊断仍存在半信半疑，因而有时不按医嘱行事；二是缺乏医学知识又缺乏科学态度的人，说什么"别听大夫吓唬人，上天不一定和我过不去"。其实，这样贻误病情导致不良后果的情况经常发生。因此，护士应当针对病人的具体心理，仔细解释，耐心说服，尽量使病人树立对疾病的科学态度，克服侥幸心理。

（三）病人的权利和义务

任何角色都有其特定的权利和义务，护士应尊重病人的权利，以提高护理质量。病人也应明确自己的权利和承担的义务。

1. 病人的权利

(1)免除一定社会责任和义务的权利：病人有权根据疾病的性质、病情的严重程度，要求免除或部分免除正常的社会角色所应承担的责任。

（2）享受平等医疗、护理、保健的权利：享受健康是每个人的基本权利，不论病人在社会中的地位、职务、经济状况有多大差别，他们享受医疗、护理、保健的权利是平等的，医护人员应视病人为一个"人"，尊重他们的权利，给予平等的服务。

（3）知情、同意的权利：病人有权了解有关自己疾病的所有信息，包括疾病的诊断、检查、治疗、护理、预后等，并且病人有权在知情的基础上，对治疗、护理等服务作出接受或拒绝的决定。因此，护士应尽可能向病人提供有关信息，在病人接受各种治疗护理前，给予充分的说明，包括目的、注意事项、危险性、可选择的方法等，当病人拒绝时，应向病人说明拒绝治疗护理可能对生命和健康造成的危险。对于那些会影响病人康复信心的诊断结果，根据病人情况，可以采取适当的保护性医疗措施，此时，护士可将有关情况告知病人的重要亲属。

（4）隐私保密的权利：病人有权要求护士对其在治疗、护理过程中涉及的个人隐私和生理缺陷进行保密。在与病人的交往中，护士可能经常知道一些病人个人重要或隐私的事情，护士不可与没有参与病人护理的人员谈论这些事情。

（5）监督医护权益实现的权利：病人有权监督医院对其实施的医疗、护理工作。如果病人的正常要求得不到满足，或由于医护人员的过失而使病人受到不必要的损害，病人有权要求赔偿并追究有关人员的责任。

（6）自由选择的权利：病人有权根据医疗条件、自己的经济状况等选择医院、医疗护理方案。

2. 病人的义务

（1）及时寻求医护帮助的义务。

（2）积极配合医护活动的义务。

（3）按时如数交纳医疗费用的义务。

（4）尊重医疗保健人员的义务。

（5）遵守医院规章制度和提出改进意见的义务。

（6）自我保健的义务。

三、护士角色

在护理学科发展的历史过程中，护士的角色曾被认为类似于母亲、修女、保姆、医生的助手等等，这些观点至今仍影响着人们对护士的认识和理解。随着社会文明的进步，科学技术、医学和护理学的发展，护理教育水平的提高，护士的角色不断扩展并发生根本的变化。

（一）现代护士的专业角色

1. 照顾者　在临床工作中，照顾病人，为病人提供直接的护理服务，满足病人生理、心理和社会各方面的需要，是护士的首要职责。

2. 管理者　每个护士都有管理的职责。护理领导者管理人力资源和物资资源，组织护理工作的实施，管理的目的是提高护理的质量和效率；普通护士管理病人和病区环境，促进病人早日康复。

3. 教育者　护士在许多场合行使教育者的职能。在医院，对病人和家属进行健康教育，讲解有关疾病的治疗护理和预防知识，同时有带教护生的任务；在社区，向居民宣传预防疾病，保持健康的知识和方法；在护理学校，向护理专业学生传授专业知识和技能。

4. 病人权益的保护者　护士有责任帮助病人理解来自各种途径的健康信息，补充必要信息，帮助病人作出正确的选择。保护病人的权益不受侵犯和损害。

5. 协调者和合作者 护士与病人及其家庭、其他健康专业人员需要紧密合作，相互配合和支持，更好地满足护理对象的需要。

6. 示范者 护士应在预防保健，促进健康生活方式等方面起示范作用。如不吸烟，讲究卫生，加强体育锻炼等。

7. 咨询者 护士有责任为病人提供健康信息，给予预防保健等专业指导。

8. 研究者 开展护理研究，解决复杂的临床问题，解决在护理教育、护理管理等领域中遇到的有关问题，完善护理理论，推动护理专业的发展。

9. 改革者和创业者 护理应适应社会发展的需要，不断改革护理的服务方式，扩大护理工作范围和职责，推动护理事业的发展。

（二）病人所期望的护士角色的特征

护士角色意味着特殊的护理疾病的技术和护理能力，以及人际沟通的能力。作为一名护士，了解病人对护士的角色行为的期望，可以激励自己积极工作，满足病人的身心整体护理的需求，建立良好的护患关系。病人所期望的护理人员的最理想的特征是：

1. 在执行护理工作时，技术正确熟练。
2. 有足够的能力执行护理和治疗工作。
3. 能有效地将病人的问题传达给医生并使之了解。
4. 经常以开朗的态度对待病人及其亲属。
5. 对自己的工作十分熟悉，在执行工作时小心谨慎。
6. 能不断学习新知识，以最好的方法护理病人。
7. 当病人需要时，会立刻给予关心与支持。
8. 能注意病人的身心安全，避免任何意外伤害。
9. 能正确判断病人问题的轻重缓急，并做适当的处理。
10. 具有判断力，当病人的要求合理，而医院未能满足时，可把病人的意见反映给院方。
11. 经常面带笑容。
12. 当病人心情不好或身体不舒适时，能主动观察出来，并设法减轻病人的不舒适感。
13. 能随时诚实而且正确地将病人的治疗情况，报告给相关人员。
14. 对病人的问题能耐心倾听，并给予适当的答复。
15. 尊重病人的人格尊严和为人处世原则，不损伤病人的自尊心。

（三）护士的权利与义务

《护士管理条例》对护士的权利和义务作了如下规定：

1. 护士的权利

（1）护士执业，有按照国家有关规定获取工资报酬、享受福利待遇、参加社会保险的权利。任何单位或者个人不得克扣护士工资，降低或者取消护士福利等待遇。

（2）护士执业，有获得与其所从事的护理工作相适应的卫生防护、医疗保健服务的权利。从事直接接触有毒有害物质、有感染传染病危险工作的护士，有依照有关法律、行政法规的规定接受职业健康监护的权利；患职业病的，有依照有关法律、行政法规的规定获得赔偿的权利。

（3）护士有按照国家有关规定获得与本人业务能力和学术水平相应的专业技术职务、职称的权利；有参加专业培训、从事学术研究和交流、参加行业协会和专业学术团体的权利。

（4）护士有获得疾病诊疗、护理相关信息的权利和其他与履行护理职责相关的权利，可以对医疗卫生机构和卫生主管部门的工作提出意见和建议。

2. 护士的义务

(1)护士执业,应当遵守法律、法规、规章和诊疗技术规范的规定。

(2)护士在执业活动中,发现患者病情危急,应当立即通知医师;在紧急情况下为抢救垂危患者生命,应当先行实施必要的紧急救护。护士发现医嘱违反法律、法规、规章或者诊疗技术规范规定的,应当及时向开具医嘱的医师提出;必要时,应当向该医师所在科室的负责人或者医疗卫生机构负责医疗服务管理的人员报告。

(3)护士应当尊重、关心、爱护患者,保护患者的隐私。

(4)护士有义务参与公共卫生和疾病预防控制工作。发生自然灾害、公共卫生事件等严重威胁公众生命健康的突发事件,护士应当服从县级以上人民政府卫生主管部门或者所在医疗卫生机构的安排,参加医疗救护。

第三节　人际认知理论

护士在临床工作中只有对病人有充分的认识和理解,准确推测和判断病人的心理状态和心理活动,才有可能与之建立和发展良好的关系。同时,护士还必须对自己的同事及其他合作者有准确的认知,才能处理和协调好相互间的合作关系。因此,提高人际认知能力对于护理人员做好整体护理工作是非常重要的。

一、人际认知和认知效应

(一)人际认知

认知是指人的认识活动,人际认知则是指个体推测与判断他人的心理状态、动机或意向的过程。个体与个体之间正是通过相互认知而实现情感互动的。人际认知包括对他人的仪态表情、心理状态、思想性格、人际关系等方面的认知。

(二)认知效应

心理学把人际认知方面具有一定规律性的相互作用称为人际认知效应。例如一个人给别人留下的最初印象,往往会影响别人对他的总体认识;又如人们往往会因为一个人新近表现不好,而忽略他过去的表现等等。掌握了这些人际认知效应的客观规律,可以帮助我们在人际交往中更科学、更深刻地相互认知,避免认知偏差,妥善地处理人际关系。

1. 首因效应　在与陌生人交往时,通常是最先接受到的信息(首因)会受到较多的注意,从而使对方形成最初的印象,并构成一种记忆图式。这种记忆图式对后来的其他信息会进行筛选,即新信息中与原先印象相符合的信息,将被整合到这个记忆图式中去,而另外一些信息则往往被不自觉地加以忽视。因此,在人们初次交往时,最先进入认知者大脑的信息,对形成认知印象会产生最大影响。这种现象在心理学中被称作“首因效应”。

2. 第一印象　对于不熟悉的交往对象,第一次接触后所形成的综合印象,称为第一印象。构成第一印象的重要成分是性别、年龄、身材、发型、容貌、服饰、表情、态度等等偏于外在的表现。认知者从被认知者那里接收到了这些信息之后,通过联想、想象和推理等一系列心理活动,对这些信息进行主观的加工处理,从而形成了对于被认知者的一个综合性的印象,这便是第一印象,也称“初次印象”。

第一印象与首因效应是两个不同的概念。首因效应强调的是初次交往时双方最初出现的某个认知因素对于认知者所产生的效果，而第一印象则是指交往双方初次见面后经多方观察感受而使对方产生的一种综合性的印象。在人际交往中，首因效应先于第一印象而影响人际认知，是产生第一印象的重要因素。首因效应是单个因素形成的，而第一印象则是多个因素综合而成的。

第一印象一旦形成便具有比较牢固的持久性和稳定性，实际上起到了先入为主的作用。因此，在人际交往中，能努力给对方留下一个良好的第一印象十分重要。

3. 近因效应 人们在日常生活中常常会出现喜新厌旧的现象。在人际交往时人们也常常会比较重视新的信息，而相对忽略旧的信息。这种在人际认知中，因最近或最后获得的信息而对总体印象产生了最大影响的效应，便是近因效应。近因效应主要产生于熟人之间，影响着已经发展着的交往。由近因效应而形成的人际认知，有时甚至能成为压倒一切的认知因素，左右着人们对一个人的总体评价。

4. 成见 又称“定型”或“刻板印象”，是指人们对于某类人或事物已经形成的固定看法和印象。这种印象包含了这类人或事物的一些固有的和一般的特征，人们只要一见到这类人或事物，就会认为他们必然会具有这些特征，这就叫成见。

5. 先礼效应 是指在人际交往中，要向对方提出批评意见或某种要求时，先用礼貌的语言行为发端，以便对方容易接受，从而达到自己的目的。先礼是一种让对方建立人际认知的过程，因为先礼体现善意和诚恳，对方可以通过这种先礼过程，感受到友善的意愿。当对方有了这种认知之后，就能比较乐意地接受意见、批评或要求了。

6. 免疫效应 当一个人已经接受并相信某种观点时，则会对于相反的观点产生一定的抵抗力，即具有了一定的“免疫力”，这就叫做免疫效应。

人际交往的双方都是具有主观能动性的人，都有一定的控制自己的能力。这使人际交往变得十分复杂而变化多端。以上所介绍的各种人际认知效应，虽然都带有规律性，但都不是像自然科学中的规律那样绝对。例如当一个人预先知道首因效应会产生认知偏差时，他在与别人首次交往时，就会注意不要被对方首先出现的行为表现所支配。这时，首因效应对他的影响就会缩小，甚至消除；这就是免疫效应所产生的效果。

（三）人际认知效应的应用策略

在护理人际交往与沟通时，掌握人际认知的规律性，合理地应用人际认知效应，可以有助于建立和发展良性的护理人际关系。

1. 避免以貌取人 交往中的首因效应和第一印象虽然重要，但不一定完全准确。需要在长期的交往中不断深入观察，才能及时修正因为首因效应和第一印象而产生的人际认知偏差。

2. 注重人的一贯表现 要准确和客观地评价一个人，就必须重视他的较为稳定的长期表现。因为人在特定的环境下，出于某种原因或动机，可能会有与平时大相径庭的行为和态度出现，我们不能因此而对一个人轻易下结论，产生不应有的人际认知偏差。

3. 注重了解人的个性差异 防止因“成见”而产生的以偏概全的认知偏差。尽管某类人会有其固有特征，但是人与人之间的个性差异又是客观存在的，如果忽视这种个性差异，势必会造成很多认知偏差，给我们的人际交往带来麻烦。

4. 注意在动态和发展中全面地观察人、认识人 既要重视一个人过去的表现，又要重视他当前的表现；既要注重他的一贯表现，又要注意他近期的变化和进步；既要看到他的优点，又不能忽略他的缺点。

人是复杂的社会动物，一个人的思想、心理状态随时随地处于变化之中。因此，在人际交往中产生认知偏差是不奇怪的。了解了人际认知效应之后，可以帮助我们在人际交往中比较准确地认知交往对象，主动地避免一些人际认知偏差。即使产生了人际认知偏差，也可以及早发现，及时纠正。

二、人际吸引的规律

人际吸引是指人与人之间在感情方面相互接纳、喜欢和亲和的现象，即一个人对其他人所抱的积极态度。人际吸引是以情感为主导的，并且以相互之间的肯定性评价倾向为前提。喜欢、友谊、尊重等都是在肯定性评价倾向的基础上发展起来的。

（一）人际吸引的规律

人际吸引不是凭空产生的，而是有条件的，也是有规律可循的。护士作为"白衣天使"，应该具有较好的人际魅力，应该研究和掌握人际吸引的条件和规律，从而使自己在与病人及同行的交往中能够更好地被人接纳，被人喜欢，受到人们的欢迎。这对于建立和发展良好的护理人际关系、更好地开展护理专业工作，是十分有利和必要的。根据心理学家们在人际吸引方面的研究，人际吸引的条件和规律可以归纳为以下几个方面：

1. 邻近与熟悉 邻近是指空间上的接近，熟悉是指互相了解的程度。住所相邻、座位相近，或者是同一小组、同一科室、同一宿舍等，都可以是形成人际吸引的原因。这是因为邻近者联系方便，相互之间接触的机会多，容易相互了解和熟悉的缘故。

熟悉是产生喜欢情感的必要条件。人们相互熟悉之后，便可以预测对方在不同情况下将会产生怎样的反应，将会采取什么行动等。这样，相互之间就可以主动地采取对方所喜欢的行为方式进行交往，避免采取有损于双方情感与关系的行为方式，从而能有意识地避免造成不愉快的后果。所以，相互熟悉的人最容易成为朋友。

2. 相似 人们彼此间某些相似的特征是导致相互吸引与喜欢的重要原因。在日常生活中，各种情况的相似，都能在一定条件下程度不同地引起人们之间的相互吸引。例如：共同的态度、信仰、价值观和兴趣；共同的籍贯、出生地、居住地；共同的国籍、民族、语言文化、宗教背景；共同的学历、经历、职业和专业；相近的社会地位、经济条件，乃至于相近的身体特征（如身高、体重、肥瘦）等等，都可能成为相互吸引的条件和原因。

3. 互补 当交往双方的需要和满足途径，正好能够互相弥补对方的缺欠时，双方之间的吸引与喜欢程度也会增加。例如支配型的人与服从型的人之间，往往能相处得很好；爱唠叨的女人嫁给一个少言寡语的丈夫，也往往能生活得比较安宁。这是因为双方的个性倾向和行为特征正好都弥补了对方的不足、构成了双向互补关系的缘故。一般说来，具有下列一些互相对应的个性和风格的人，较容易结成互补关系的伙伴：支配型、关怀型的人与依赖型、顺从型的人之间；自信自强型的人与优柔寡断型的人之间；急躁型、倔强型的人与耐心型、柔顺型的人之间；阳刚型、外向型的人与阴柔型、内向型的人之间等等。

4. 喜欢回馈 获得他人的赞许是一般人都具有的社会动机之一。这种赞许常常以喜欢的反应表达出来，成为人际吸引的因素之一。心理学研究发现，喜欢具有"往返回馈"的特征，即别人的喜欢，能对我们构成"酬赏"，从而产生人际吸引，引起我们相应的反应；于是我们也以喜欢的情感、方式去报答别人。同样，我们喜欢别人，这对别人也会构成"酬赏"，从而产生人际吸引；于是别人也会以喜欢来报答我们。这就叫做"喜欢回馈"。

5. 能力 一般来说，在其他条件相当的情况下，一个人的能力越大，往往越能被人喜欢。一个聪明能干、富有才华的人，总比一个平凡、庸碌的人更讨人喜欢，更具有吸引力。因为人们都有一种追求自我完善、崇尚能力、寻求补偿的欲望。同能力强的人交往，常能得到某些方面的帮助和补偿，从而获得精神上的鼓励和力量。因此，能力是人际吸引的重要因素之一。但据实验证明，被描述成为十全十美的能人，常常并不是最受欢迎、最能被人喜欢的人。倒是有一定缺点的能人才是最受欢迎、最能被人喜欢的人。因为一个人被说得十全十美，成为一般人所不可企及的"圣人"或"完人"，人们就只好对他敬而远之了。

6. 个性品质 具有优良的个性品质的人，会使人产生敬重、亲切、赞赏等感情，对人有较强的吸引力（见表2-1、表2-2）。

表2-1 影响人际关系的重要个性品质

积极品质	中间品质	消极品质
真诚	固执	古怪
诚实	刻板	不友好
理解	大胆	敌意
忠诚	谨慎	饶舌
真实	易激动	自私
可信	文静	粗鲁
智慧	冲动	自负
可信赖	好斗	贪婪
有思想	腼腆	不真诚
体贴	易动情	不善良
热情	羞怯	不可信
善良	天真	恶毒
友好	不明朗	虚假
快乐	好动	令人讨厌
不自私	空想	不老实
幽默	追求物欲	冷酷
负责	反叛	邪恶
开朗	孤独	装假
信任	依赖别人	说谎

表2-2 中国和美国最受欢迎和最不受欢迎的个性品质

国别	最受欢迎的个性品质	最不受欢迎的个性品质
中国	诚恳、诚实、理解、忠诚、可信、可靠、聪明、关怀、体谅、热情	欺诈、稀奇古怪、恶意、残忍、不诚实、不真诚、做作、不可信赖、不诚恳、贪得无厌
美国	真诚、诚实、理解、忠诚、真实、可信、聪慧、可信赖、有头脑、体贴	说谎、装假、邪恶、冷酷、不诚实、不真实、令人讨厌、恶毒、不可信、不善良

实践表明，个体的良好性格和较强能力，是引人注意的重要条件。性格好比能力强具有更持久、稳定的人际吸引力。如果具有以自我为中心、恃强凌弱的性格，即使具有很强的能力，也难与他人建立融洽的关系。

7. 外表 爱美之心，人皆有之。美丽端庄的容貌、高雅大方的姿态，具有无可置疑的人际吸引力。但外表终究是比较外在的因素，随着交往的深入，个性品质等内在的因素将越来越占据重要的地位。品质恶劣而“一表人才”，将使人产生更大的不安全感和厌恶感。

（二）人际吸引规律的应用策略

要做好护理工作，就必须增强人际吸引力。我们可以从以下几个方面入手：

1. 缩短与对方的距离，增加交往的频率。
2. 培养自己良好的个性品质。
3. 锻炼自己多方面的才能，克服交往的心理障碍。
4. 注重自身形象，给人以美感。

认识了人际吸引的原理，掌握了增进人际吸引力的方法和策略，还需要在实际工作中恰当地加以运用，在实践应用中化为自觉的行动。

第四节 群体行为理论

组织、群体和个体是不可分割的整体。在医院的组织机构中，所有的医护人员都在相应的群体内活动。了解和认识群体的特征及其对组织和个体的影响，掌握群体交流与决策的方法，有利于将群体建设成为高效率的工作团队，进而保证组织、群体和个体任务的圆满完成。

一、群体的含义和类型

群体是指两个或两个以上的个人通过交往与沟通而组成的集体，群体成员相互依赖、相互作用、谋求共同的目标，并具有相同的利害关系。例如在医院这个系统组织中，病房护士长和管辖的护理人员组合在一起，为了共同的目标而分工合作，在工作中互相依赖、互相支持，并为维护集体的荣誉和利益共同努力，这就是群体。可见，群体是介于组织和个人之间的一种人群结合体。

群体可以按不同的标准分为各种类型。例如按规模大小和人数多少可分为大群体和小群体；按人员构成不同及取得成员资格难易程度可分为开放型群体（成员经常更换、来去自由）和封闭型群体（成员比较稳定）等。从护理人际交往与沟通的目的出发，这里重点介绍按群体形成方式不同而划分的两类群体，即正式群体和非正式群体。

（一）正式群体

正式群体是指为了实现组织目标而由一定组织建立起来的群体：其成员有明确规定的权利和义务，有明确的职责分工，有正式的沟通渠道。如医院的科室和病房组织，党、团、工会组织等。正式群体在组织中占主导地位。

在正式群体中，除了由组织结构决定的、由一名领导（如护士长）及其下属成员（若干名护士）组成的工作群体之外，还有一种任务型群体，也称项目群体。即为完成某项特殊任务或项目而抽调人员组织起来的临时性群体。一旦任务完成或目标实现，这个群体即行解散，人员又回到原来的工作群体中去。例如各种医疗小分队，以及为抢救某位特殊病人而临时成立的抢救小组、护理小组等。

（二）非正式群体

非正式群体是指组织内的成员因某些原因而自愿形成的群体。非正式群体不是由组织确定而形成的，也没有正式的组织结构。它是人们为满足社会交往等需要，在工作环境中自然或自发形成的，其成员之间的相互联系带有明显的情感色彩。例如几个护士经常在一起进行自学考试的复习；几个年轻的护士经常在一起打篮球。久而久之，她们对于正式群体的许多其他事情（指自学考试或打篮球以外的事）也都有了相同的看法，也都会采取比较一致的行动。这就意味着她们已经形成了一种非正式群体了。

非正式群体内部也会有一些大家认同的行为规范，但都不是明文规定，而是在群体成员的交往中自然形成的。非正式群体中也有自然涌现的“领导”，但并非选举产生，也没有严格的上下级关系。非正式群体的突出特点是：凝聚力强，信息沟通快，成员行为有很明显的默契。非正式群体形成的原因各种各样：有的因成员利益一致，有的因思想认识相同，有的因志趣相投，也有的是因为具有同学、同乡等社会关系，等等。

非正式群体的作用具有双重性，既有积极作用，也有消极作用。这取决于非正式群体的价值趋向与正式群体的目标是否一致，其活动是否有利于实现正式群体的目标。如果非正式群体的价值趋向与正式群体的目标相一致，则其凝聚力强、信息沟通快、行为默契的特点可以成为实现群体目标的有利因素和可贵力量。另外，非正式群体还可以满足其成员的社会交往等多方面的需要，对于正式群体的功能起到补充和调节的作用。当非正式群体的价值趋向与正式群体的目标不相一致或发生冲突时，其“凝聚力”往往成为破坏正式群体团结的离心力，成为实现群体目标的阻力。其“信息沟通快”则往往会以很快的速度传播一些小道消息，会增加思想工作的难度。由于非正式群体的成员之间的关系具有强烈的感情色彩，所以还容易传染不满、抵触、反抗等消极情绪，从而对正式群体的正常运作起到破坏作用。

在正式群体中存在非正式群体是难以避免的客观事实。一般说来，正式群体与非正式群体是相互依存、相互补充、相互制约的关系。任何组织的管理者都应该十分重视非正式群体的存在和作用，正确对待和处理与它的关系。一般不宜采取单纯地压制、隔离，甚至强行瓦解的做法，以免激化矛盾；而应该采取因势利导的办法，发挥其积极作用，克服和抑制消极作用。这对于群体目标的实现和群体内人际关系的协调至关重要。

二、群体交流与决策的方法

群体决策能否成功及质量如何，与群体交流是否充分有直接关系。因此，在进行群体决策时，一般应避免使用简单化的“少数服从多数”的投票式做法。为提高群体决策的效果，使决策更具创造性，克服某些缺点，下面介绍几种常用的群体交流与决策的方法。

（一）头脑风暴法

这是一种着眼于调动每个成员的智能潜力和创造性才能的交流与决策的方法，其成功的关键在于畅所欲言。群体成员通过互相交流、启发，在头脑中形成“智力碰撞”，从而激发创见。运用头脑风暴法要注意：

1. 会议主持人只出题目，不谈自己的意见和设想，以免对与会成员的决策思路产生影响。

2. 支持和鼓励独立思考，消除所有的思想顾虑，创造一种民主、活跃的交流气氛，以利畅所欲言。

3. 各人只谈自己的方案和设想，不对别人的意见和方案进行评价或提出批评，以免影响畅所欲言。

4. 所有与会者都必须仔细地倾听别人的发言，这样才会在别人所提方案的启发下产生"智力碰撞"。因此要鼓励与会者多次发言，以利于提出新的更有创见的决策方案。

按以上做法，在每个成员都充分提出自己的方案和设想之后，再逐个讨论、分析、比较、评价，从而做出最佳决策。

（二）群体列名法

这种方法要求群体成员在开会决策时必须出席，但需独立思考。具体做法与过程是：

1. 群体决策的规模一般以 7～10 人为宜，大家围桌而坐，进行决策活动。

2. 明确所要决策的问题。

3. 用 10～15 分钟时间，让每个成员都把自己的决策意见、方案、设想写下来。

4. 每个成员轮流发言，公开自己的意见和方案，彼此交流。

5. 由一位记录员将每条意见用简短的解释性的语言列出来。但不列出各条意见提出人的名字，这样通常会有 18～25 条意见。

6. 逐条讨论所有意见，并对不明确的问题进行质疑和解释，使其明确起来。

7. 经过以上群体交流之后，各人以自己对于各条意见的赞成和喜欢程度为序，列出排序清单；然后汇总统计，再按各条意见赞成人数的多少排序；排在前面的就可以作为群体决策的推荐方案。

群体列名法的优点是群体成员有均等的机会参与决策，能够充分表达自己的意见。

（三）专家群体决策法

专家群体决策法不允许群体成员面对面开会，而是采用书面形式，背靠背地进行群体交流，反复多次征求多位专家的意见。具体做法是：

1. 建立特别小组来主持决策过程，选定参与决策的专家名单。

2. 根据所确定的问题，拟定明确的调查提纲，仔细设计问卷，然后分发或寄发各位参与决策的专家，要求他们书面提供解决问题的决策方案。必要时还应向专家们提供有关资料。

3. 专家们根据调查提纲独立思考回答，提出决策方案并说明理由和依据，再返还给特别小组。

4. 特别小组收到专家们的意见之后，集中编辑汇总，并进行定量分析，将分析和归纳的结果制成第二轮调查问卷，或将专家意见进行复制，再次分发或寄发给各位专家进行交流。

5. 在第一次结果的基础上请专家再次提出他们的方案。第一轮结果常常可以激发出新方案或改变某些专家原来的观点。

6. 如此反复 3～4 次，专家们的意见会逐步趋于一致，通过归纳统计和数据处理之后，便可以得到最后的和最完善的决策方案。

运用专家群体决策法所进行的群体交流是间接的，要通过特别小组的归纳、筛选、编辑和转达。但这也是一种群体交流的有效形式。因为专家群体决策法可以避免因开会方式而导致的少数权威或蛮横者强加给与会者的影响，能较充分地发挥专家们的集体智慧。其缺点是费时较多，也比较麻烦。当对某种复杂事项或重大问题进行决策时，采取专家群体决策法比较可行和有效。

上述各种群体交流的方法有利于避免和克服群体决策的缺点，提高群体决策的科学性，使之真正成为集体智慧的体现。

三、护理团队建设

一个正式群体可以建设成为高效率的工作团队，非正式群体则不能成为工作团队。

（一）高效率工作团队的特征

1. 共同的理念 理念作为团队成员的一种共同的自觉的信念和宗旨，对于团队有着巨大的凝聚作用。它有助于明确群体的方向，有助于个人价值与群体价值的趋同。清晰的理念更有助于协调个人与群体的关系，使个人行为与群体意志保持一致。

2. 明确的目标 包括近期的目标和远期的规划。高效率团队的每个成员，对所要达到的目标都有清楚的认识，并坚信这一目标包含着重大的意义和价值。这种对于目标的认识，激励着团队成员把个人目标升华到群体目标中去。当个人目标与群体目标融合一致时，团队工作和谐、行动一致，成员清楚地知道自己应该做什么，不应该做什么，怎样完成任务等，于是形成团队的合力。

3. 一致的承诺 高效率团队的成员对团队的理念和目标有着一致的承诺，从而表现出对团队的高度忠诚。为了能使群体获得成功，他们愿意按照共同的理念去奉献自己的才华和发挥自己最大的潜能，为实现团队目标而努力奋斗，因而能使团队保持高效。

4. 严格的规范 规范是行为的准则，它由团队群体成员共同建立和遵循，以保证群体成员行为的一致性。规范可以是成文的，如写成条文的规章制度；也可以是不成文的，但大家都清楚，并形成习惯。规范是团队群体功能的重要因素，领导和成员应关注早期规范的建设和发展，并努力使之定型。规范应能够最大限度地提高群体的工作效率。

5. 坚强的领导 领导者在指导团队达到目标、形成团队规范和促进成员间的交流沟通中起枢纽和保证作用。领导者应是团队的核心。有的学者提出领导行为应在以下四个方面发挥作用：精神激励作用、关心照顾作用、判断指引作用和行政管理作用。坚强而有效的领导作用常在那些具有中等程度的精神激励、高度的关心照顾、高水平的判断指引和中等程度的行政管理行为的领导者身上体现出来。由此可见，对于成员的关心照顾和判断指引是最重要的领导行为。坚强的领导能够让团队共同度过最艰难的时期，为团队指明前途，阐明变革的可能性，鼓舞成员的自信心，帮助他们充分地了解自己的潜能。因而坚强的领导是形成高效率工作团队的有力保证。

6. 相互信任的关系 群体成员之间的相互信任是有效团队的显著特征，是形成高效率工作团队的关键之一。当团队有了共同的理念、明确的目标和成员的一致承诺时，则每个成员对其他成员的品行和能力都会确信不疑。这种互信关系，将使团队群体具有很高的内聚力。内聚力是一种无形的、能够将群体成员聚合在一起的“黏合剂”，是一种团结精神。内聚力高的群体中成员的满意度高，有安全感及归宿感，能在参加群体活动中感受到乐趣和收获，并可以将精力放在群体目标上，而不必在处理人际关系上多费时间，不会产生内耗。内聚力不是短时间产生的，而是在成员的相互沟通中逐步培育了相互信任关系之后才能形成的。

7. 有效的沟通 群体成员通过有效的沟通，使信息交流的渠道保持通畅，这是使群体成员和上、下级之间相互理解，建立信任关系的关键。如果组织崇尚开放、诚实、协作的办事原则，同时又鼓励员工的参与和发挥自主性，这样就比较容易形成宽松而舒畅自由的沟通环境，互相信任的关系就能得到发展。

8. 内部支持和外部支持 内部支持主要是管理上的支持，包括合理的绩效评价与测量系统，公平公正的奖励机制，以及一个包括人员培训在内的人力资源开发机制等。外部支持主要是指团队外部管理层给团队提供的各种资源。内部和外部的支持是完成团队工作任务、实现团队目标的必要条件。

可见，高效率工作团队是正式群体的升华。将群体建设成为高效率工作团队，就可以高质量、高速度地实现组织目标。

（二）建设高效率的护理工作团队的方法

正式群体要升华为高效率工作团队，不是短时间可以办到的，需要经过长期的和坚持不懈的努力。前面所述高效率团队的主要特征，为建设优良的护士团队提供了标准和途径。要想把护理小组建设成为一个高效率的护理工作团队，就应该努力做到：

1. 树立共同理念 通过集思广益，制定科学合理的为群体全体成员公认的共同理念，确定群体的工作方向。

2. 明确奋斗目标 讨论和制定群体和个体工作目标及实施目标的措施，使全体成员明确群体和个体的奋斗目标，奋斗目标要努力做到与时俱进。制定和完善规章制度和岗位工作职责，建立严格的规范，做到奖惩分明，使承诺兑现。

3. 群策群力 小组领导要坚强有力，在工作过程中，特别是遇到困难和问题时，要能及时做出准确判断并采取果断措施予以解决。小组领导要注意非正式群体的动向，正确处理与非正式群体的关系，利用其积极因素，化消极因素为积极因素，群策群力地做好各项工作。

4. 和谐的工作环境 要使小组信息交流的正常渠道保持畅通，通过积极有效的沟通，建立群体成员间相互信任、团结互助的人际关系，创造宽松、舒畅、和谐的工作环境。

总的说来，当护理小组有了明确的理念和工作目标，有了严格的规范，有了组织协调能力较强的领导者，小组成员能相互信任、相互协助、各负其责，正式沟通渠道畅通无阻。护理小组就能建设成高效率的护理工作团队，从而以较强的团队精神和内聚力，优质高效地完成各项工作任务。

【案例分析】

案例一：首 因 效 应

［案例资料］

护校某寝室里几个即将毕业的护生，近几天正在为应聘几家大医院而进行着面试的准备，她们议论的一个主题是：怎样才能被招聘单位的“主试”们相中。有的学生认为发式、服装要精心设计；有的学生认为，开场白最有讲究，要想出几句有吸引力的话；还有的学生则把“主试”可能要提的问题仔细分析、准备。总之大家一致认为，应聘者最先被“主试”注意到的表现(首因)最为重要。

[案例分析]

本案例反映了这些学生对于人际认知中一个带有规律性的现象,即“首因效价”有着共同的认识,并都想利用这种效应使应聘获得成功。在人际交往中,首因效应是可以合理应用的。我们要在日常工作和学习中努力培育和形成优良的品性、素质和高尚的情操等。有了这样的基础,在人际交往时,特别是初次与人接触时,就可以首先将自己美好而优秀的一面突显出来,如高雅的着装,礼貌的语言,文静的举止,热情、谦虚、稳重的个性等等,使对方产生深刻的印象。这有利于充分发挥自身的优势,使相互关系有一个良好的开端。

案例二:第一印象

[案例资料]

护士小李刚被某某医院录用为内科病房护士,今天是她第一天来上班。此前,护士长已经向她详细介绍了科室的情况,并介绍她认识了大多数同事。今天她按上班时间提前15分钟到岗,热情地向所有见到的同事问好。然后按护士长分配的任务去做准备,并虚心向合作者请教,愉快地接受指导。她在老护士带领下进入病房后又主动地微笑着与病人打招呼,向他们问好等等。她在进行护理操作时虽然速度还不十分快,但很仔细、认真。一有空闲时间,她就到病房去看望病人,主动询问病人需要什么帮助等等。凡病人提出的要求,她都努力满足。整整一天,她一刻也没有闲着。她活泼、开朗的性格和谦虚、勤快的作风,给同事和病人留下良好印象。

[案例分析]

护士小李第一天上班时所表现的一系列言行,已经给大家留下很好的综合性的“第一印象”,这对于她日后建立和发展良好的专业性人际关系有重要作用。护士在日常工作中,经常要与新的病人、新来的实习护士和实习医生接触交往,并建立关系,所以应特别注意首因效应和第一印象的作用。这不但关系到护士本人的形象,而且会影响医院的整体形象。因此,护士必须始终保持衣着整洁,外表悦目,并运用礼貌语言,和蔼亲切地接待每一位新病人或新来的护生等。有的护士活泼可爱,有的护士老成持重,有的护士善解人意,有的护士热情和善,这些不同的个性特征都可以在初次见面时呈现给对方,从而取得对方的好感和信任。从而可以为继续交往和发展关系打下良好基础。应强调的是:要给对方留下好印象,绝非单靠这种暂时性的方法、策略就能做到。一些内在的东西是修饰不出来的,所以加强修养、提高内涵是保证自己在交往中立于不败之地的关键。在这个前提下运用首因效应和第一印象,才是合理的和可取的。

案例三:近因效应

[案例资料]

护士小张刚分配到某医院时嫌这所医院太小、太远,不太安心,因此工作比较马虎,服务态度也较差,同事与病人对她印象都不好。年终评比时大家对她提了不少批评意见,她很苦恼。后来护士长耐心地与她交谈,团小组的同志也热情地关心和帮助她,终于使她思想有了转变,她决心在新的一年里好好干。果然,新年假期以后,她的表现大有起色,不仅护理工作认真负责,而且对病人热情关心,一有空就到病房为病人做这做那,或者与病人交谈,了解患者的身体状况和健康需求,主动服务……小张很快就得到了大家的好评,过去大家对她的不良印象一扫而光。

[案例分析]

护士小张原来因工作不安心而表现不好。后来在大家的帮助下,有了很大进步。这种新的良好的工作表现很快地替代了原来不好的表现,使大家对她产生了新的认识。这显然是近因效应所起的作用。了解近因效应的原理之后,在人际交往中一方面可以有意识地加以利用,另一方面,也应该注重认知一个人的一贯表现,避免因为近因效应而产生人际认知偏差。

案例四:成见的积极作用

[案例资料]

责任护士小林知道自己所护理的病人是一位年轻的女大学生之后,便根据自己对当代大学生的了解和过去与他们接触交往的经验,也就是凭借自己对大学生的"成见",决定采取热情、坦率而又亲切的态度、方式与她沟通;当知道自己所护理的病人是一位文化程度较低的老农民时,也凭借过去的"成见",采取耐心、关切而又尊重的态度、方式与他沟通。她这样做既简便又得体,较容易地便获得了成功。

[案例分析]

"成见"在人际认知中具有一定的积极作用。特别是那些能比较准确地反映某类人共同特征的"成见",可以帮助我们简化人际认知过程,指导我们对于交往对象做出适当而得体的反应。护士在对新病人进行健康评估时,首先要了解病人的性别、年龄、职业、文化程度等一般情况,然后便可以凭借"成见"来决定自己与该病人交往沟通的方式、方法等,做到适当而又得体。

本例中的护士小林便是这样获得成功的。成见在日常生活中大量存在。它一旦形成,往往具有非常高的稳定性,很不容易改变。因此,成见也有明显的消极作用,经常使人产生以偏概全的认知偏差,应注意避免。

案例五:先礼效应

[案例资料]

病人方先生,因饮食不当导致急性胃肠炎,由家人陪同到医院看病。就诊时忽然感到一阵恶心,想去洗手间,但刚到走廊便忍不住大口呕吐起来。

护士小马见此情景立刻走了过去扶住病人,并轻轻拍打病人的后背,然后将病人搀到椅子上坐下,不停地安抚他:"你一定很难受吧?"接着将餐巾纸递给病人,让他擦擦嘴,并用一次性杯子倒水让病人漱口。家属十分感动,连声说:"真不好意思,把地弄脏了。"小马说:"不要紧,我马上请清洁工来处理。不过病人可能还会呕吐,你最好做些准备,不要让病人再吐到地上了。你有塑料袋吗?"病人家属马上从挎包里找出一个塑料袋,递给了病人。小马说:"对,再想呕吐的话就吐在塑料袋里。"病人家属见清洁工来清扫地面,就主动上前帮忙。

[案例分析]

护士小马在向对方提出要求之前(要求病人不要再将呕吐物吐在地上),做到了"先礼",这样对方会产生一个反省的过程,对于小马提出的要求便容易接受了。反之,如缺乏"先礼"

而直接指责对方，此时对方会首先意识到护士态度恶劣，产生抵触情绪，对护士提出的要求往往不能接受。即使按要求去做，心中也不会很舒服。

【实践活动】

学习相关理论，尝试组建高效率的学习（工作）团队

一、认知学习目标

［目标］ 激发学生的学习兴趣，引发求知欲望。

［时间］ 10分钟

［材料］ 教材

［步骤］

将同学分成若干小组，每组设召集人一名、记录员一名。在召集人的带领下思考并讨论以下问题并进行发言记录，之后每组派一名发言人汇报讨论结果。

问题：

1. 你认为护理人际沟通课程与哪些人文学科的理论相关联？

2. 在一个学习小组中，你愿意承担哪些任务？充当什么角色？

3. 小慧护士刚刚来到一个新的集体，为了能够博得大家的认可和喜爱，她特别注意打扮自己，每天都要刻意地化妆、变换发型和衣服。请问，她这样做有效吗？你认为应该怎样做才能被人接纳和喜爱？

4. 小李是一所护士学校的新同学。开学第一天，她见到许多新同学，心里很紧张。本来她是个很懂礼貌的学生，可是当同学们互相介绍时，她走上讲台忘了鞠躬，看到同学们对她微笑，小李不知道该笑还是不该笑，最后只是牵动了一下嘴角。在自我介绍时，由于紧张，她不敢抬头正视大家，只说了一句"我叫小李"，就慌乱地走回座位，结果还碰倒了椅子，引得同学们笑了起来。小李对自己失望极了，心想："我只要学习好，成绩好就行了。与人打交道太累，一辈子不与人来往才好。"

请思考并回答：

(1)小李的紧张和慌乱是什么原因造成的？你或你的同学有没有类似的经历？后来怎样了？

(2)人的一生真的能做到老死不相往来吗？

(3)人际关系能力对一个人有何意义？只要聪明，学习好就一定会有成就吗？

二、共享与交流

［目标］ 通过参与游戏，使同学们了解人际沟通实际情境，学习有效的相互沟通、合作，产生不断学习的需求。

［时间］ 20分钟

［材料］ 3～6人小组、3～6m长的横木

［步骤］

1. 请同学们任意排列站上横木。

2. 再请同学们依出生日期（或身高、体重等）调整为由大到小的排序，调整过程中不能踩到地面。

3. 当有学生落地，恢复刚开始的顺序重新开始。

4. 在小组内讨论以下问题：

(1)调整过程当中发生了什么？你有什么感觉？

(2)每次任务完成所采用的方式与开始是否相同？如果相同，这是否就是最好、最适合团队的方法？如果不同，每次的执行方式是如何被推翻、变革的？

(3)团队当中有领导者吗？是如何产生的？你想给予领导者什么反馈？如果没有领导者，你觉得对团队的影响是什么？

(4)调整过程中意见的发表是否通畅？是否有人提出意见却被忽略？为什么？

(5)当你所提出的意见被否决时，你的感觉如何？你希望团队如何协助你？

(6)调整的过程中，是否让每个人都清楚地知道自己应该怎么做？实际的工作或生活中是否有相类似的情形？

(7)调整过程中伙伴或高或低、或支持或被协助完成任务，而每个角色对团队的贡献是什么？

(8)团队给予成员的支持又是什么？

(9)如果再执行一次调整，你会如何做？

5. 讨论之后，再进行一次调整活动。

三、角色扮演

[目标] 通过角色扮演，体会不同社会角色的心理和情感。

[时间] 30 分钟

[材料] 场地：模拟病房、护办室

[步骤]

1. 将同学分成若干小组，每组 4～5 人。分角色扮演下列场景。

2. 角色分配：护士、护士长、病人、家属、观察者。

3. 沟通内容：希望对方到自己的办公室来。

情境提示：

(1)护士与病人(病人与护士)

(2)护士与护士长(护士长与护士)

(3)护士与家属(家属与护士)

4. 针对预定的情境进行讨论、加工、进行语言设计，使之符合各自的社会角色。

5. 以小组为单位进行角色扮演。

6. 大家谈一谈扮演某一角色的体会，观察者对本组的表现进行总结。

四、尝试组建高效率的学习(工作)团队

[目标] 组建学习小组，体会高效率工作团队的特点。并在今后的学习中应用协作学习的方法。

[时间] 20 分钟

[材料] 充足的场地

[步骤]

1. 分组：四五个同学组成一个学习小组。

2. 小组内角色分工：召集人（负责组织和纪律）、记录员（负责记录大家的发言）、发言人（代表小组全体对外发布小组见解）、观察员（负责总结和评价）、其他成员。

3. 共同为小组起一个响亮的名字，确定一句呼号（或誓言），谱一首组歌，绘一个标志……

4. 共同完成一项社会实践，并交流感受。

五、活动体验：搬运工

［目标］ 培养团队精神，学习和睦与相互协调。

［时间］ 20 分钟内/12～16 人一组

［材料］ ①水管（剖成对半）16 支/每组，长短不一；②大小、类型不同的球类 10 颗；③桶一个（水桶或置物篮）。

［步骤］

1. 选定一段距离（约比人数多两大步），将水桶放在尾端。小组成员必须利用手中的水管将所有的球运至尾端的水桶中，任务才算完成。

2. 运送的过程中水管不可碰到或重叠，与前后伙伴的手不可接触。

3. 球行进时只能前进不能后退或停滞，也不能掉落地面或水管之外，若违规，必须再重回起点运送。

4. 球如果弹出桶外，需再从头运送一次。

5. 讨论：

(1)在合作的过程中很容易发生许多情况，学习如何接纳别人的失败。

(2)了解团队的特质，并透过成员之间不断的支持、互助、协调，克服不同阶段的团队问题，就可以达成团队目标。

六、活动体验：呼啦圈

［目标］ 团队运作沟通协调的技巧、目标设定。

［时间］ 20 分钟内/12～16 人一组

［材料］ 室内外皆可，12～16 人一组，每组 1 个呼啦圈

［步骤］

1. 所有成员手牵手围成一个圆圈，并在小组成员手中套入一个呼啦圈，将呼啦圈穿过每个人的身体回到原点即完成任务，采用计时制。

2. 活动过程中小组成员不可松手。

3. 不可用手指去勾呼啦圈。

4. 可限定执行次数（例如 3 次或 5 次），每次执行后均询问小组要挑战的目标（完成时间）。

5. 讨论：

(1)团队目标（共识）是如何形成的？

(2)在执行任务的过程中，团队是采取什么方法完成目标的？有哪些改变？每次进步的关键何在？

(3)你曾给予或获得伙伴哪些协助？你通过什么方式了解彼此的愿望？实际集体生活中的类似经验有哪些？

【成长记录】

实践活动二：学习相关理论，尝试组建高效率的学习（工作）团队

姓名		指导教师	
相关活动			
班级		团队名称	
最感动的时刻			
最大的收获			
个人（团队） 成就展示的目录			

阶段评价表

初建团队的体会
我的成长
对团队中每一位同学的评语
给团队中每一位同学鼓励的话
团队活动中你心目中的亮点人物
下一阶段个人（团队）发展的展望
教师要说的话

（丁宏伟）

第三章　护理工作中的关系沟通

学习目标

1. 理解护理人员在各种关系沟通中的角色功能，并正确掌握工作礼仪。
2. 学会恰当地处理护理工作中的人际关系。

【理论学习】

在护理工作中存在着很多关系，主要包括护士与病人、护士与病人家属、护士与医院其他工作人员等关系，发生在这些关系中的沟通受关系中每个人担当的角色所影响，同时也受双方期望的影响。如何把握好这些关系，尤其是护士与病人的关系，是每一位护士需要面对和思考的重要课题。

第一节　护士与病人的关系沟通

一、护患关系的性质与特点

护患关系是指护士与病人通过特定的护理服务与接受护理服务而形成的人际关系，是护理实践活动中最主要的一种专业性人际关系。护患关系是护理人际关系的主体，是护士职业生活中最经常的人际关系。和谐的护患关系是护士良好人际关系的核心，并影响护士其他人际关系的协调。

（一）性质

护患关系包括技术性关系和非技术性关系两个方面。随着医学模式的转变和人们对自身价值认同的不断升华，人们逐步关注非技术关系在护患关系中发挥的作用。在关注程度上，护士更多关注的是技术性关系及其带来的效果，而患者更多关注的是对非技术关系的感受做出评价。

1. 技术性关系　是指护患双方在进行一系列护理技术活动中所建立起来的行为关系。医疗和护理是连接护患双方的纽带，即病人患病需要医疗护理，而护士掌握着帮助病人恢复健康的技术，能够满足病人对医疗护理的需要，这就构成了护患关系的基础，如果这种基础不复存在，护患关系也告终结。

2. 非技术性关系 是指护患双方由于社会、心理、教育、经济等多种因素的影响，在实施护理技术过程中所形成的道德、利益、法律、价值等多种内容的关系。其中道德关系是最重要的内容。因为护患双方所处的地位、环境、利益不同，所受的教育及道德修养也不同，在护理过程中很容易产生矛盾冲突，所以护患双方都应按照一定的道德规范来约束自己的行为，尊重对方。尤其是护士，更应遵守医疗道德规范，维护病人的利益。

(二) 特点

护患关系是人际关系的一种类型，具有一般人际关系的特点。即这种关系是以共同的活动为中介，以一定的目的为基础，在特定的背景下形成，具有双向性。但是护患关系是在特定的护理与被护理活动中形成的专业性人际关系，因此还具有其独特的性质。

1. 护患关系的复杂性 护患关系不仅仅是某一护士与某一病人之间的关系，而是医护系统与病人系统，通过特定的医疗护理活动所形成的帮助系统与被帮助系统之间的关系。医护系统包括医生、护士和医院其他工作人员，他们拥有技术并用所掌握的技术为病人服务，是提供帮助者，也称为帮助系统。病人系统包括病人、病人家属及其亲友、同事，是需要得到医疗护理服务的人，是接受帮助者，也称为被帮助系统。

2. 护患关系的专业性 护患关系是护患双方在进行一系列护理技术活动中所建立起来的行为关系，是以护士运用技术帮助病人恢复健康，满足病人对医疗护理的需要为基础的，如果这种基础不复存在，护患关系也告终结。因此，护患关系属于专业性人际关系。

3. 护患关系的互动性 护患关系不是两个人或两个方面的简单相遇，而是护患双方之间特定的相互作用、相互影响，以此构成了护士与病人的关系。由于护士与病人都有个人的阅历、感情、知识积累和对事物的看法，不可避免地会出现对事物的不同认知程度，这就在相当程度上对护患双方之间的相互关系产生着直接的影响。

4. 护患关系的不对等性 由于护患关系是在病人患病这种特殊情况下形成的，因而在这种关系中，病人是依赖护士的，而护士也常常以病人的保护者和照顾者身份自居。这也就决定了在这一关系中，主要是护士影响病人，病人则主要接受护士的影响，病人一方心甘情愿地接受护士一方的意见和要求，这也是护患关系沟通不同于其他关系沟通之处。正是由于护患关系的这种不对称性，护士是决定这一关系的主导，是护患关系后果的主要责任承担者。护患关系后果有两种，一种是积极的，病人战胜疾病，逐渐康复；另一种是消极的，病人病情恶化，护患关系紧张。护士要尽力争取积极健康的后果，避免消极的后果。

二、护患关系的类型

护患关系模式受医学模式和文化背景的影响而有不同。一般可将护患关系模式分为三种基本类型。

(一) 主动-被动型

这是一种传统的护患关系模式。由于受传统的生物医学模式影响，把人看成单纯的生物有机体，忽略了人的心理、社会属性，认为疾病是由单纯的生物或物理因素造成的，而没有考虑心理、社会因素对人的健康的影响，把恢复健康的希望完全寄托于药物或手术治疗。这种护患关系的特点是“护士为病人做什么”。模式原型是“父母-婴儿”。在对病人的护理中，护士处于主动的、主导的地位，而病人完全处于被动的、接受护理的从属地位。所有对病人的护理活动，只要护士认为有必要，即可施加于病人，无需征得病人的同意，病人只完全服从护士的决定，而不会提出任何异议。

这种模式过分强调护士的权威性，忽略了病人的主观能动作用，因而不能取得病人的主动配合，严重影响了护理效果，有时甚至会导致严重后果，使许多可以避免的差错事故得不到及时的纠正与补救。这种模式只适用于某些特殊病人，如意识严重障碍的病人、婴幼儿、危重或休克病人、智力严重低下者以及某些精神病患者等。因为这些病人难以表达自己的独立意志，不能有效地与护士进行信息交流。

（二）指导-合作型

这种护患关系模式把病人看成具有生物、心理、社会属性的有机整体，认为病人是有意识、有思想、有情感活动的人。这种护患关系的特点是"护士告诉病人应做什么和怎么做"。模式原型是"父母-儿童"。在护理活动中，护患双方都具有主动性，护士决定护理方案和措施，也指导病人有关缓解症状、促进康复的方法。而病人则尊重护士的决定，并主动配合，还可以向护士提供有关自己疾病的信息，对护理方案和措施提出建议与意见。

这种模式虽然比主动-被动型模式前进了一步，但护士的权威性仍是决定性的，病人的主动配合，包括诉说病情、反映治疗情况、提供检查方便、配合各种护理措施等，都是以护士的要求为前提，对病人的要求是"合作"，实际上病人仍是处于消极配合状态，护患关系仍然不够平等。如果护士对这种合作过分强调，很容易忽视病人的意见。这种模式适用于一般病人，尤其是急性病人。在护理实践中，这种关系广泛存在，也是不可缺少的。因为几乎所有的护理措施都需要病人的合作，否则就无法顺利进行。

（三）共同参与型

这种护患关系模式的特点是护士积极协助病人自我护理。模式原型是"成人-成人"。这一模式是以平等合作为基础，护患双方具有大致同等的权利，共同参与护理措施的决策和实施。在这一模式下，病人不仅是合作者，而且是积极主动地参与自己的医疗护理讨论，向护士提供自己的医疗护理体验，探讨某些护理措施的取舍，在力所能及的范围内自己独立完成某些护理措施，如洗头、沐浴、更换衣服等。

这种护患关系模式与前两种类型有着本质的不同，它把病人的意见看成是完善护理工作的一个组成部分，病人的人格和权利得到了尊重，病人的积极性也得到了充分发挥。护患双方共同分担风险，共享护理成果，体现了护患双方的双向作用。这对于搞好护患关系，提高护理质量是很有利的，值得大力提倡。但值得注意的是，强调病人的参与并不能理解为把本应由护士完成的工作交给病人或其亲属，共同参与的意图旨在发挥病人的主观能动性，帮助病人树立信心，逐步过渡到独立料理自己的生活，而绝不是要求病人代替护士的工作。这种模式多适用于患慢性疾病且具有一定文化知识水平的病人，处于昏迷、休克或精神异常以及危重状态的病人，是难以建立也不宜建立这种共同参与型护患关系模式的。

需要指出的是在护理活动中三种护患关系模式是客观存在的，没有好坏之分；选择建立哪一种关系模式，不仅取决于病人疾病的性质，而且还要考虑病人的人格特征；护患关系的模式不是固定不变的，即使在同一个病人身上随着病情的变化，也可以从一种模式转向另一种模式。

三、护患关系的影响因素及解决策略

在医疗护理活动中，护士与病人接触的机会最多，关系最密切。但在这种护患交往过程中，也常常会出现护患关系冲突。冲突的出现，又会影响护患关系的健康发展。因此，要建立良好的护患关系，首先要分析造成护患冲突、影响护患关系的原因，才能有针对性地加以解决。

(一) 护患关系的影响因素

1. 角色模糊 角色模糊是指个体对于自己充当的角色不明确或缺乏真正的理解时所出现的状态。每一个社会角色都具有特定的角色功能,都体现着一系列相关的行为期望与规范。在群体中生活的每一个人,都应对自己所充当的角色及其功能特征有清楚的认识,并努力按这个角色的功能特征去行动、去实践,这样才能使自己的行为与人们的期望相一致,否则就会出现角色模糊状态。而角色模糊是造成人际关系出现问题的重要原因。在护患关系的建立与发展过程中,角色模糊是首位的影响因素。

一方面,作为受过护理教育、有专业知识的独立实践者的护士,在护理实践中,担负着多种角色功能,是一个多元化角色,如果护士对自身的多角色功能缺乏清楚的认识,认为只是一个单纯的施护者,不主动了解病人的身心及社会需要,甚至对病人的合理要求视而不见,更不积极地为病人提供帮助,那么,护士的行为表现就不符合现代护士的角色特征。另一方面,病人不清楚自己的权利和义务,不知道自己能做什么、该做什么,该问的不敢问,该说的没有说,该配合的又不积极配合,病人的行为表现与其角色特征不相符。这样就会出现护患双方相互角色期望不一致的状态,导致护患之间矛盾冲突的发生,从而影响护患关系沟通。

2. 责任冲突 责任冲突是与角色模糊密切相关的问题,是影响护患关系的第二大因素。由于护患双方对于自己的角色功能认识不清,也就不了解自己应该承担的责任和应尽的义务,结果导致护患双方的责任冲突。护患之间的责任冲突表现在两个方面:一是对于病人的健康问题该由谁承担责任,双方意见有分歧;二是对于改变病人的健康状况该由谁负责,双方意见不一致。这两个方面的问题都会对护患关系产生不良影响。

过去在传统的生物医学模式的影响下,医护人员一般认为病人是因个人的不健康行为或因心理、社会因素导致的健康问题,比如因吸烟、酗酒、不良生活习惯而导致的疾病,是由病人本人负责的,医护人员没有责任。但在现代生物-心理-社会医学模式和整体护理模式下,医护人员在这些方面是应该承担一定责任,并可以起主导作用的。因为病人的不健康行为可以通过医护人员有效的健康指导得以纠正,病人的许多心理问题,也可以通过有效的护患沟通得以解决。

3. 权益差异 每一个社会角色在社会活动中,都要承担相应的责任,尽一定的义务,同时也拥有其相应的权益。病人有权寻求医护帮助,并且有权获得安全而优质的健康服务。但是,由于绝大多数病人不是医护人员,缺乏医学专业知识,而且受疾病的折磨,失去或部分失去自我控制和自理能力。因此,在大多数情况下并不具有维护自己权益的知识和能力,不得不依靠医护人员来维护,这就使得病人在护患关系中处于被动的依赖地位,而护士则处于比较权威的主导地位。这样的情况常常助长了护士的优越感和支配感,在处理护患双方的权益争议时,往往会自觉或不自觉地倾向于医护人员和医院一方,而忽视病人的权益。在护患交往中,则表现为护士对病人态度冷淡、生硬,使患者感觉不舒适,增加患者的心理负担,被迫采取“逆来顺受”的态度,内心却极为不满,这样还会增加病人的心理负担,影响病人的康复甚至加重病情。

4. 理解分歧 由于病人的年龄、职业、生活环境及社会文化背景不同,对信息的理解往往存在差异,而且病人大多数不是医学专业人员,对医学术语感觉陌生,在护患交流过程中,常常会出现护患双方对信息理解不一致的现象。尤其是有的护士习惯于使用专业术语,或语言过于简单,或表述不清,或使用方言土语等,更容易出现信息理解的偏差或误解。这种理解上的分歧，会使护患之间的有效沟通发生困难，从而影响护患关系的正常发展。

（二）促进护患关系的策略和方法

护患关系是一种帮助与被帮助的关系，是护士对病人的帮助，护士在护患关系中是处于主动的主导地位。因此，在消除护患关系的负面影响因素，促进护患关系良性发展方面，护士具有不可推卸的责任，并起着主导性作用。

1. 消除角色模糊的影响 在整体护理模式下，护士是一个多功能角色，需要担负多重角色功能。护士在提供护理服务时，是病人的照顾者和安慰者；在对病人的健康问题进行诊断和处理时，是计划者和决策者；在实施护理干预时，是健康的促进者；在病区内，是管理者和协调者，是病人权益的代言人和维护者；在进行健康教育和健康咨询时，是教育者和咨询者等等。在护患关系的建立和发展过程中，护士对自己的角色功能有全面而充分的认识，很好地承担自己的角色责任，履行自己的职责，才能使自己的言行符合病人的角色期待，才能避免许多护患冲突的发生。

随着医学模式的转变和整体护理模式的推行，护士的角色功能不断有新的扩展。在护理服务中，护士不仅要注重技术操作的安全性，也要在文化安全性方面承担责任。所谓文化安全性，通俗地说，就是要求护士从文化传统的角度注意自己的言行举止对病人的健康产生的影响。在护士与病人的交往与沟通中，不了解或不尊重病人的文化传统，必然会给病人造成痛苦甚至伤害，这就违背了文化安全性原则。不注意文化安全性给病人造成的痛苦与伤害，与不注意技术安全性一样，是可以致命的。

21世纪的文化变革将比以往更加深入，护士应从社会进步和整体护理的新视角出发，全面而审慎地认识自己的角色功能和专业责任，才能在处理护患关系中处于主动地位，使良好的护患关系得以建立和维持正常发展。

2. 消除责任冲突的影响 与护士相比，病人的角色要简单得多。病人是因为生病或出现健康问题无法自己解决时，才来向医护人员寻求帮助的，因此“被帮助者”是所有病人最主要的角色特征。对于病人来说，医院和病房是一个新的环境，病人过去所熟悉的社会常态角色，如父亲、母亲、丈夫、妻子、儿女、院长、职员等等，会被“病人”这一新的角色所代替，他们虽然也想当一个好“病人”，但不知该怎么做。因此，护士对于病人的角色期待应从实际出发，不能期待病人样样都懂，更不能对病人的某些不适当行为妄加指责，因为病人的许多不适当行为，常常是因为护士的角色功能发挥不好造成的。

在整体护理模式下，病人也不完全是消极被动的求助者，在护理过程的大多数环节中，病人是可以积极参与的。在确认病人健康资料的有效性，确定护理诊断的准确性，制定护理目标及护理措施，评价护理效果时，病人的意见、感受和积极参与都是非常重要的。所以，作为护理对象，病人既是被帮助者，也是解决自己健康问题的积极参与者。但如何参与，如何配合，大多数病人并不知道，需要护士随时随地给予指导。对于病人的不适当行为，护士要耐心地解释，阐明这些行为对人的健康的影响，同时对如何改变这些行为提出指导意见，使病人能清楚意识到自己的不良行为对健康造成的危害，并自觉自愿地接受护士的指导。

3. 主动维护病人的合法权益 获得安全而优质的医疗护理服务，是病人的基本权益。但是，病人因为疾病的影响，又缺乏医学专业知识，往往不具备维护自身权益的知识和能力，因此在许多情况下，病人的权益只能依靠医护人员来维护。例如病人希望随时了解自己的病情、医疗护理方案及预后，而这些信息的获得，主要依靠医护人员的传递，如果护士忽视了病人的权益，不能及时向病人传递信息，甚至拒绝回答病人的提问，病人的知情权就得不到保障。

随着我国经济的高速发展，人们的物质生活水平和文化生活水平在不断提高，法制意识不断觉醒，精神和文化追求也越来越高，病人及其亲属的权益保护意识也在不断增强，如果护士仍然忽视病人的权益，只把自己看成“专家”、“施恩者”，而不注重技术安全性和文化安全性，护患纠纷将不可避免，对此护士应有清醒的认识，以更加认真和审慎的态度对待病人的权益。病人的权益就意味着护理人员的责任，病人的权益受到侵犯，往往都是护士未能尽职尽责所致。随着整体护理的日益推广，护士对于病人的权益应有新的认识，才能在处理护患权益差异的矛盾冲突中发挥积极的主导作用，使护患关系保持良性发展。

4. 加强护患沟通及理解 当护患双方对于信息的理解不一致时，要进行有效沟通是困难的，而且这种理解上的分歧，最终将对护患关系造成损害。因此，护士在与病人进行沟通时，要注意语言的针对性、准确性和通俗性，根据病人的社会、文化及知识背景的不同，使用简繁不同的语言；正确选择词汇，直截了当地表述，以准确传递信息；使用易为病人理解的语言，尽量避免使用专业术语，必要时要反复释义，以免引起误解。同时还要创造一种平等交流的气氛，鼓励病人在不理解时随时发问，保证双方对信息理解的一致。

四、护患关系的发展过程

护患之间的关系是从病人入院或护士接触病人开始，至病人出院或因健康恢复与护士结束关系为止，是一个动态的发展过程。一般可分为三个阶段：

（一）初始期

从护士与病人第一次接触起，护患关系就开始了，初始期的目标主要是护患双方彼此熟悉并建立初步的信任关系。病人入院，与护士互不相识，是陌生人，护患双方都希望了解对方。护士要了解病人的一般情况、病情、家庭和社会背景等；病人也希望了解护士，如护士的业务水平、操作能力、脾气性格、工作责任心等，甚至对护士的个人经历也想有所了解。当然，彼此了解的方式可能不同。护士可以通过直接询问病人及其亲属、进行体格检查、查阅病人的相关资料等方式来了解情况，一般是公开的。而病人对护士的了解，除了护士的自我介绍外，更多的是通过侧面观察或找旁人打听来获得，相对比较隐秘。

此阶段是建立良好护患关系的关键时期。尤其是护士与病人最初的接触，时间可能很短，但可以为以后的关系发展和成功沟通打下良好的基础。护士要通过真诚的努力，给病人留下一个良好的第一印象。此时，护士态度要亲切、温和，仪态要端庄，对病人的称呼要得体，以获得病人的好感。护士要主动进行自我介绍，除介绍自己的姓名、职务外，还应介绍自己对病人所担负的责任，并告诉病人可以提出什么要求、有事找谁寻求帮助等。这样可以帮助病人适应陌生的环境，减轻压力反应。在本阶段，护士还要全面收集病人的资料，了解病人的情况，确定护理问题，制定护理计划。在沟通中，护士要体现热心、耐心、细心、责任心和同情心，让病人了解自己，信任自己，为护理工作的顺利开展奠定良好的基础。

（二）工作期

本期开始于护士与病人彼此已经认识，护患关系初步建立之后。工作期时间跨度相对较长，是护士向病人提供健康服务的主要工作阶段。这一阶段护士的主要任务是在护患双方已经建立相互信任关系的基础上，帮助病人解决健康问题，满足病人的需要，促进康复。

在这一阶段，护士要以高尚的医德、精湛的护理技术、热情耐心的服务态度，真诚地关心病人，尊重病人，尽力满足病人的合理要求，赢得病人的信任与依赖，并从为病人提供护理服务的过程中熟悉了解病人，随时与病人进行交流沟通，取得病人的密切配合，逐步形成良好的护患关系。在这一过程中，护患关系可能会出现波动，护患双方可能会发生一些不愉快或争执。如护士埋怨病人不遵守医嘱或护嘱，不主动配合，过分娇气；病人不满意护士护理技术的熟练程度，抱怨护士对病人的痛苦麻木不仁或不负责任的态度等。遇到这些不协调的情况，护士应以积极主动的态度及时解决出现的问题。对病人提出的意见作出解释，及时纠正工作中的不足之处，对病人的不遵医嘱行为进行劝导等。这一时期是护患关系最主要的阶段，护患关系是否和谐，对病人恢复健康关系甚大，护士必须特别重视。

（三）结束期

经过治疗和护理，病人病情好转或基本恢复健康，护理目标已经达到，护士的健康服务即将终止时，护患关系也进入了结束阶段。结束期的任务是护患双方共同评价护理目标的达到度，预计护患关系结束后病人可能面临的新问题，协助病人制定对策以解决这些问题，同时要妥善处理护患双方已经建立起来的关系，顺利结束关系。护士要提前做好病人出院前的准备，包括巩固疗效，观察各种生理和心理状态，了解病人对自己目前健康状况的满意程度和接受程度，做好出院指导，评价护患关系发展的整个过程，写好出院小结。

在这一阶段，病人预期要解决的健康问题已经解决或基本解决，大多数病人已经比较独立，可以自行处理问题，所以护患关系沟通一般比较顺利。只有少数病人可能因为护患关系结束后面临的问题较多、较复杂，或者在心理上对护士有较大的依赖性，而使结束期内护患关系沟通较为困难或较为复杂。一般来说，这一阶段是护患关系沟通最融洽、最和谐的阶段，即使那些曾经有过不愉快的护患关系，这时也表现得比较亲密。但应引起注意的是，护患双方在这一阶段都不能因病情好转或治疗成功而放松警惕，一些病情出现反复也可能由此发生。护患关系沟通绝不能在该完成的工作还没有做完时就结束，双方都应及时发现和调整关系中出现的问题，防止出现不良后果。

护患关系的三个阶段相互重叠，虽然每个阶段的工作任务不同，但满足病人的需要始终是护患关系的实质，护士应该以良好的沟通技巧，真诚的服务态度，熟练的专业技能，赢得病人的信任，促进护患关系向良好方向发展。

第二节　护士与病人亲属的关系沟通

在护理工作涉及的众多关系中，最容易被忽视的是护士与病人亲属的关系。病人家属是沟通和联络病人感情，调整护患关系的纽带，是护患关系的补充，护士处理好和病人亲属的关系对提高护理效果和促进病人康复起着非常重要的积极作用。

一、病人亲属的角色特征

疾病的突然降临，必然给病人家庭造成影响，尤其是家庭主要成员病倒后，影响更为重大。为了照顾和支持病人，家庭成员原来所承担的角色功能不得不重新调整。作为病人亲属，其角色特征主要是：

（一）病人原有家庭角色功能的替代者

病人生病前，在家庭中的角色是相对固定的，其角色功能也相对固定，一旦病倒，其角色功能必须由其他家庭成员替代或分担，否则，将无心养病。因此，家庭成员角色功能的迅速调整，亲属妥善分担病人原有角色功能，对于消除病人的心理压力，使其安心治病是十分重要的。

（二）病人病痛的共同承受者

疾病不仅给病人带来痛苦，同时也会引起病人亲属一连串痛苦的心理反应，尤其是那些危重症病人和患不治之症病人的亲属。一般情况下，对于心理承受能力较差的不治之症病人，护士常常采取“越过式沟通”方式，将病人的病情和预后告诉病人亲属而不直接告诉病人，因此病人亲属往往最先承受着精神上的打击，出现难以抑制的悲伤，这种极其痛苦的心情，在病人面前又不能表露出来，只能压抑着心中的痛苦而强装笑容。

（三）病人的心理支持者

生病后，病人容易出现焦虑、恐惧等心理问题，需要有人排解和安慰，病人亲属是担当这一角色的最合适人选。亲属的关爱，对病人是一种极大的安慰。许多病人的心理症结，只有亲属才能解开，护士和其他人员是无法替代的。因此，亲属是病人情绪稳定的重要因素，是病人心理的主要支持者，亲属的心理支持，对于病人的康复是非常重要的。

（四）病人生活的照顾者

病人由于受疾病的折磨，生活自理能力会受到不同程度的影响，住院期间和出院后一段时间内，生活上都需要有人照顾，一般情况下，病人亲属会义不容辞地承担起照顾的责任。尽管有的亲属因忙于自己的工作，不能时刻为病人直接提供生活照顾，但比其他照顾者如保姆或陪护工更了解病人的生活习惯，能够为其他照顾者提供指导，使病人得到更为周到的照顾。而且，病人与亲属之间的亲情关系使病人从心理上更易于接受亲属提供的生活照顾，能避免因受其他人员照顾而产生的不安或内疚感。

（五）病人护理计划制定与实施的参与者

整体护理需要病人的积极配合与参与，但如果病情严重，或者是婴幼儿、精神病人，病人的参与能力受限时，就需要病人亲属的积极参与。亲属是病人病情的知情者，特别是那些缺乏自我表达能力的病人，没有病人亲属提供病情资料，护士很难做出正确的护理诊断。病人护理计划的制定、护理措施的落实都需要亲属的帮助，特别是生活护理。因此，护士应把亲属看作帮助病人恢复健康的助手和支持者，要善于调动亲属的积极性，共同为病人提供高质量的护理服务。

二、护士与病人亲属关系的影响因素

在为病人提供护理服务的过程中，护士与病人亲属的接触较为频繁。在频繁的交往中，难免产生矛盾冲突而影响双方之间的关系。影响护士与病人亲属关系的因素主要有以下几个方面：

（一）角色理解欠缺

亲人生病，对于亲属来说是一种心理压力，一般都会产生紧张、焦虑、烦恼等一系列心理反应。尤其是亲人突发重症疾病或患不治之症，亲属往往难以接受，会感到极度恐惧、悲伤和不知所措，他们会将亲人生的希望完全寄托在医护人员身上，希望医护人员能药到病除，妙手回春，要求护士有求必应，随叫随到。护士应该充分理解病人亲属的心情，尽可能为病人提供优质的护理服务，减轻亲属的心理压力。但有少数护士，由于长期处于权威性的帮助者地位，养成了较强的优越感，不善于移情，甚至对病人或其亲属流露出厌烦情绪，埋怨亲属啰唆、难缠。另一方面，由于我国医疗机构中护士普遍缺编，临床护士不足，而病人多，护理任务繁重，护士长期处于超负荷工作状态，且因医学的局限性，护士不可能为病人解决所有问题。很多病人亲属不了解护理工作的特点，不理解护士工作的难处，护士的工作稍有耽搁，就会埋怨、指责甚至殴打护士。由于护士与病人亲属之间缺乏相互理解，很容易产生矛盾冲突，导致双方关系紧张。

（二）角色责任模糊

病人亲属是病人心理的支持者、生活的照顾者，也是病人护理计划的制定与实施的参与者，是护士的助手和支持者，亲属和护士应共同为病人的健康负责。但有些亲属对自己的角色特征认识不清，或不愿意承担对病人的护理、照顾责任，认为病人住院，交纳了住院费用，医院就应为病人承担全部责任，包括治疗、护理和一切生活照顾，而把自己摆在旁观者和监督者的位置，不主动提供帮助，当某些护理措施的实施要求亲属配合或协助时，便产生不满情绪。

实际上，病人的护理需要亲属积极参与，并不意味着病人的护理都由亲属来完成。为病人提供优质的护理服务，满足病人的需求是护士的基本职责。有少数护士对此认识不足，把本应由自己完成的工作交给病人亲属去做。由于病人亲属大多不是专业人员，缺乏护理专业知识，往往难以保证护理质量，甚至引发护理差错、事故。此时，护士不是检讨自己，反而责怪病人亲属，把责任推向亲属，这是引起护士与亲属矛盾冲突的常见原因。另外，护士在为病人提供护理服务的同时，也应该充分理解病人亲属，为他们提供帮助和指导，如向他们介绍病人的病情，及时传递信息，指导他们照顾好病人等。但有少数护士因工作繁忙，把回答病人亲属的问题看作额外负担，采取冷漠的态度，或不理不睬，或敷衍了事，或者干脆推给医生，给人以冷若冰霜的感觉，这也会引起护士与病人亲属之间的矛盾。

（三）角色期望冲突

人们把护士誉为“白衣天使”，是对护士职业的肯定，也是对护士美好形象的期望。许多病人和亲属也以此来勾画理想的护士形象，相应的对护士的职业素质产生较高的期望，他们认为护士应该有求必应，有问必答，百问不厌，能为病人解决一切问题，操作无懈可击。他们常用这种理想化的标准来衡量现实中的每一个具体的护士。当发现个别护士的某些职业行为与他们的期望不相符，或病人的某些问题通过护理手段不能解决时，就会对护士产生不满或抱怨，少数亲属甚至采取过激言行，从而导致护士与病人亲属之间的矛盾冲突。

（四）经济压力过重

随着医疗卫生体制改革和医疗保险制度的运行，原有的公费医疗制度逐渐被取消，取而代之的是自付和保险公司支付医疗费用。并且，随着新的诊疗技术的推广应用和新药的不断开发使用，医疗费用不断升高，病人家庭的经济承受能力与医疗费用之间的差距越来越大，收费成了病人和亲属甚为敏感的问题，尤其是当某些病人花费了高昂的医疗费用，而治疗效果不明显，甚至病情恶化时，病人亲属往往难以接受而产生不满情绪，这种不满常常会因为护理工作的微小不足而暴发出来，引起病人亲属与护士之间的矛盾，影响双方关系的正常发展。

（五）违规探视与护理工作的冲突

为了减少院内感染，不影响病人休息，同时也给医疗护理提供一个正常的工作环境，医院常常有严格的探视制度来控制亲友的探视。而由于中国传统观念的影响，不少亲属常常违规探视。此时，护理人员必须进行干预，但如干预手段过于粗暴或探视亲属不能很好配合，双方难免产生矛盾和冲突。

三、护士与病人亲属建立良好关系的策略

护士与病人亲属建立良好的关系并进行有效沟通，是为了指导病人亲属很好地承担自己的角色责任，支持与配合护士为病人提供良好的护理，帮助病人早日康复。护士在与病人亲属建立和发展良好关系中发挥着主导性作用。

（一）热情接待

病人亲属会经常来院探望病人。有的亲属第一次来到医院，对医院环境不熟悉、不适应，对医院的制度也不了解。此时，护士要热情接待，主动询问，给予指引，并嘱咐探视中的注意事项，这样能使病人亲属感觉到被尊重、被接纳，从而对护士产生信赖感。即使是经常来院探视的亲属，护士也要主动打招呼，热情帮助他们。

（二）耐心解答

病人生病住院，不论是在医院陪护的亲属，还是来医院探望的亲属，都会向护士提出一系列与病人有关的问题，如病人是否有危险？现在用哪些药物治疗？用的药物是否有不良反应？哪些食物能吃？哪些食物不能吃？病情会不会恶化？将来会不会留下后遗症？……诸如此类的问题，护士都应根据自己的知识、经验和所了解的情况，向亲属耐心地进行解释，消除亲属的紧张、焦虑、恐惧等情绪。通过这种交往，既可以增加病人亲属对护士的信赖感，同时还可以通过亲属做好病人的心理护理工作，促进护患关系的协调融洽。

（三）主动介绍

病人亲属非常需要向医护人员了解病人的病情及其他相关信息，护士应理解亲属的心情，主动耐心地向亲属介绍病人的病情、治疗措施及预后，让他们对病人的情况心中有数，以减轻他们的紧张焦虑情绪，也便于他们做好各种安排。当病人病情恶化或病危时，亲属常因担忧而表现急躁、不冷静，容易与医护人员产生争执和纠纷，此时护士更应沉着冷静，耐心细致地做好解释，随时向亲属通报病人的身体情况，便于他们及时而现实地处理有关问题；同时表明医护人员的关切与信心，这样最能取得病人亲属的称赞和信任，也有利于化解矛盾。

（四）听取意见

病人亲属出于对病人的关心，往往对病情观察得比较仔细，对病人的心理状态也了解得比较清楚，对于病人的护理常常能提出一些合理的建议，护士应主动征求亲属的意见，认真倾听，虚心接受。

（五）解决困难

由于亲人生病，家庭成员的角色功能不得不重新调整，家庭常常会突然面临一些新的困难，如果这些困难得不到妥善解决，既会增加亲属的心理压力，影响对病人的照顾，也会增加病人的心理压力，使病人无法安心养病。护士应主动了解病人亲属的困难，与他们商讨解决问题的办法，并提供必要的帮助。

（六）心理支持

亲人生病，病人亲属会产生不同程度的紧张、焦虑情绪，尤其是突患急症或不治之症病人的亲属，往往会感到烦躁不安和孤独无助，他们很需要他人的帮助和支持。如果护士能向他们表示理解和同情，并主动提供帮助，亲属会非常感激，与护士的关系自然会变得融洽、和谐。

少数病人亲属由于长期照顾、陪伴病人，正常生活秩序被打乱，自感身心疲惫。加之一些经济、财产等现实问题，会产生厌烦、冷漠心理，这些心理反应可能会在病人面前流露出

来，从而增加病人的心理压力。遇到这种情况，护士应耐心细致地做好病人亲属的思想工作，使他们对疾病有正确的认识，减轻心理负担，共同稳定病人的情绪，促进病人早日康复。

（七）指导护理

一般来说，病人亲属都有参与护理的积极性，希望自己能更好地照顾病人。但他们大多数不具备医疗和护理知识，不懂得如何参与，这就要求护士进行认真而有效的指导。尤其是出院后，病人的院外治疗和护理主要是由病人亲属来完成，当病人出院时，护士应与病人亲属进行直接的沟通，指导他们更好地帮助病人继续治疗和休养。

第三节　护士与医院其他工作人员的关系沟通

现代医院是一个以病人为中心的健康服务群体，包括护士、医生、医技人员、药剂师、营养师及行政后勤人员等。护士在为病人提供身心整体护理时，需要其他各类人员的密切配合。因此，护士要与医院中的各类人员进行有效的沟通与协调，建立良好的沟通关系，才能最大限度地发挥自己的角色功能，提高护理服务质量。

一、医护关系沟通

医护关系是指医生和护士这两种不同职业的人们在医疗护理活动中形成的相互关系，是护理人际关系中一个重要组成部分。协调的医护关系是解除病人疾患，促进病人康复的重要保证。

（一）医护关系模式

医护关系模式随着预防保健事业及护理专业的不断发展成熟而发生变化，医护模式经过了从从属到协作的发展阶段。

1. 主导-从属型　长期以来，由于受传统医学模式影响，医疗护理活动都是以疾病为中心。在护理尚未形成独立的学科之前，护理工作只是医疗工作的附属，护士从属于医生，护士的工作就是机械地执行医嘱，而不直接对病人负责。这样就制约了护士主观能动性的发挥，使医护关系成为支配与被支配的关系，形成主导-从属型医护关系模式。

2. 并列-互补型　随着生物医学模式向生物-心理-社会医学模式的转变，护理学也经历了不断发展的历程，逐渐形成了自己独立的理论和实践体系，成为一门独立的学科。护理工作模式也由以疾病为中心的功能制护理向以病人为中心的整体护理转变，护士运用护理程序的工作方法主动为病人提供全面而有计划的身心整体护理，护士角色从单一的照顾者角色向多功能角色转变。医生与护士的关系不再是支配与被支配的关系，而是既相对独立、不可替代，又紧密联系、缺一不可的并列合作关系，两者相互依存，相互促进，互为补充，共同协作，由此形成了并列-互补型医护关系模式。

（二）医护关系的影响因素

医生职业和护士职业是两个各有特点的独立职业，在护士与医生的交往沟通中，会因一些特殊因素而产生矛盾冲突，从而影响医护之间的关系。影响医护关系的因素主要有以下几个方面：

1. 角色心理差位　心理方位包括心理差位关系和心理等位关系两种情况。心理差位是指人际交往时，双方在心理上分别处于不平等的上位和下位关系中，如主雇关系、父子关系、师徒关系等；心理等位关系是指人际交往时，彼此之间没有心理上的主从之分，而是处于同等位置,如朋友关系、同学关系、同事关系等。医护双方各有自己的专业技术领域和业务优势,在为病人提供健康服务的过程中,医护之间只是职责分工不同,没有高低贵贱之分,更没有孰重孰轻之别,双方是一种合作伙伴关系。因此,医护关系应是一种平等的同事间的关系,即心理等位关系。

但是,长期以来,医护关系模式一直是主导-从属型关系,在这种关系模式下,护士容易形成对医生的依赖、服从心理,在医生面前感到自卑,觉得自己比医生低一等,认为不折不扣地执行医嘱就是一个好护士,结果表现为护士只会机械被动地执行医嘱,而不能独立地、主动地为病人解决问题。而近年来又出现了与此相反的情况。随着护理学科和护理教育的发展进步,一批批高学历的护士走上了临床护理岗位,其中有少数人过分强调护理专业的独立性和自主性,不能很好地配合医生的工作。另外,也有少数年资较高、临床经验丰富的护士,特别是专科护士,在对本专科病人的病情观察及抢救治疗方面,可能比一些低年资的医生更熟悉,因此表现出不尊重,甚至挑剔指责医生。上述这些情况都不能形成医护之间的正常互动关系。

2. 角色压力过重 在为病人提供健康服务的过程中,护士与医生均有自己独立的角色功能,并在各自的工作范围内承担责任。如果分工合理,各自的角色负担比较适当均衡,相互关系比较容易协调,矛盾冲突也较少发生。但实际上,许多医院医护比例严重失调,医生满员或超编,护士却缺编严重;或者是岗位设置不合理,忙闲不均;或者护理岗位多数为“临时工”,而医疗岗位均为“正式工”。这些现象都会造成某些护士心理失衡和角色压力过重。随着社会不断进步和医疗体制改革,病人对于医疗护理质量的要求越来越高,他们的经济意识、法律意识及自我保护意识也在不断增强,这些变化均使护理人员感觉到了更大的压力与挑战。由于过重的角色压力,护士常常变得脆弱、易怒和紧张不安,即使为一些小事,也可能产生争执和矛盾,导致医护之间关系紧张。而且护士的工作十分琐碎繁杂,护士与病人的接触也最频繁、最密切,稍有不慎,就可能引起病人及亲属的不满,因此护士承受了更重的角色压力,不得不全神贯注地投入工作,没有多余的时间和精力与医生进行交流沟通,使医护关系得不到健康发展。

3. 角色理解欠缺 医疗和护理是两个不同的专业,有各自不同的学科体系,其教育教学一般是在相对独立的情况下进行的,双方对对方的专业缺乏必要的了解,从而影响医护之间的合作关系。特别是在专业发展和变革迅速的情况下,更容易造成不同专业之间的理解欠缺。目前我国的护理分工模式正从功能制护理向整体护理转变,虽然开展整体护理需要医院各个部门、各类人员共同参与,但实际上很多医生并不了解整体护理,甚至对护士的一些护理活动提出质疑或非议,影响了护士与医生之间的正常关系沟通。

在医院的日常工作中,医护之间常常相互埋怨或指责,例如护士埋怨医生开医嘱无计划,或物品用后不清理;医生则埋怨护士未能按时为病人完成治疗,或治疗不到位,或观察病情不仔细等。这些现象虽然有其客观因素,但主要原因是双方缺乏交流沟通而造成误解,若这种情况持续存在,也会破坏医护之间的平等合作关系。

4. 角色权利争议 医生和护士按照分工,各自在自己的职责范围内承担责任,同时也享有相应的自主权。但是在某些情况下,他们常常会觉得自己的自主权受到侵犯,而引发医护之间的矛盾冲突。例如当护士对医生所下医嘱有不同看法时,便可能产生自主权争议。医生认为下医嘱是医生的事,医生会对此负责,不需要护士干预;护士则认为自己有权对不妥当的医嘱提出意见,这也是护士的职责,医生应该接受意见。当护士和医生对同一病人的病情评估不一致时，或有经验的护士对低年资医生处理病人的方法有异议时，都有可能产生自主权争议。当医护双方发生自主权争议而引起矛盾冲突时，特别需要双方心平气和地通过平等交流来取得一致，否则将影响医护关系的正常发展。

（三）促进医护关系的策略

良好的医护关系可以通过有效的交流与沟通得以建立和发展，这需要医护双方的共同努力。在许多情况下，护士可以发挥主动而积极的作用。

1. 主动介绍护理专业的特点　虽然医疗与护理关系密切，联系广泛，但并不是所有的医生都完全了解护理专业的特点，护士应主动介绍护理的专业特征。尤其是在当前情况下，整体护理在我国的许多医院正处于推广阶段，更需要护士主动进行广泛的宣传介绍。除医院有组织的宣传外，护士在日常工作中，也应随时与医生进行沟通，解释整体护理的特征、内容及具体方法，争取医生的理解和支持，消除误会和偏见。

2. 互尊互学，相互信赖　由于医疗和护理是两个不同的专业，其知识范围、重点和深度是不同的。作为医生，应随时了解护理专业的特点和学科发展情况，并主动关心护士的成长进步和业务水平的提高；作为护士，不仅要掌握本专业的理论知识和技能，还应虚心向医生求教，从更深的理论角度把握疾病的诊疗过程，医护双方相互学习，取长补短，以求得医疗和护理互相渗透，互相启迪。

在医疗护理活动中，医护双方要理解对方的工作特点，分清双方的责任，尊重对方的人格，信赖对方的能力。任何一方都不能轻视、贬低另一方，特别是要防止轻视护士的倾向。也不能出现高年资护士不尊重低年资医生的现象，双方都应该尽可能在病人面前树立对方的威信，使病人对整个医疗护理过程充满信心。护士在工作中既要遵从医嘱，完成医疗护理工作，又不盲目依赖医生，医护双方都应该把维护病人的利益作为最高准则。

3. 精诚合作，相互支持　医生和护士的工作不仅各有特点，也各有难处，医护之间的团结协作是医疗护理工作顺利开展的基础。在为病人提供健康服务的过程中，医生和护士是良好的合作伙伴。例如在制定医疗方案和护理计划时，双方要互通信息，医生制定的治疗方案为护理工作提供了依据，护士认真执行医嘱也为医疗工作提供了护理支持。为了维护病人的利益，保证医疗护理安全，医生和护士还要相互监督，及时发现医疗护理中的差错。当医护之间出现协调配合欠妥时，护士要主动谅解对方，分析产生矛盾的原因，善意地提出合理的意见或建议，协商解决。切忌在病人面前与医生发生争执，更不能在病人面前议论医生的是非短长，因为这些对于医护关系的健康发展是十分有害的。

4. 坚持原则，维护专业自主权　在工作中，医生和护士对于治疗和护理的一些具体做法，常常会有不同的看法和意见，以致产生自主权争议。解决这种意见分歧和争议的最高准则是病人的利益和安全。为了维护病人的利益，保证病人的安全，护士应坚持原则，决不能姑息迁就，也不能听其自然，不加补救，否则就有可能发生医疗差错、事故。在提出自己的意见时，护士应该以诚恳认真的态度，耐心地说明原因，不应该有指责和藐视对方的心理和表现；还应该注意选择恰当的场合和方法，最好不要在其他人面前过于直率地指出医生的错误，而应以商讨的语气提出自己对问题的看法，更不能在病人或病人亲属面前议论医生在治疗上的不妥之处，避免引起医疗纠纷。

二、护际关系沟通

护际关系即护士与护士之间的交往关系。在护理人际交往中，由于各类护士的年龄、学历、知识水平、工作经历、职责分工及心理特征不同，常常会产生不同的心理，发生护际交往的矛盾冲突。为了避免这些情况的出现，有必要了解护士的交往心理、矛盾及处理方法。

（一）护士的交往与矛盾

1. 护士与护士长的交往心理及矛盾 护士长与护士交往时，希望护士有较强的工作能力，能服从管理，积极主动配合工作，按要求完成各项护理工作任务，并妥善安排好自己的学习、生活及家庭，以便全身心投入工作；护士则希望护士长业务上过硬，能指导和帮助下属，具有较强的管理能力，能以身作则，严格要求自己，关心下属，一视同仁。

在工作中，护士长与护士之间有时会出现一些矛盾，如有的护士不体谅护士长的工作难处，服从意识差，过分强调个人的困难，较少考虑科室的工作，只要求护士长照顾自己，不愿意为科室作奉献；也有少数护士长对工作能力强的护士偏爱亲近，对工作能力差的护士一味批评指责，嫌弃或不尊重年龄较大的护士，或只关心工作，不关心护士的需求等，这些都可能造成护士长与护士之间的人际冲突。

2. 护士与实习护生的交往与矛盾 实习护生是正在进行临床实习的护理专业学生。护士与实习护生之间既是师徒关系，又是同行关系。带教护士希望实习护生工作主动，聪明勤快，虚心好学，多问多做，尽快掌握护理操作技术，尊重带教老师；实习护生则希望带教老师医德高尚，业务熟练，知识丰富，待人热情，带教耐心。

护士与实习护生之间的交往关系一般较好，但有时也会出现一些矛盾。带教护士往往喜欢勤快、反应灵敏的学生，而对一些接受能力较差，缺乏灵性，或懒散的学生态度冷淡，不耐心，批评指责较多，操作也不放手，不仅使他们失去了学习兴趣和信心，师生之间也会因此产生矛盾冲突。有的实习护生，尤其是一些学历层次较高的实习护生，自认为有能力，傲慢、不虚心，不尊重带教老师，不懂装懂，结果造成差错事故，增加了带教老师的责任和心理压力，出现带教护士不愿意带学生的心理状况，学生也不能顺利完成实习任务。

3. 护士与护理员的交往心理与矛盾 目前国内大多数医院的护理员主要是一些未经专业学校正规培训的人员，大多数是临时工。他们既缺乏护理专业知识，对护理工作的重要性也认识不足，体验不深，也没有长期担任护理员的打算。他们认为自己在医院地位最低，常常有自卑感，在与护士的交往中，他们往往处于被动地位。但他们还是希望护士能教给他们一些基本的医学专业知识，并尊重他们的劳动，不要随意指使他们，要提高他们在病人面前的威望。护士则希望护理员能掌握一些临床护理基础知识，在搞好病区整理、饮食供应之外，能协助护士为病人做一些基础护理工作，减轻护士的工作负担。

大多数护士与护理员之间能做到互相尊重，密切配合。但也有少数护士认为护理员低人一等，只能从事低贱的劳动，可以任意指使。于是凡重活、脏活、护士不愿意干的工作，不管是不是护理员的职责，都安排他们去干，还常常在众人面前大声呵斥、指责，使他们心生怨气，甚至怨恨护士；也有一些护理员不尊重护士，不服从护士的安排，或不安心工作，不认真完成自己的工作任务，造成病区卫生状况差，病人的饮食供应不及时，标本不及时送检或丢失。这样既影响了整个病区的护理工作，也会引起护士与护理员之间的矛盾。

4. 新老护士之间及青年护士之间的交往与矛盾 中老年护士经过多年的护理实践，积累了丰富的临床经验，工作稳重，而且大多数热爱护理工作，专业思想稳定，有敬业精神，责任心强，关心青年护士的成长，对他们要求严格，希望他们能尽快掌握护理专业知识和技能，对少数青年护士不热爱护理专业、没有敬业精神、不安心工作、工作敷衍了事、拈轻怕重等现象看不惯，喜欢管；青年护士则嫌中老年护士观念落后，做事过于古板，爱管闲事，爱唠叨。尤其是对老年护士，少数青年护士嫌他们不能倒换夜班，不能担任过重的工作，增加了青年护士的工作负担，而他们的职称高，工资待遇高，于是青年护士觉得不平衡、不服气，常常因一些小事引发矛盾冲突，造成相互之间的关系紧张。

青年护士之间也常常发生矛盾。主要是因为青年护士都是同龄人，有的还是同学。有的工作能力较强，工作表现出色，常常得到领导的表扬，受到医院的重视和培养，对那些工作能力差，尤其是工作不努力的同辈人自然会流露出轻视的态度；而工作能力差的，又嫉妒工作能力强的，甚至用一些不雅的语言诋毁他们，再加上年轻人一般个性都较强，而且现在医院很多年轻护士都是独生子女，缺乏宽容与忍让的品格，因此常为一些小事发生争执，引起相互之间的矛盾冲突。结果在工作中彼此不帮忙，交接班不认真，病情隐患不介绍，医疗护理不交代，甚至不直接讲话而用纸条交班或由第三人转达，因此而影响整个病区护理工作的开展，甚至造成一些不该发生的差错事故，严重影响了护埋质量。

（二）护际关系沟通策略

护理工作的协作性很强。不同级别、不同年龄的护士之间保持良好的关系沟通，团结协作，密切配合，使护理工作形成一个有机的整体，才能保证护理工作井然有序地进行，并不断提高护理质量。

1. 相互理解，建立和谐的人际关系 护际关系的沟通是以相互理解，相互尊重，互帮互助为基本前提的。作为护士长，既是护理管理的组织者和指挥者，也是护理人际关系的协调者，是护际关系沟通的核心和关键，首先要以身作则，严于律己，处事公平，平等待人；要了解每位护士，知人善用，充分信任他们；还要了解护士的需求，尽可能提供帮助和指导，做到以情感人，以理服人，而不以权压人，要通过自己的品德、知识、才能和情感等非权力性因素感染每一位护士。作为护士，要理解护士长的工作难处和艰辛，尊重领导，服从管理，要明确自己的工作目标是帮助病人恢复健康，而不是为某一个人工作。

护士之间要互帮互助，互尊互学，形成比、学、赶、帮的良好氛围；年轻护士要多讲奉献、比成绩，而不能只讲享受、比得到的好处，要虚心向年长的护士求教；年长的护士要对年轻护士耐心传、帮、带，帮助年轻护士在专业上尽快成长；护士与实习护生之间也应互帮互学，教学相长，实习护生要谦虚、勤奋、好学，带教护士要热情耐心，多指导、多鼓励、少指责，以免挫伤护生的学习兴趣和学习热情；护士与护理员之间要相互理解，相互尊重，尤其是护士，不要随意指使护理员，更不能在病人面前呵斥、指责他们，要尊重他们的人格和劳动。通过各类护士之间的相互理解，建立和谐的人际关系。

此外，还可以通过不同形式的集体活动，如组织外出游玩、联谊会、家庭聚会等非正式交流沟通形式，加强沟通的深度和理解的程度，使整个护理群体更具有凝聚力和向心力。

2. 相互支持，建立团结协作的工作关系 护理工作繁重琐碎，中间环节多而又连贯性强。一系列护理任务的完成，不仅有赖于护士个人良好的综合素质，而且需要各级各类护士之间团结协作和整体机制的协调运转。各级各类护士虽然各有分工，各司其职，但每位护士的工作都离不开其他护士的支持与配合。因此，护士应有主动协作精神，当其他岗位的护士工作任务重或工作遇到困难时，应主动帮助，不能认为不属于自己的分工范围而袖手旁观。各班护士都要多替别人着想，在完成好本班工作任务的同时，为下一班的工作做好充分的准备，不能将本班的工作或难以解决的问题有意留给下一班的护士。下一班的护士也不要故意挑剔或指责上一班护士的工作，对于上一班实在难以解决的问题要积极帮助其解决。年轻护士要尊重年长的护士，主动承担较重的工作任务，适当减轻年长护士的工作负担；年长的护士要关心、帮助、支持年轻护士和实习护生；所有的护士都要尊重护士长，支持护士长的工作。各级各类护士相互支持，相互配合，建立团结协作的工作关系。

如何对待和处理护理工作中的差错问题，通常是护理人际关系的一个缩影。一个识大体、顾大局，道德修养好的护士，应该敢于主动承担责任，绝不能把工作中的过错推给别人，更不能嫁祸于人，或在病人面前议论其他医护人员的过错和缺点。在分析和讨论过错责任时，应采取客观公正的态度，对事不对人，作出理智的评判，要避免使用偏离事实的过激言词攻击当事人。对过错当事人应表示同情和理解，帮助其吸取教训，改进工作，这样才能维持一种团结协作的群体氛围。

三、护士与医技、后勤人员的关系沟通

在护理实践过程中，护士除了要与医护人员进行关系沟通外，还经常要与非临床科室的医技人员和后勤保障部门的人员进行交往沟通。由于护士与医技、后勤人员的工作职责、工作性质和工作环境不同，受教育程度及人生观、价值观也有差别，在人际交往中，常常会产生不同的心理，发生各种矛盾冲突，影响相互之间的协作关系。

（一）护士与医技、后勤人员的交往与矛盾

1. 护士与医技人员的交往与矛盾　医技人员是指医院非临床科室从事各种诊断性检查、检验及辅助性治疗等工作的专业技术人员。由于医技科室所包含的各类专业与护理专业的区别较大，独立性更强，医技人员对护理专业的了解非常有限；在护士的专业教育中，也很少涉及医技各专业的知识。因此，护士与医技科室人员在专业上的相互了解甚少，在工作中往往难以互相理解和配合，反而容易互相埋怨和指责，一旦出现问题，还可能互相推卸责任。如放射科因病人摄片效果不佳而埋怨护士检查前的准备不认真，检验科则埋怨护士采集标本不正确而使检验结果不准确；护士则埋怨检查科室没有及时为病人做检查，耽搁了病人的治疗时间，影响护士的工作等，这样就会引起双方的矛盾冲突，导致关系沟通障碍。

2. 护士与后勤人员的交往与矛盾　后勤人员是为医疗护理提供环境、生活、物资、安全等保障的各个部门的工作人员。护士的工作离不开后勤人员的支持与配合。但有的护士认为，后勤人员不是专业技术人员，所做工作的技术性不强，为医院创造的经济效益不如护士多，甚至认为是医生护士养活了后勤人员。因此在与后勤人员的交往中，不尊重他们的劳动，需要他们提供帮助时，不是请求而是命令，对他们的工作挑剔、指责，引起他们的反感；后勤人员则因自己的工作不被别人重视，得到的待遇不如医生护士多，常常感到失落，愤愤不平，表现在工作中则不主动为医疗护理提供服务，甚至在护士请求帮助时，找理由拖延时间，造成护士的工作困难，双方的正常交往关系因此受到影响。

（二）护士与医技、后勤人员沟通策略

护士与医技、后勤人员之间的矛盾，均可以通过有效的交流沟通得以解决，这需要双方共同努力。在这一过程中，护士应采取积极主动的态度，在某些方面还可以发挥主导作用。

1. 相互尊重，互相理解　在与医技、后勤人员的交往过程中，护士应注意体现自身良好的职业素质与修养。对于不同知识层次、不同道德观念及行为准则的人要采取不同的沟通方式，最基本的前提是相互尊重，互相理解。护士与医技、后勤人员，虽然专业不同，职责分工不同，但都是为了一个共同的目标；虽然工作性质不同，但没有高低贵贱之分，大家的劳动

具有同等价值，都应该得到他人的尊重和理解。如果因护士的工作疏忽，给对方造成不便或麻烦，应主动承担责任，向对方致以真诚的歉意，多做自我批评，这样不但不会贬低自己，反而会使对方产生好感，主动帮助护士摆脱困境；如果是因对方的工作失误，造成护理工作的被动，也不要一味地埋怨和指责，而应当采取对方乐意接受的方式提出自己的意见，并主动帮助对方做好工作，将失误造成的后果降低到最小范围。这样既可保持整个医疗护理工作的正常运转，又可以化解双方的矛盾，保持和谐的人际关系。

2. 相互支持，密切配合 护理工作的顺利开展，有赖于护士与医院各个部门人员的相互支持与密切配合，其中包括医技、后勤人员。当对方的工作安排有困难时，在不影响护理服务质量的前提下，护士应主动调整工作方案，尽可能为对方的工作提供方便；在为病人做检查前的准备工作或采集标本时，先要了解该项检查或检验的目的、方法和要求，尽力按要求做好准备或采集标本，以免给相关部门的工作带来不便。即使因客观原因无法达到要求，也应说明理由以及采取补救措施，以得到对方的理解，避免因误解造成矛盾。当护士的工作需要他人配合时，应诚恳地提出请求，即使对方不能按要求做到，也要表示理解，这样才能使我们的工作在融洽和谐的人际氛围中顺利进行。

【案例分析】

案例一：护患关系沟通——角色模糊

［案例资料］

李女士，45 岁，某小学教师。于 2010 年 10 月 20 日上午 9 时门诊以肠道肿瘤收入院。下面是她入院第一天感受的描述：

上午 9 时左右，一位年轻的护士把我带到了病床边，她叫我放好东西，并告诉我关于开饭、就寝以及家属探视的时间后便转身离去。她究竟是谁？负什么责任？我一点也不知道。我呆呆地坐在床上，看着邻床一位刚刚做过手术、正在痛苦呻吟着的老太太，一边猜想着自己将如何接受治疗，以便等待医生为我来做检查。想要出去买点东西，但又不敢离开。一个小时过去了，没有任何人和我说一句话。我心里渐渐烦躁起来，想问一下自己该干什么，医生是否要来检查。但看着护士们匆匆地走来走去，看着那一张张陌生的脸，几次想开口，又咽了回去。我真有些度日如年的感觉。不知道以后的日子该怎么过。

［案例分析］

上面的案例中，首先是护士对自己的角色功能不清楚，因而对新入院病人既不关心，也不理解，不知道自己对病人应该负什么责任，只把病人带到了病床边，没有做自我介绍，也没有给病人进行相关的医疗和护理的交代，其角色功能含糊不清。其次，患者对护士的角色认识也不清，不知道护士是干什么的，可以寻求哪些帮助。再次，护士对病人的角色特征也认识不清，因此没有过问这位新入院病人是否需要帮助，需要什么帮助，更没有想到如何去帮助这位患者。第四，病人对自己的角色特征也不清楚，因而不敢发问，不敢求助。其实，向护士发问、求助是自己作为病人的正当权益，没有什么可顾虑的。

此案例说明，护患双方因对角色模糊造成了病人的孤立无援、六神无主的悲苦状态，在这种情况下，期望建立良好的护患关系是不可能的。

下面是沟通实例及评价（表 3-1）

表 3-1 沟通实例及评价

沟通实例	评价
护士：李老师，您好。欢迎您来到我们科室治疗。我是您的责任护士，姓高(用手指着胸牌)，以后叫我小高就行了。以后有什么事情可以尽管找我，我会尽全力帮忙的。	首先，护士向病人进行了自我介绍，并向病人说明了承担的责任。
李女士：谢谢！	
护士：李老师，我来给您介绍一下入院须知(介绍了主任、护士长、主管医生)………您还有什么不明白和要问的吗？	护士清楚病人急需知道的一些事情，介绍了主任、护士长、主管医生，查房、开饭、就寝以及家属探视的时间，病区的环境，还有同病室的病友等，消除了病人入院的陌生感。
李女士：(脸上露出微笑)基本上都清楚了。只是今天一着急忘了带洗漱用品了，想出去买，不知道可不可以？	
护士：可以的，不过时间不要太长，我这就回去通知主管医生来为您进行检查。如果对您的疾病有哪些顾虑和要求，可以直接问您的主管医生。	护士让病人清楚了接下来的事情，使病人做到心中有数。
李女士：好的，谢谢您！小高。	

案例二：护患关系沟通——责任冲突

[案例资料]

周先生，65 岁，退休干部。三个月前因患脑溢血入院，经住院治疗，病情稳定，但留下了右侧肢体瘫痪的后遗症，需继续接受治疗。目前主要治疗方法是针灸、理疗和肢体功能锻炼。该病人因住院时间较长，已经养成了较强的依赖性，而且心理比较脆弱。每当护士告诉病人要多做肢体活动时，病人就会诉说肢体麻木，不能活动。

这天，责任护士小姚早交班后又来到了周先生床边，温和地对周先生说："周先生，您好！看您的气色很不错，今天感觉好吗？我昨天教您做伸缩腿运动，您练习了吗？"周先生一脸无奈地回答："我不是跟你说了吗，我整条腿都是麻木的，自己根本不能动。你们就没有别的好的治疗办法了吗？"

[案例分析]

周先生认为，他是因为肢体不能活动，才继续留在医院治疗的，医生、护士应该采取最好的药物或其他治疗方法，帮助他恢复肢体活动能力，而不应该要他自己活动。所以，每次护士要求他活动时，他都以肢体麻木不能活动为由，拒绝配合。其实，像周先生这样的病人，要恢复肢体功能，除了必要的治疗手段外，最重要的也是最好的方法就是多活动，尤其是自己主动活动，通过活动，锻炼肢体功能。如果护士耐心地向他解释，阐明这些道理，他应该能够配合。

责任护士小姚应诚恳而耐心地与病人及其亲属沟通。她可以在帮助病人做肢体被动活动时，向病人讲解活动对于促进肢体血液循环、加强肌肉营养、增强肌肉张力和收缩能力的作用，并说明被动活动与主动活动的区别。病人明白了这些道理，认识到恢复肢体功能，他自己的努力是非常必要也是非常重要的，就会接受护士的指导，主动配合了。

下面是沟通实例及评价(表 3-2)

表 3-2　沟通实例及评价

沟通实例	评价
护士:周先生,您好。您感觉到右侧肢体很麻木、不能动是吗? 周先生:(很无奈地)是的。我的右腿一点都不能动。住院这么久了,怎么还是没有好转?你们没有别的办法吗? 护士:您不要太着急,慢慢会好起来的,我们都在尽力帮助您。不过,这还需要您配合我们。 周先生:(不高兴地)怎么配合,我的腿根本不能动。	首先,护士向病人表示了关心和同情,争取病人的接纳,使谈话能继续下去。
护士:您不要担心,我现在就来帮您活动活动右腿,好吗? 周先生:好吧。 护士:请您放松。(将病人的右腿抬起、弯曲)痛吗? 周先生:不痛。 护士:(将病人的右腿放下,再抬起、弯曲,反复进行)这样活动,您感觉怎么样? 周先生:还可以。 护士:您的腿感觉麻木,不能动,是因为血液循环不畅,肌肉营养不良,就没有收缩的力量。如果反复活动,就能改变这种状况。 周先生:那你们应该多来帮我活动。	接下来护士细心地帮助病人活动右下肢,并耐心讲解活动的目的,让病人认同通过活动锻炼可以帮助其恢复肢体功能的道理。
护士:我们会来帮助您的。不过,单靠我们来帮您活动是很不够的,主要还需靠您自己多活动。您自己的主动活动,比我们帮您活动的效果会更好,因为您自己活动,不只是活动了右腿,全身多个部位都参与了活动,这样会使您的活动能力恢复得更快。 周先生:那好吧,我试试看。	护士进一步阐明病人自己主动活动的好处,让病人慢慢消除了思想顾虑,开始接受护士的意见。

案例三:护士与病人亲属的关系沟通——角色理解欠缺

[案例资料]

王先生因车祸致颅脑外伤,入院即行颅内血肿清除术。现已是术后第五天,仍昏迷不醒。由于病情危重,他的儿子一直陪伴在身边。值班护士正在办公室写护理记录。这时王先生的儿子来到办公室,说液体快输完了。

值班护士立即停下记录,准备去换液体。因为王先生接下来的液体中要加入先锋霉素,所以她没有马上去病房,而是先到治疗室去配制药液。这时王先生的儿子又一次来到办公室,很不耐烦地提高嗓门说:“怎么搞的,等了那么长时间还不来换液体?病人的病情这么严重,我们都急坏了,你们倒好,总是慢吞吞的不着急!”

[案例分析]

在本案例中,病人亲属与护士发生了冲突。从护士的角度看,没有马上给病人换液体瓶,是因为要给液体瓶中加药,是“事出有因”,并没有做错什么,病人亲属指责护士“慢吞吞的不着急”，似乎太过分了，有点不讲道理。但从病人亲属的角度看，病人病情严重，亲属因担忧而产生了急躁情绪，情不自禁地要求护士有求必应，动作越快越好；虽然护士因加药而耽搁的时间并不长，但病人亲属的主观感觉却太长了，因而冲动地指责护士，这也是“事出有因”。如果双方都只从自己的角度看问题，而不是移情地体谅对方的感受，争执和冲突只会加剧。病人亲属不了解护士的工作程序，这只是产生争执的原因之一。护士事先没有向病人亲属解释清楚，以致造成误解，这是产生争执的重要原因。另外，护士考虑不周也是造成这场争执的原因。如果护士预先考虑到该病人要换液体瓶，提前把药液配制好，一旦病人需要，马上换瓶，就不会发生这场争执。

由于病人亲属的情绪比较冲动，此时护士更要注意冷静地处理问题。首先护士要移情地理解病人亲属当时的处境和心情，调整好自己的情绪，然后才能心平气和地耐心解释耽搁时间的原因，化解冲突。

下面是沟通实例及评价(表 3-3)

表 3-3 沟通实例及评价

沟通实例	评价
实例一	
护士板着脸，一言不发，走到病房换上液体瓶，调节好输液速度，然后默默地离开了病房。	护士同样没有意识到自己考虑不周的问题，也是觉得委屈。但她看到病人亲属的情绪比较激动，意识到如果自己也冲动起来，势必使矛盾激化。所以她强忍着自己的委屈情绪，一言不发地完成了换液体瓶的工作。但她与病人亲属之间的矛盾冲突并没有化解，而是搁置和累积起来了，下次还会因为别的原因而再次发生冲突。
实例二	
护士：(一边配制药液一边说)哦，对不起！让你等急了。你父亲的病情确实比较严重，我能理解你。因为液体里要加入先锋霉素，所以耽搁了一点时间，请你谅解(走进病房更换了液体瓶，调好输液速度后离开病房)。	护士已明显意识到自己事先没有向病人亲属做好解释，是自己工作中的不足，她主动承担了责任，所以先向病人亲属道歉，再和气地解释了原因。这样就可以取得病人亲属的谅解，化解矛盾，双方关系中出现的问题得到解决。
实例三	
(当王先生的儿子第一次来通知护士液体快输完了时，护士先到病房看了一下) 护士：(对王先生的儿子)液体还有一点儿没输完，我去准备药液。要在液体里加入先锋霉素，需要等一会儿，请你不要着急(王先生儿子点头表示领会)。护士：(准备好药液来换液体瓶)刚才主治医生说你父亲的情况还比较稳定你不要过分担忧(王先生儿子点头)。好了，我过一会儿再来看你父亲(调节好输液速度后离开病房)。	这是在当时情况下最佳的沟通方式。护士接到病人亲属的通知后，先到病房观察了一下病人的输液情况，并向病人亲属说明了需要等待的原因。在换液体瓶时，还顺便向病人亲属传递了有关病人病情的信息，这是病人亲属最希望知道的。从这段沟通可以看出，护士对病人亲属既关注，又善于移情，因而能很好地体察病人亲属的需要，并真诚地给予帮助，体现了对病人亲属的尊重。经过这样的交往与沟通，护士与病人亲属的关系会得到很好的发展，这对进一步取得病人亲属的支持与配合是十分有利的。

案例四：医护关系沟通——角色压力过重

［案例资料］

心血管内科病房。最近由于天气突然变冷，病人增多，尤其是危重病人多，医生护士都比较忙碌。05床的赵先生是一个心肌梗死病人，已住院三天。由于昨晚受家人的刺激，心肌梗死再次发作，非常危险。责任护士小吴了解到，医生已经修改了今天的治疗方案，必须尽快执行医嘱。这时却找不到05床赵先生的病历本了，她很着急，担心耽搁了病人的治疗。护士小吴再一次到医生、护士办公室寻找，也没找到。

在医生值班室，小吴护士发现实习医生小张正拿着一个病历本，往本子上抄写着什么。小吴护士走过去一看，正是要找的赵先生的病历本。她很生气地对小张说："原来05床的病历本在你这里，我找了好久。快给我，我要马上去处理医嘱。"小张医生却说："等一会儿，这个病例比较典型，我要抄点资料作为学习参考。"

［案例分析］

小吴护士与实习医生小张之间发生了关系冲突。作为责任护士，因为危重病人多，护理任务重，已经承受了过重的压力。05床病人心肌梗死，病情危急，必须马上落实新的治疗措施，否则就会耽搁病人的抢救。这时却找不到该病人的病历本，无法执行医嘱，加重了责任护士的角色压力，所以她很生气。而小张作为实习医生，由于对护士的工作程序不了解，只从自己的专业学习出发，急于抄录这个典型病例的病情资料，将病人的病历本拿走了，使护士无法按时执行医嘱，这是医生对护士的专业理解不够造成的。

要处理这次关系冲突，需要护士小吴和医生小张双方的互相理解。作为责任护士，首先要调适自己的情绪，冷静地想到小张作为实习医生，拿走病历抄录病情资料，是为了自己的学习，并不是有意要影响护士的工作，只是对护士的工作程序不了解，应该予以谅解。只要向小张说明急于拿到病历本的原因，小张一定会马上交还病历本，并表示歉意的，双方就不会发生这次冲突。

下面是沟通实例及评价（表3-4）

表3-4　沟通实例及评价

沟通实例	评价
实例一	
责任护士：现在是我们处理医嘱的时间，你怎么可以随便把病历本拿走呢？快给我！（边说边抢病历本） 实习医生：你别动！我就要抄完了。（用手紧紧捂着病历本不让拿走） 责任护士：你抄录病例资料根本不用着急，我们处理医嘱才是最要紧的事。 快给我！（抢过病历本就走）	责任护士完全受角色压力过重的急躁情绪所控制，得理不让人，用埋怨和指责的口气说话，并且毫不客气地抢走了病历本。从表面看，问题似乎解决了，实际上这是一次很不愉快的交往。特别是实习医生小张，心中一定很不舒服。而且小张对护理专业不理解的问题还没有得到解决，双方仍有可能发生矛盾冲突。这样的沟通，对于建立平等合作的人际关系是很不利的。

续表

沟通实例	评价
实例二	
责任护士:你不肯给我是吗?那好吧,我等着你,如果因为没有及时执行医嘱,耽搁了治疗,病人出了问题,你可要负完全责任的!(说完后站在一边等着)	责任护士采取了不太诚恳、不太负责任的态度。表面上看似乎迁就了实习医生小张,实际上是用耽搁执行医嘱的后果来威胁小张。这样做有两种可能的结果:一种是小张不以为然地继续抄写病例资料,抄完后才把病历本交还给护士,这就可能真的耽误医嘱的执行,造成严重后果;另一种是小张相信了责任护士的话,想到后果严重,害怕承担责任,便不情愿地把病历本交给了护士,但一定会对责任护士的态度产生反感。这两种结果都不利于双方良好关系的建立和发展。
实例三	
责任护士:你们这些医生,只想到自己,一点也不为我们护士考虑,随便乱拿病历,害得我们到处找。我们已经忙不过来了,你们还要给我们添乱,尤其是你们实习医生。快把病历给我。	这种情况与实例一的情况相类似,只是埋怨和指责的语气更重,结果也不利于双方良好关系的发展。
实例四	
责任护士:(调整了一下自己的情绪,冷静下来),小张,05 床病人的病情比较危险,刚才医生新开出的医嘱必须马上执行下去,否则会给病人造成不良后果。你是不是可以让我把病历拿去先处理医嘱呢?等会儿有空的时候你再抄资料,我想不会影响你的学习吧!实习医生:哦!不会的,你拿去吧。对不起,我不知道,影响了你们的工作,请原谅!	这是一种最佳的沟通方式。当冲突将要发生时,责任护士马上调整了自己的情绪,以冷静的态度比较充分地说明了理由,使实习医生小张了解了护士的工作程序;同时巧妙地运用了分享控制策略,虚心地征得对方的同意,而不是用命令的口气说话,因而顺利地解决了双方的争议,避免了冲突的发生。而且在今后,双方的关系仍可继续得到良性发展。

案例五:护士与后勤人员的关系沟通——角色理解欠缺

[案例资料]

胸外科病房。上午交班后,办公室护士小朱发现 5～8 号床病室内的床旁呼叫器坏了,即打电话通知后勤科,要求派人来修理。这时后勤科唯一的电工老马恰好去放射科检修电路了,因为放射科透视室的电路出了故障,老马忙了好一阵子才修好。而这个时间段正是胸外科治疗、护理最忙的时间,呼叫器坏了,5～8 号床的病人有事找护士,必须派人到护士站通知护士,因此病人有意见。

电工老马修好了放射科的电路,急忙赶到胸外科。老马来到护士站,问正在处理医嘱的办公(室)护士小朱,哪间病室的呼叫器坏了,小朱很生气地对老马说:“刚上班就通知你们来修呼叫器,怎么过了这么久才来?你们不是承诺,后勤人员一切都要为了病人吗?现在病人都有意见了，你得去跟病人解释清楚。”

［案例分析］

在本案例中，护士与后勤人员发生了关系冲突。在护士看来，后勤人员的责任就是为医疗护理服务，要有请必到。这种想法是很正常的。但是电工老马并不是故意拖延时间，而是正在其他部门紧张工作，也正是在为医疗服务，而且做完了前一件工作马上就赶过来了，也算是急病人之所急。可是护士却没有理解电工的辛苦，而是一味地指责他。

如果护士小朱能暂时避开病人的意见，以平缓的态度平等地与电工交换意见，并说一声“您辛苦了！谢谢您能尽快赶来为我们修理呼叫器”。然后再与电工一道去病房向病人解释，取得病人的理解，同时协助电工修好呼叫器，就不会出现这场冲突，也能及时消除病人的意见。

下面是沟通实例及评价(表 3-5)

表 3-5　沟通实例及评价

沟通实例	评价
护士：哦！马师傅，您来了。5～8 床病房的呼叫器坏了，正等着您来帮忙修理呢。 电工：我刚从放射科赶来。透视室的电路出了故障，我查了好一阵才修好，所以耽搁了这么久。实在对不起，影响你们的工作了。	护士首先以平等友好的态度与电工打招呼，并告诉了他需要修理的地点。
护士：您辛苦了！谢谢您能尽快赶来。病人有点意见，等会儿我和您一起去向他们解释清楚，我想他们能理解的(说完马上与电工一起去病房)。	当电工解释了耽搁时间的原因后，护士表示了对电工的理解，并主动提出与电工一道去向病人作出解释，体现了护士对后勤人员的尊重，这样，护士与电工能保持良好的协作关系。

【实践活动】

学习处理护理工作中的人际关系

一、认知学习目标

［目标］　通过阅读教材，了解本章将要学习的内容。

［时间］　20 分钟

［材料］　教材

［步骤］

1. 学生分成 4～6 人一组，每小组选出一名记录者、一名发言人。
2. 分小组分节阅读教材。
3. 分小组讨论、概括本节所介绍的主要内容。
4. 分组记录讨论结果。
5. 分小组派代表发言：说出本节的主要内容。

二、角色扮演和讨论

[目标] 激发学生对本章内容的学习兴趣。

[时间] 15分钟

[材料]

案例一：

实习护生小敏来到医院实习才一个月，昨天刚从神经外科轮换到心血管内科。今天，带教老师安排她去给12床病人输液。她一个人先来到病房，打算先做好准备，等老师来了再开始操作。当她带着输液用物来到12床时，病人老赵见她是新来的，而且是实习学生，就对她说："我的血管不好打，你肯定打不中，去叫你的老师来打吧。"

案例二：

护士小琴去年刚从卫校毕业，工作经验不足。昨天她给一个5岁的男孩输液时，穿刺了几次都没有成功，孩子的母亲几次要求她请别的护士来帮忙，她觉得这是自己的工作任务，不好麻烦别人，所以没有听取孩子家长的意见，引起家长的不满。今天，该家长向护士长投诉。护士长找到小琴，狠狠地批评了她一通，小琴感到很委屈。

[步骤]

1. 指导教师介绍案例。

2. 学生分成4～6人一组，分组讨论下列问题：

(1)实习护生小敏应该怎样与病人沟通，才会使病人同意由她来操作。

(2)护士长应该怎样与护士小琴沟通，才能达到沟通目的？

3. 每组选出一名记录员，将讨论结果做好记录。

三、协作学习和讨论

[目标] 通过角色扮演，体验护理工作中各种关系沟通的过程；通过讨论，加深对本章节所学理论知识的理解。

[时间] 40分钟

[材料]

案例一：

护士小林为病人张大伯输液时，未能一针见血，病人感觉很痛。护士责怪病人的血管太滑，不好打。病人很不高兴，对护士说，别的护士都是一针见血，就她不行。护士没有检讨自己的技术不过硬，而是怪自己倒霉，碰上了这么个病人。惹得病人很生气。

案例二：

张女士，43岁，大学文化，工程师。因头痛伴恶心来院就诊，门诊以胶质瘤收入院。入院后给予降低颅内压治疗。在一次静脉输液时，病人向护士询问所用药物的种类，并反映头痛得很厉害。护士没有及时回答患者，简单地说了一句："头疼，你就不能忍一忍？"第一次穿刺失败，护士未做任何解释，就准备进行第二次穿刺，这时病人大骂护士，与护士发生矛盾，引起病人头痛加剧，家属来探视时，病人对家属大发脾气，家属了解情况后非常生气，要求护士当面道歉，并要求领导对该护士予以处罚。

案例三：

康复科护士小芳在给病人王伯伯进行静脉注射时，听到王伯伯的女儿对他说："爸，后天是您的生日，可我正好要出差，我就不能给您过生日了，等我回来后补上，现在就祝福您生日快乐！”王伯伯说：“我这么老了，还过什么生日，又不是小孩子。”到了王伯伯生日那天中午11点半，康复科的全体护士来到了王伯伯的床前，小芳手捧着鲜花，小丽提着蛋糕，她们齐声说道：“祝王伯伯生日快乐！”王伯伯看到这情景，一时不知说什么好。

案例四：

李先生，53岁，中学教师，爱人无工作，有一对儿女，家庭经济状况差。病人因意识障碍来院就诊，诊断为脑出血。既往有高血压病史，予以复方降压片治疗，血压控制不理想。病人一周前出现右侧机体无力，右侧机体感觉缺失，在当地医院治疗后病情无明显好转。病人尾骶部有一大小为6cm×8cmⅢ度压疮，护士定期给病人翻身。在一次护士给病人翻身后，病人发生意识障碍，大小便失禁，后来，家属坚决不让翻身。

［步骤］

1. 学生分成两人一组。
2. 指导者介绍案例。
3. 分组自行设计角色扮演情景，酝酿角色。
4. 分组表演。
5. 讨论（将学生重新分成4～6人一组，每组选出一名记录者，分组讨论并做好记录）：

(1)哪几组表演的护患沟通是成功的？说明理由。

(2)哪几组表演的护患沟通不成功或有不足？说出不成功的原因或不足之处。

(3)如果你是护士，你会怎样做？

6. 分小组发言，指导教师总结。

四、案例研究

［目标］ 通过讨论，加深对本章节所学理论知识的理解。

［时间］ 40分钟

［材料］ 个人经历

［步骤］

学生4～6人为一组，每人提供一个在见习中亲身经历或看到的护患沟通成功或失败的例子，并通过讨论分析成功或失败的原因。

五、实践拓展

［目标］ 通过沟通方案设计，学习处理工作中的人际关系。

［时间］ 40分钟

［材料］

情景一：

患者谢某，53岁。护士小孙在给病人输完一袋脂肪乳后，娴熟地换上盐水，她即将给患者输入蛋白。但是因为没有冲管，排气管导致盐水被污染而浑浊，病人的女儿见状就对护士吼起来，要求换药。

设计要点：①态度和蔼。②作出解释和说明。

情景二：

护士到病房为患者作防褥护理。因为病人熟睡，不便打扰，所以未作护理。护士第二次来时，病人当时不愿意进行，护士只好暂时作罢，决定选择当天其他时间进行。家属认为护士不负责任。护士如何跟病人家属沟通?

设计要点：①态度和蔼。②说明护理活动中，在不必立即完成的护理项目的时间选择上，要尊重患者的选择。

情景三：

病人因为拖欠药费，所以护士无法从药房取药。因此终止对病人的治疗。病人抱怨是护士不给治疗。护士如何同病人沟通?

设计要点：

①不因患者未及时交费而态度生硬。②能耐心倾听患者抱怨。③向患者解释停止治疗的原因。④向患者了解欠费原因，如有可能，协助患者解决问题，恢复治疗。

情景四：

儿科护士转抄医嘱时，发现医生将一名5岁、偏瘦患儿输青霉素的处方剂量误写为240万单位。护士分析错误原因是医生在开处方时，忽略了患儿体重。如你遇到这种情况，怎么和医生沟通?

设计要点：①态度诚恳、谦虚。②注意说话的场合。③用请教或商量的口气。

[步骤]

1. 分小组(4人一组)完成情景的设计。

2. 组内成员轮换扮演不同角色(护士、病人、家属、医生)展开训练。

3. 口头说明所设计的沟通方案的实施效果。

【成长记录】

实践活动三：学习处理护理工作中的人际关系

活动记录

姓名		指导教师	
相关活动			
班级		团队名称	
最感动的时刻			
最大的收获			
个人(团队) 成就展示的目录			

阶段评价表

参加实践活动的体会
我的成长
对团队中每一位同学的评语
给团队中每一位同学鼓励的话
团队活动中你心目中的亮点人物
下一阶段个人(团队)发展的展望
教师要说的话

（周春美）

第四章　非语言沟通

学习目标

1. 掌握非语言沟通的主要形式、作用及态度要求。
2. 在实践中学习恰当的沟通方法，养成良好沟通习惯。

【理论学习】

人与人之间除了借助语言进行信息交流外，还存在着大量的非语言沟通形式。许多不能用语言来形容和表达的思想感情，可以通过非语言形式得以表达。非语言行为在沟通中可以起到支持、修饰、替代或否定语言行为的作用。对于护士来讲，了解不同的非语言行为的含义有助于把握在沟通过程中自己的非语言行为对病人的影响，也有助于了解病人的非语言行为所传达的信息，从而深入了解病人的思想情感，更好地为病人提供所需的服务。

第一节　概　　述

非语言沟通在实际沟通活动中起着非常重要的作用，有时甚至比通过语言表达的信息更为重要。美国著名的人际关系专家艾伯特·梅热比提出这样一个公式：

信息接受的全部效果＝语言(7%)＋语音(38%)＋非语言信息(55%)。

通过这个公式证明，在人际沟通中互动双方所获得的信息大部分来自非语言沟通。人们不仅可以利用非语言行为向对方传达自己的意图，也可以通过对非语言行为的观察来了解他人。

一、非语言沟通的概念和特点

(一) 概念

非语言沟通是指不以自然语言为载体进行信息传递，而是以人的仪表、动作、神情等非语言信息作为沟通媒介进行的信息传递。在人际交往中，非语言沟通具有非常重要的地位，是人际沟通的重要方式之一，可表达出个人很多难以用语言来表达的情感、情绪及感觉。

(二) 特点

1. 广泛性 非语言交流是极为广泛的,即使在语言差异很大的情景中人们也可透过非语言交流了解一些人们的想法和感觉,实现相当有效的沟通。

2. 沟通性 交流着的姿态表情、动作、距离等非语言行为始终都伴随着言语在交流着种种信息。

3. 模糊性 非语言沟通所表达的意思不确定。一个微笑的人可能有意传达友善,当接收者将微笑解释为友善时,沟通也就达成了。但是微笑也可以有许多其他的意思,如掩饰紧张。

4. 持续性 语言沟通往往从声音由口而出时(下笔行文时)开始,在声音停止时(完成阅读时)随即结束。而非语言沟通则是只要人们在一起就持续存在。

5. 隐喻性 同样是流眼泪,在不同的沟通情境中可以表达悲痛与幸福、生气与高兴、委屈与满足、仇恨与感激等完全对立的情感,只有联系具体的沟通情境,才能了解其确切的含义。非语言表达同语言表达的明确性相比具有更大的隐喻性质。

二、非语言沟通在护理实践中的作用

(一) 表达情感

非语言沟通的首要功能是感情和情绪的表现。在护理实践中,由于疾病的影响或在特定的环境下,护士与病人及其亲属常常通过非语言形式,如一个眼神、一个动作就能表达他们内心的状况。例如护理人员紧握分娩产妇的手表示安慰;子女在生命垂危的长辈病床边,紧皱眉头,满眼泪水,神经质地搓着双手,表达了子女内心的焦虑和恐惧。

(二) 验证语言信息

由于医院是一种特殊的环境,常使病人及其亲属产生相当大的不安和恐惧。为了减少这种不安,病人及其亲属常常会特别留心周围的信息,对护士的非语言行为特别敏感。他们常利用非语言暗示提供的信息来充分证实语言沟通中有疑问的信息。如焦急等待肿瘤切除结果的病人家属,可通过观察护士进出手术室的面部表情获得一些线索,以弄清即将得到的消息的性质。同样,护士在观察病人时,应注意其语言和非语言信号表达的情感是否一致,从而掌握病人的真实情况。

另外,在护理工作中,沟通时常感到词不达意或难尽其意,因此需要同时使用非语言行为来辅助语言表达,弥补言语的局限;在与聋哑人或不能说话的病人沟通时,常用非语言信号替代语言表述。

(三) 显示关系

人际沟通的信息包含内容含义(说什么)和关系含义(怎么说)两个层面。内容的显示多用语言,关系的显示则较多地依靠非语言信号。例如和蔼可亲的表情向他人传递了友好的相互关系,而一副生硬的面孔则向他人传递了冷漠和疏远的关系。护理人员开会时,围着会议桌坐着的往往是年资高的、职称高的老护士,年轻的护士和实习生往往坐在第二排,会议桌顶头的位置往往是留给主席或主持人坐的。这种身份地位的关系显示依靠的是非语言信号。

第二节 非语言沟通的形式

非语言沟通能使语言沟通表达得更生动，更形象，护士若能提高自身的非语言方式的沟通能力，就会大大提高护患沟通的效果。非语言沟通的形式很多，概括起来主要有以下几种：

一、仪 表

仪表通常是指人的外表，包括仪容、衣着服饰等。通过仪表，护士可以表现自己、了解别人。自然大方、健康、端庄的仪容，得体的服饰，体现了护士特有的精神风貌，凝集着护士的自信和希望。护士可以通过适度的仪表修饰给病人以庄重、亲切、可信的感觉，而且在一定的程度上，良好的印象，也是良好沟通的开始。

（一）仪容修饰

注意修饰自己的仪容，既是尊重自己、热爱生命的表现，也是尊重他人的表现。面部仪容是个体仪容的焦点。护士在服务于病人之前，应保持健康端庄的面容，并进行适当规范的修饰。

1. 面部修饰的基本要求

（1）形象端庄：端庄、秀丽的容貌，常会带给他人愉悦之感。因此，对护士容貌的要求应当是五官端正，自然庄重，面部不存在严重缺陷。形象端庄，可有助于提高护理群体的整体形象。

（2）整洁简约：按照人们对护士的角色定位，护理人员在进行面部修饰时既要讲究美观，更要合乎常情。修饰的要点是保持面部的干净清爽，不宜化浓妆，不佩戴饰物。做到整洁简约、朴素实用、庄重雅致，切忌标新立异和追求前卫。

2. 化妆

“三分容貌，七分装扮”，化妆是修饰仪容的一种高级方法。成功的化妆是展示良好职业形象的关键手段。根据护士的职业特点，护士在工作时应为淡妆，不要涂抹香味浓郁的化妆品，这既是维护护士的自身形象，也是对病人的尊重。护士的淡妆是从病人的需要出发，配合医院环境整体色调浅淡、素雅的主旋律，和谐统一，以展示护士职业的整体素质及美感，引发病人对美好生活的渴望之情，塑造护士职业的美好形象。

（二）服饰

护士工作时的服饰应以整洁、庄重、大方、合体、衣裙长短和松紧适度、方便工作为原则，与工作环境和谐统一。

1. 护士服 护士服是护士工作时的专用服装，象征她所担当的职务，是责任的标志。既起到显示关系的作用，也是保卫个人健康的措施。衣服一般为白色裙服，对不同的科室，如手术室、产房、ICU 等可选用不同色彩和样式。

护士服式样以简洁、美观、穿着合体，操作活动自如为原则，面料挺括、透气、不透明，易洗，易消毒。护士服应经常换洗，穿着时应合体，大小、长短、型号适宜，保持干净、平整。不应有血迹或碘汞沾污。

护士服内的衣服不宜过于臃肿，内衣不外露，下穿白衬裙或白裤。袜子以白色或肉色为宜，袜口不宜外露，配以软底、小坡跟或平跟、能防滑的白鞋。

2. 护士帽 护士帽是护士职业的象征，凝集了护士全部的信念和骄傲，是一种职业的责任感。护士帽有两种：燕帽和圆帽。

戴燕帽时要求短发前不遮眉，后不过衣领，侧不掩耳为宜，长发要梳理整齐盘于脑后，发饰素雅、端庄。燕帽要戴正戴稳，距发迹 4～5cm，用白色发卡固定于帽后，发卡不得显露于帽的正面。

戴圆帽时，要求头发要全部遮在帽子里面，不露发迹，前不遮眉，后不外露头发，不戴头饰，缝封要放在后面，边缘要平整。

二、表　　情

表情是人的面部情态，是人类情绪、情感的生理性表露。表情也是无声语言，它属于非语言信息传播系统的核心组成部分。在人际交往中，表情真实可反映出人们的情感、思想等各种复杂的心理活动与变化。通过表情，人们可以感受到对方的各种情绪和心理活动。因此，在护理工作中，护士应以职业道德情感为基础，在与病人交往中善于运用和调控自己的面部表情。另外表情也是护士获得病人病情变化的一个重要信息来源。护士掌握了这些知识，有利于把握病人情绪的波动情况。构成表情的主要因素是目光和笑容。

（一）目光

“眼睛是心灵的窗户”，人的一切情绪和态度变化都能从眼睛里表达出来，人们可以有意识地控制自己的语言，但却很难控制自己的目光。因此，目光就像一面聚焦镜，聚集了一个人的神韵和气质，可以表达沟通者微妙而复杂的思想情感。护士应善于观察病人的目光，以判断病人的心理变化。

1. 目光的作用

（1）表达情感：目光可以真实地反映人们内心的情感变化。如人在高兴时眉开眼笑；悲伤时两眼无神；掩饰时目光游离、闪烁等等。在护理工作中，护士观察到病人目光闪烁不定时，应当意识到病人在掩饰或有难言之隐，需进一步的沟通以确定病人的需要或问题。

（2）组织和调控作用：在人际沟通中，目光还能起到组织、控制、启发、鼓励听众的作用，帮助有声语言制造一个有利的交际氛围。护士在与病人交谈中，就可以运用目光启发、鼓励病人表达自己真实的感受，有利于资料的搜集。

（3）显示关系：目光不仅能显示人际关系的亲疏程度，也能显示出人际间支配与被支配的地位关系。如地位高的人与地位低的人交谈时，目光注视的时间要长于地位低的人。恋人之间可以长久地注视，陌生人之间却不可以，否则容易让对方误认为是对他的冒犯。

2. 目光注视部位 护士在与病人交往中，目光的注视部位往往与距离的远近及工作内容有关。

（1）注视双眼：在问候对方、听取诉说、征求意见、强调要点、表示诚意、向人道贺或与人道别时，应注视对方双眼，表示自己在全神贯注地倾听对方的谈话。但要注意注视时间不宜过长，以免对方感觉难堪。

（2）注视面部：接待病人或与人长时间交谈时，可将对方的面部作为注视区域，并注意不要集中在一处，以散点柔视为宜。另外，不同场合和对象，目光所及之处亦有不同。①公务凝视区域：以双眼为底线，前额为顶角的正三角区域。这是商务人员和外交人员经常使用的一种凝视部位。适用于洽谈业务时使用，会使洽谈显得严肃认真，让对方感觉到你的诚意。②社交凝视区域：以双眼为上线，嘴为下顶角形成的倒三角区域。是人们在社交场合目光凝视的区域。适用于各种类型的社交场合或朋友聚会时使用，能让对方产生一种平等轻松的感觉，创造良好愉悦的交谈氛围。③亲密凝视区域：从双眼到胸部之间的区域，多带有亲昵爱恋的感情色彩。适用于亲人、恋人、家庭成员之间的凝视区域。

(3)注视全身：双方距离较远时，可以对方的全身作为注视点。护士在站立服务时，可以选择此注视方式。

(4)注视局部：护士在护理操作过程中，通常会对病人身体的某一部位加以注视。如进行注射、灌肠、导尿等操作时。但是，如果没有任何理由去注视对方的头顶、胸、腹、臀、腿、脚部等，都是失礼的表现，尤其对方是异性时，会引起对方强烈的反感。

3. 护士目光交流的技巧　护士应熟练运用目光来表达不同情感和意义。如表达安慰时，目光充满了关切；给予支持时，目光包含了力量；进行解释时，目光蕴涵着智慧等。在与病人谈话时，应以保护性的姿态、柔和的目光注视病人的眼睛，让病人感受到支持和鼓励。同时用眼神告诉病人：我会时刻陪在你身边。另外，护士也有心情不愉快的时候，但是决不能将自己的不良情绪通过眼神流露出来，影响到病人的情绪。这是护士要高度重视并杜绝发生的情况。

(二) 笑容

在日常生活中，笑的种类很多，例如含笑、微笑、轻笑、浅笑、大笑等。在所有的笑容里，微笑最自然，最大方，最为真诚友善，且为世界所有的民族认同。如果说笑的本质在于自信、热情、友好的话，那么微笑便是最充分，最全面地体现了这一点。

护士的微笑可以使病人感到亲切、温暖，容易获得病人的好感与信任。在与病人沟通过程中，护士适当地运用微笑，可以缩短彼此之间的心理距离，缓解病人的紧张情绪，消除误会、疑虑和不安，使病人感受到尊重和理解，对其身心健康起着举足轻重的作用。同时，也能够赢得病人的尊重和护理效益。但在具体运用时，还要注意与所处的环境和场合相适宜。在进入气氛庄严的场所时；患者愁容满面、忧伤时；接待急危重症患者或抢救患者时，面含微笑往往是不可取的，这会伤及服务对象的情感，不利于护患沟通。

三、举　　止

行为举止指身体各部分的姿势与动作。举止能反映个体对他人的态度或自身的放松程度。如微微欠身表示谦恭有礼，身体后仰表示若无其事，侧转身子表示厌恶回避，手足无措表示恐惧、焦虑。又如一个人走路的姿势、站立与坐的姿势以及与人交谈时的手势动作等也能在一定程度上反映这个人的文化教养、社会角色、人格特征以及此时此刻的心理状态。

(一) 护士行为举止的职业要求

1. 文明

(1)尊重病人，平等相待：绝不能训斥和嘲笑病人，更不能有任何恩赐观念的行为举止。

(2)文雅，体贴入微：轻巧而灵便地来往于病人之间，护士在工作中要求朝气蓬勃、精力充沛、反应灵敏，动作敏捷、勤快、利索，不能举止轻浮、拖拉疲沓、无精打采或散漫。

2. 科学 实施护理操作时要严肃、谨慎、恪守规程，要有慎独精神。

3. 准确 护士在观察病情与进行技术处置时应该完全符合实际情况和规程要求。为了做到准确，首先要技术过硬，其次要态度认真。

（二）护士行为举止的内容

1. 站姿 站姿的基本要求是头正、颈直、肩外展、挺胸、收腹、臀部收紧、身正、腿直、手垂。由于性别的差异，男女的基本站姿的要求不尽相同。对男士要求是稳健，对女士的要求则是优美。

(1)男护士站姿 男士站立时，全身正直，头部抬起，双眼平视，双肩稍向后展并放松。一般两腿分开，双脚平行站立，与肩同宽，双臂自然下垂，双手五指并拢，自然微曲，中指压裤缝。或将右手握住左手腕部自然贴于腹前，或背在身后贴于臀部(如图 4-1)。

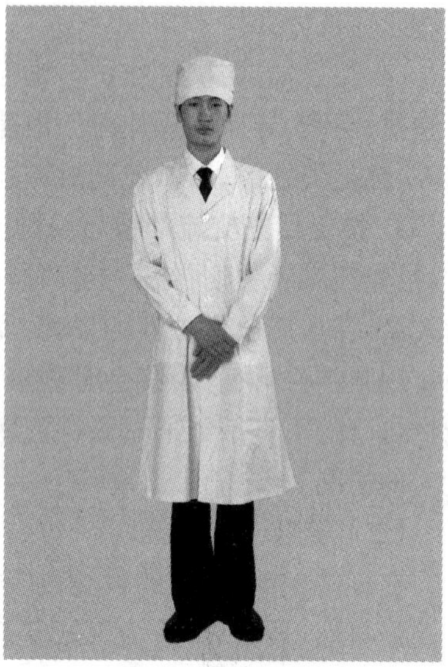

图 4-1 男士站姿

(2)女护士站姿 女士站立时，挺胸，收颌，目视前方，两手在身体两侧自然下垂，双腿直立，双脚并拢。也可脚尖分开，张开的脚尖之间大致相距一拳宽，呈现"V"形。或一只脚略前，一只脚略后，前脚的脚后跟向后脚的脚背靠拢，呈"丁"形，双手可五指并拢，自然微曲，中指压裤缝，也可轻握于下腹部。身躯保持正、直，重心上提(如图 4-2)。

2. 坐姿 首先应轻稳地放好椅子(凳)，坐前用手将后衣裙捋平，然后坐下。不坐满座位，而坐在椅面的 1/2～2/3，抬头、挺胸、收腹，腰板挺直，平视前方，两脚并拢平行，也可一前一后，并且双手轻握置于大腿之上(如图 4-3)。

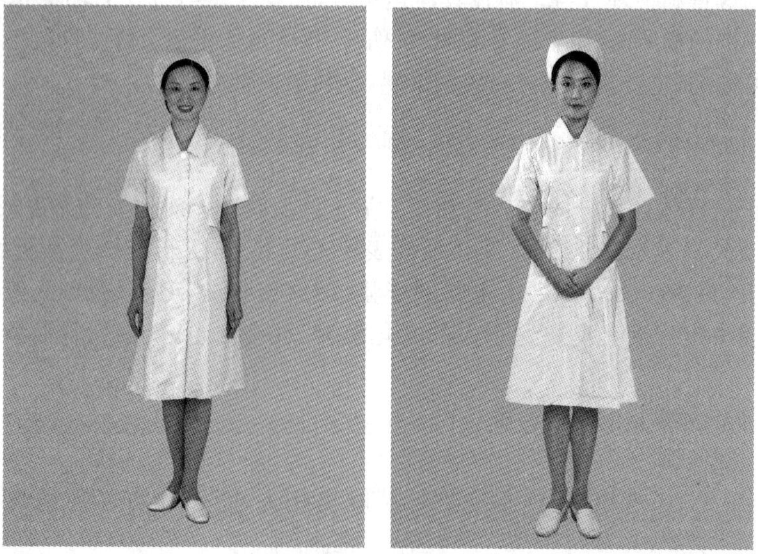

(1) (2)

图 4-2 女士站姿

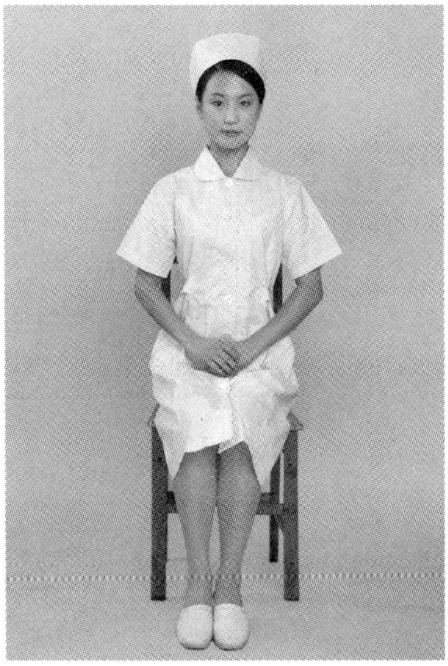

(1)

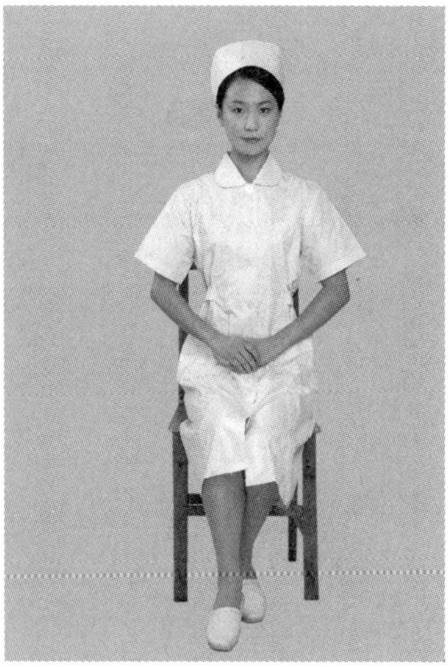

(2)

图 4-3　坐姿

3. 走姿　护士工作的绝大部分时间是在行走中进行的。行走的过程中要抬头、挺胸、收腹、提臀，以胸带步，自然摆臂，前后摆幅不超过 30°，步履轻盈，弹足有力，柔步无声，左右脚沿着一直线两旁，步幅大小适中，让病人感受到一种青春的活力（如图 4-4）。走路快慢适当，太慢给人一种工作松懈的感觉；太快，则让人感觉慌张，不可信赖。

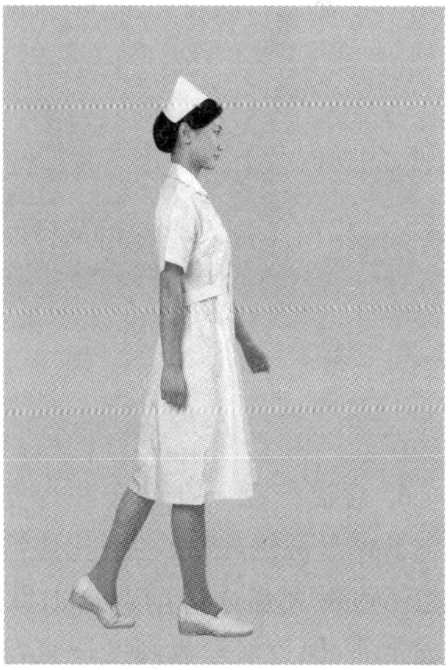

图 4-4　行姿

4. 蹲姿　多用于捡拾物品、帮助他人或照顾自己时使用。在站姿的基础上，双脚前后分开约半步，单手或双手捋平裙摆，身体下蹲，单膝点地或双腿一高一低，互为倚靠。捡拾物品时，从物品的一侧拾取物品（如图 4-5）。不要弯腰、俯首、撅臀，这样有失雅观。

5. 手姿（手势）　手姿是人的两只手及手臂所做的动作。手是人体最灵活自如的一个部位，所以，手姿是体语中最丰富、最有表现力的举止。

（1）持物　持物即用手拿东西。其做法多样，可用一只手，也可用双手。但值得注意的是，拿东西的时候动作自然，五指并拢。不应跷起无名指和小指，以免显得扭捏作态。

（2）指示　指示是以引导病人或指示他人方向的手势。做法是以右手或左手抬高一定高度，五指并拢，掌心向上，以其肘部为轴，朝一定方向伸出手臂。不要用单一个手指指点他人或方向。

（3）鼓掌　鼓掌是用以表示欢迎、祝贺、支持的一种手势。其做法是左手掌心向上，用合拢的右手四指轻拍左手手掌中部。节奏平稳，频率一致，应跟随大众自然终止。鼓掌要热烈，但不可“忘形”，一旦“忘形”，鼓掌的意义就会发生质的变化，就变成喝倒彩，鼓倒掌了。

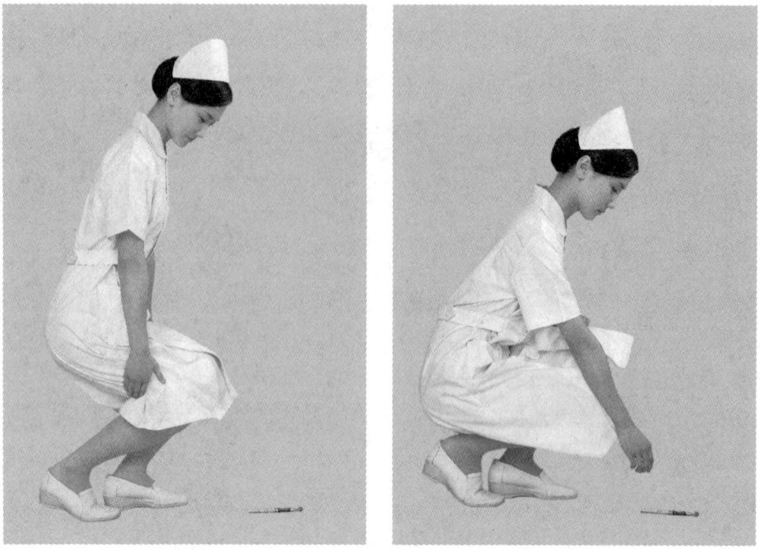

(1) (2)

图 4-5 捡拾物品

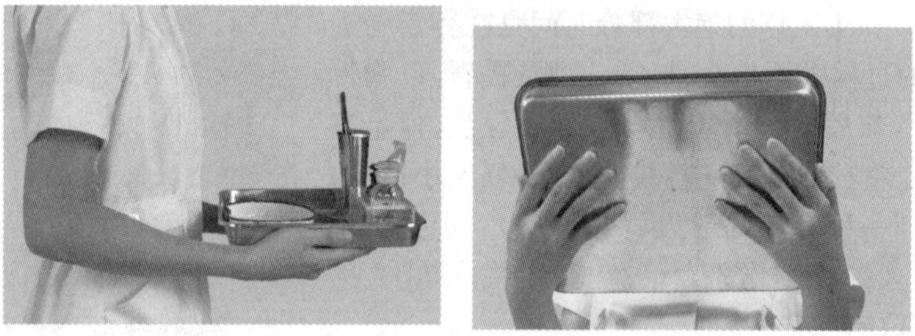

(1) (2)

图 4-6 端治疗盘

6. 端治疗盘 在站姿和行姿的基础上，双手拇指握在治疗盘两侧，四指在下托住治疗盘两侧中段边缘，拇指不可触及盘内。前臂与上臂成直角屈曲，肘关节靠近腰部，保持治疗盘高度适宜，盘沿不可触及护士服（如图 4-6）。取放，行进平稳。开门时不可用脚踢门，可用肩部或肘部将门轻轻推开。

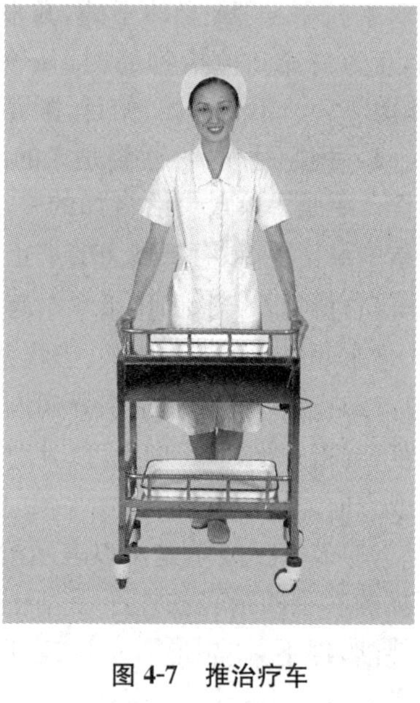

图 4-7 推治疗车

7. 推车行进 护士位于车后，双手扶把，双臂均匀用力，重心放于前臂，行进时抬头、挺胸、收腹、两眼平视，步履轻盈，注意速度，保持轻、稳（如图 4-7）。

8. 持病历夹 护士持病历夹行走时左手轻握病历夹的边缘，将其置于左前臂的内侧，并使病历夹紧贴于腰部，右手自然摆动（如图 4-8）。需站立书写记录时，可按站立姿势，左手轻握病历夹上缘，前臂托住病历夹，使病历夹下缘紧贴腰部而与其成锐角，右手进行书写记录。

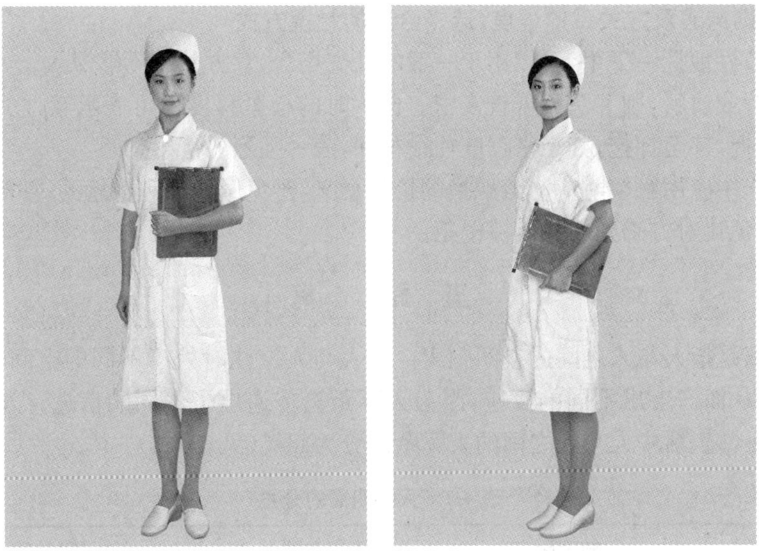

(1)　　(2)

图 4-8　持病历夹

四、触　　摸

人体触摸是一种无声的语言，是一种很有效的沟通方式。触摸可以体现关心、体贴、理解、安慰和支持等情感。在专业范围内，审慎的、有选择地使用触摸对沟通是有促进作用的。如为病人测血压或进行皮肤护理时的触摸；握住病人的手臂，搀扶他步行时的触摸都给病人提供了这样的信息："我在关心你、我将帮助你"。在不适合用语言表示关怀的情况下，可用轻轻地抚摸来代替。触摸可减少病人的孤独感，使恐惧不安的人平静下来。对听力和视力有障碍的人，触摸可引起对方的注意，起到加强沟通的作用。通过触摸老年病人，可以帮助他们感到世界的温暖，乐观面对现实。在重症护理期间，触摸可使与亲属失去联系的病人感到医护人员就在他们身边，在关心照料他们。然而，触摸是一种表达非常个体化的行为，对不同的人具有不同的含义。触摸受年龄、性别和文化及社会等因素的影响，因此它也是一种容易被误解的沟通方式。

护士在运用触摸这种沟通方式时应保持敏感和谨慎。

（一）根据不同的实际状况采用不同的触摸方式

只有采取与环境场合相一致的触摸，才能起到良好的效果。如患者子女被告知其母亲病危，医生正在奋力抢救，此时，护士紧握他的双手，或将手放在其手臂上，他将会得到深情的安慰，可得到较好的反应。然而，如果亲属与病人正在因为私事而恼火，此时护士前去抚摸他，便会引起强烈反感，不会得到良好的效果。

（二）根据病人的特点采取其易于接受的触摸方式

从中国的传统习惯来看，同性之间的抚摸比较容易取得好感。对于异性病人的抚摸则应持谨慎态度。年轻女护士与老年男性病人沟通时，抚摸手背或手臂，可以使病人获得亲密感和舒适感。相反，老年女护士则不宜随便对年龄相仿的男性患者施以抚摸，以免引起误会、反感。同样，年轻女护士不宜对年轻男性患者施以抚摸，而对幼小的儿童病人则无须有任何性别的顾虑，抚摸幼儿的头面部，可以起到消除紧张，显示关爱的效果。

(三) 根据沟通双方关系的程度，选择合适的触摸方式

例如礼节性地握一下手，可以用于一般的社交场合，双方关系不够深入。如果轻轻拍一下对方的手背或肩膀，则关系显得较亲密。握手时的松紧程度也可表示双方关系的亲密程度，如双手紧握，甚至拥抱，其亲密程度往往很深，表示强烈的情感。

护理工作中应用触摸时应清楚触摸的护理意义，避免做作的和尴尬的，并非自发的和自然的接触，以免让对方感到威胁或被侵犯。

五、距　　离

人际距离是指人与人之间的空间距离。当人与人交往时处于不同的空间距离，就会有不同的感觉，从而产生出不同的反应，因为人际距离传递出了不同的信息。人类学家爱德华·霍尔将日常生活中人与人之间的人际距离分为四类(见表 4-1)：

表 4-1　人际距离的分类

名称	物理距离	适用人群	感觉感受
亲密距离	0～0.46m	情感联系高度密切的人之间	可以相互感受到对方的体温、气味、呼吸
个人距离	0.46～1.2m	朋友之间	友好而有分寸
社交距离	1.2～3.6m	公务联系	公事公办，严谨有度
公共距离	3.6m 以上	公共场所陌生人之间	疏远

护士要有意识地控制和调节与病人之间的距离，根据病人的年龄、性别、人格特征、文化教养、病情需要以及与病人的沟通层次，调节适当的人际距离。如对儿童和孤独的老年病人，缩短人际距离有利于情感沟通；但对一些敏感病人、沟通层次较低的病人，人际距离应适当疏远些，给对方以足够的个人空间，否则会使对方有不安全感、紧迫感，甚至产生厌恶、愤怒、反抗。另外，在护理工作中常会遇到一些病人或家属很信赖你，交谈时与你很贴近，并要伏耳与你说话，这种超出范围的举动有时会使你无法忍受，但是切记不要做出厌恶的表情，可以巧妙地调整距离，如给他安排一把合适的椅子，请他坐下来谈。

六、环　　境

环境的选择也能传递某种信息。选择熟悉的、非正式的环境，表示沟通可以轻松、随便地进行。例如与亲朋好友交谈可在家庭环境中进行；与同事交谈，在办公室里较好。选择隔离或封闭的环境，表示交流可以更带有私人性质；在会议室或谈判桌前的沟通则是正式和严肃的。

医院的环境布置能反映出自身的医疗水平、服务质量等有关的信息。有些医院将重症监护室(ICU)的病床安排成环形或扇形，医护人员工作处于监护室的中心，用玻璃门窗相隔；内外一目了然。这等于向重症患者传递这样的信息：你们都在医务人员的精心观察和有效的监护之下，一旦出现紧急情况，可以立刻得到有效的救助，敬请放心！近年来，在一些医疗机构中，白墙壁已越来越多地被绿色或淡蓝色所代替；儿科病房的墙上贴了孩子们喜爱的卡通画；护士们换上了绿色或淡粉色的护士服；走廊和病房摆放了绿色植物和鲜花。这些举措一改过去白墙、白床、白衣、白帽给患者带来的紧张和恐惧的心理，向病人传递了温暖、亲切的信息，特别有利于缓解重症患者和儿童患者的恐惧心理。

七、超语词提示

超语词(又称类语言和辅助语言)指说话时所用的语调、语气、声音强弱、节奏快慢、停顿、沉默等。人们借助于声音的轻重缓急来自觉不自觉地表达自己错综复杂的思想和情感，给语言沟通赋予深刻而生动的含义。一般来说，音调高表明强调、情绪激动、兴奋；音调低表示怀疑、回避、痛苦、伤心；声音强度大表示强调、激动；强度小表示失望、不快、软弱、心虚；节奏加快表明紧张和激动；节奏变慢表明沮丧和冷漠，等等。护士要善于运用声音的效果加强自己所表述内容的意义和情感。作解释、指导时，应尽量保持平静的语气、中等语速，给病人以稳重、自信、可靠的感觉。表达情感时，应有与内容相吻合的情感语气。例如用轻缓和平稳的语调说“你真聪明”，表达了对对方的称赞和敬意，如果语速较快，声调较高地说“你真聪明”可能是在讥讽对方。又如护士在给病人注射时说“请准备好，我要给您打一针”。同一句话用不同的声调说，所产生的效果是不一样的。可以似春风拂面，病人感到温暖、安全，也可以使病人心理上产生紧张感。另外，护士在与病人交谈时，可利用声音停顿的效果，引起病人的重视；采用适当的停顿达到询问的目的，同时也给病人一种思考的机会，达到更有效的沟通。

护士应熟悉和掌握超语言成分，帮助护士通过超语言来判断病人的情绪和需要，了解病人的性格特点，提供恰当的帮助。

第三节 非语言沟通的策略

护士如果能够敏锐地观察病人表现出来的内心的非语言信号，并留意自己的行为及其对护理工作的影响，那么就可以取得良好的沟通效果。应用非语言沟通时也有章可循。

(一) 通俗、准确

眼神、表情、姿态的含义和感情色彩，有些是人们约定俗成的，有些则是特定情境规定的。所以它的使用有一定的时空范围，同样一个体态动作在不同的民族、不同的国度、不同的时代，有着不同的含义。所以使用时需因时因地因人准确使用、正确表达。

(二) 协调、自然

受口语所制约的表情、举止，应该与口语表达配合协调默契，也就是说应该适时，如果表情、举止的表达与口语表达互相错位，用得太早或太迟那将会是滑稽可笑的。

(三) 适度、温和

非语言沟通要做到端正、高雅，符合生活美学的要求。符合大众的审美心理，就要掌握适度。

(四) 灵活、应变

护理实践中，常会碰到一些意想不到的事情，或是自己发言失态；或是反映不如预料的好；或是周围环境出现了没有考虑到的因素等等。这时可以运用非语言沟通摆脱困境：①不动声色，应付尴尬；②用表情、姿态来表示拒绝。要做到这一点必须具备敏捷的思维，并有赖于长期有意识的学习。

护士接待一个初诊病人应采取的非语言沟通策略，建议如下：

1. 态度认真，行为端庄大方，礼貌待人。
2. 与病人面对面相坐，保持合适距离。

3. 身体略微倾向病人。

4. 面带笑容，并与病人目光接触，以领悟对方交谈的感受和情绪。

5. 给人以和蔼可亲、平易近人的感觉，并且以诚相待。

第四节 沟通礼仪

沟通礼仪是人们在社会交往场合中形成的，并被大多数人所认同的交往准则和规范。沟通礼仪受历史、文化、宗教、时尚等因素的影响，是一种极其丰富的文化现象。对于护理人员个人来说，礼仪是思想水平、文化修养、交际能力的外在表现；从人际沟通的角度来看，也可以说是一种交往方式或交际方法。学习必要的礼仪常识，有助于促进护士的社会交往，改善护理人员的人际关系。

一、行礼礼仪

（一）握手

护士在工作时一般不用握手，而在日常交往的其他场合，则应遵守握手的一般规则：

1. 握手的顺序 主人、长辈、上司、女士主动伸出手，客人、晚辈、下属、男士再相迎握手。

2. 握手的方法 行至距握手对象约1米处，双腿站直，上身略向前倾，伸出右手，四指并拢、拇指张开与对方相握。握手的力度和时间要适中。有时为表示特别尊敬，可用双手迎握。男士与女士握手时，一般只宜轻握女士手指部位。男士握手时应脱帽，切忌戴手套握手（按国际惯例，身穿军服的人可以戴着手套与人握手；地位高的妇女可以戴手套与人握手）。握手时双目应注视对方，微笑致意或问好，自然大方，腰板挺直。多人同时握手时应按顺序进行，切忌交叉握手。在任何情况下拒绝对方要求握手的举动都是无礼的，但手上有水或不干净时，可以谢绝握手，同时必须解释并致歉。

（二）注目礼

行注目礼时，行礼者应面向受礼者或将头转向受礼者，呈立正姿势，抬头挺胸，双手自然下垂或贴于身体两侧，表情庄严，注视受礼者并目迎目送，待受礼者还礼后目光平视或将头转正，至此礼毕。在升国旗、接受检阅、各种会议的升降旗仪式、上级领导进入室内等场合，在场的人员均应行注目礼。

（三）点头礼

适用于肃静的公共场所，如病房、图书馆、音乐厅、会场、剧院等不宜与人交谈之处，也用于比较随便的场合，如在病区走廊上遇到相识的人或在同一场合已多次碰面，此时即可点头为礼。此外，对仅有一面之交者在社交场合相遇，也可点头或微笑致意。点头致意的正确做法是：面向对方，面部表情自然大方，头部向下微微一动即可，不宜反复点头不止，也不宜幅度过大。

（四）鞠躬礼

鞠躬礼分为两种，一种是最恭敬的鞠躬礼，即三鞠躬，应脱帽，身体立正、目光平视，男士双手自然下垂放于身体两侧，女士双手搭放在腹前，行礼时身体上部向前倾15°～90°，随即恢复原态，这样连续三次。具体的前倾幅度依行礼人对受礼人的尊敬程度而定，下弯的幅度越大，表示敬重程度就越大。另一种是日常见面使用的鞠躬礼，行礼时，微笑低头，身体上部前倾约15°，随即恢复原态，只做一次。礼毕抬起身时，双眼应有礼貌地注视着对方。行礼者行鞠躬礼后，受礼者应随即还礼，但长辈对晚辈，上级对下级还礼可用欠身、点头即可。

（五）招（挥）手礼

通常适用于与人打招呼或迎送时。行礼时，伸出右臂，掌心向对方，轻轻左右摆动。不要将手上下摆动，也不宜在手部摆动时用手背朝向对方。在护理工作中，一般送病人出院时会用到招（挥）手礼。送别时，宜等病人消失在视线之外后方可返回。

二、称谓礼仪

称谓是人们在日常交往中彼此之间的称呼语，以表明彼此之间的关系。合乎礼节的称谓，正是表达对他人尊重和表现自己礼貌修养的一种方式，使用称谓必须遵循礼貌的原则。

（一）称谓的方式

1. 通称　就是对社会各界人士在一般的较为广泛的社交中都可以使用的称谓。国际上不论年龄长幼，通常称成年男士为先生；对已婚女士称夫人、太太或女士；对未婚女子称小姐；对不了解婚姻状况的女子也可泛称小姐或女士。在西方，女士们普遍喜欢用比实际年龄小的称谓，国内通常也遵此惯例。

2. 行政职务称谓　即官衔，如何校长、李局长、吴主任等。一般在较为正式的官方活动中使用。

3. 专业技术职称称谓　如马教授、李工程师、王会计师。

4. 行业称谓　如护士小姐、医生、警察先生、解放军同志等。

5. 以姓氏来称呼的姓氏称　如老刘、小林等。

6. 辈份称谓　在非正式场合的民间交往中，有时对非亲属人士以亲属称谓称之的辈分称，如王奶奶、刘大妈、李姨、吴姐等。

在日常交往中，恰当合适地称谓，既是对对方的尊重，又是自己礼貌修养的体现。得体的称谓使交往双方更容易缩短彼此间的心理距离，有利于顺利打开社交之门。

（二）准确把握称谓的要求

1. 记住别人的姓名　护士快速记住病人和其他交往对象的名字，并在此基础上冠以尊称，会加深交往的程度。

2. 恰当选择称谓　要根据双方交往的深度、关系远近程度，根据交往对象的称谓习惯，根据民族、宗教、文化和交往场合的不同，具体问题具体分析有区别地选择最恰当的称谓。

3. 注意称谓避讳　在公共场合称呼对方时要注意忌用绰号，忌用乳名，禁用蔑称，并慎用昵称。护士在工作场所中尤其注意不要以床号代替病人姓名。

三、介绍礼仪

介绍是人们在社会交往中相互结识的一种形式，是进一步交往的基础。介绍可以消除陌生感，建立必要的了解和信任。在社交场合中，正确的介绍可以使互不相识的人们相互了解，相互认识。落落大方的介绍既能赢得对方的好感，结识新朋友，又能展示介绍者良好的礼仪修养。

从社交礼仪来看，介绍分为两大类型：一是自我介绍，二是他人介绍。

(一) 自我介绍

在护理工作和社交活动中，要接触许多陌生的人，有必要主动介绍自己，以使对方认识自己。

1. 要寻找适当的介绍时机 在对方独处或轻松愉快时，抓住时机进行自我介绍，对方一定乐于接受。

2. 要注意自我介绍的内容 具体内容应根据实际需要或所处场景的不同而有所变化。护理工作中的自我介绍，是以工作内容为介绍的中心，大体由三个要素构成：本人姓名、工作单位及职业或职务。如"你好，我是北京市人民医院内三科护士张兰。"或"您好！我叫李唯，是您的责任护士。"

3. 充满自信的介绍 以自我介绍为例，先向对方点头致意，得到回应后再向对方报出自己的姓名、身份及有关情况，语调要热情友好，充满自信，眼睛要注视着对方。例如"您好，我是您的主管护士，姓王。有困难请及时和我联系。"要自然大方。

4. 要把握好分寸 既不大吹大擂、炫耀自己，也不要自我贬低，以示谦虚。实事求是才能给人以诚恳、坦率的印象，沟通才能顺利进行。

(二) 他人介绍

他人介绍又称第三者介绍，是经第三者为彼此不相识的双方引见、介绍的一种方式。为他人介绍时要熟悉双方的情况。他人的介绍通常都是双向的，即将被介绍双方均作一番介绍。有时也可进行单向的他人介绍，即只将被介绍者中的某一方介绍给另一方，其前提是前者了解后者，而后者不了解前者。

1. 介绍的顺序 应遵守两条原则：一是个人或少数人优先被介绍给多数人，二是位尊者优先了解对方情况。根据这一规则，介绍的顺序应是：

(1)先将职务低者介绍给职务高者。

(2)先将年幼者介绍给年长者。

(3)先将男士介绍给女士。

(4)先将客人介绍给主人。

(5)先将晚到者介绍给早到者。

(6)先把个人介绍给集体。

2. 介绍的内容 根据实际需要不同，为他人介绍时的内容也会有所不同，以下几种形式可供参考：

(1)标准式介绍：适用于正式场合。其内容以双方的姓名、单位、职务为主。例如："我来给两位介绍一下，这位是友谊医院护理部张主任，这位是中山医学院护理系王主任。"

(2)简介式介绍：适用于一般的社交场合。其内容往往只有双方姓名一项，甚至可以只提到双方姓氏为止，接下来则由被介绍者见机行事。例如"我来介绍一下，这位是李先生，这位是张先生，你们认识一下吧。"

(3)强调式介绍：适用于各种交际场合。其内容除被介绍者的姓名外，往往会强调一下其中某位被介绍者与介绍者之间的特殊关系，以便引起另一位被介绍者的重视。例如"王院长，这位是李静，在贵院外科工作，是我的同班同学，请院长多多关照。"

(4)推荐式介绍：适用于比较正规的场合，多是介绍者有备而来，有意将某人举荐给另一方，因此，在内容方面，通常会对前者的优点加以重点介绍。例如："李院长，这位是友谊医院的总护士长，是一位护理管理方面的专家，在整体护理方面有非常深的造诣。"

(5)礼仪式介绍：适用于正式场合，是一种最为正规的介绍，其内容略同于标准式，但语气、表达、称呼上都更为礼貌、谦恭。例如"王校长，您好！请允许我把我们医院的赵院长介绍给您。赵院长，这位就是中山大学的王校长。"

3. 介绍的礼仪要求

(1)当为别人作介绍时不要用手指点对方，应有礼貌地平举右手掌示意，并且目光要随手势投向被介绍者。

(2)介绍时，除长者、尊者可就座微笑或略欠身致意外，一般均应起立，微笑致意并伴有"认识你很高兴"之类的话语。

(3)在宴会桌、会议桌前也可不起立，被介绍者只需略欠身微笑点头有所表示即可。

(4)作为介绍者，介绍时应熟悉被介绍双方的情况。万一有所遗忘，被介绍者要主动把自己的情况告诉对方。当然，作为介绍者应尽量避免出现这种被动、尴尬的场面。

四、名片介绍

一张标准的名片应包括三方面的内容：一是本人所属单位、单位徽记及具体部门；二是本人的姓名、学位、职称或职务；三是与本人联系的方法，包括单位地址、电话号码和邮政编码等。

(一)递交名片　名片一般由本人当面递交。递交时，应郑重其事，最好是起身站立，双手持名片两端，将名片正面面对对方，上身呈15°鞠躬状，将名片交给对方。不可用左手递交名片，不可将名片举得高于胸部，不可以手指提夹着名片给人。将名片递给他人时，可以说"请多指教"、"以后保持联系"、"我们认识一下吧"。

与他人交换名片，要讲究先后次序，或由近到远，或由尊而卑。当然也没有必要滥发名片。

(二)接受名片　当他人表示要递名片给自己或交换名片时，要立即停止手中所做的一切事情，起身站立，面带微笑，目视对方。接受名片时，应双手捧接，或以右手接过。同时口头道谢，或重复对方使用的谦词敬语，如"认识您很高兴，以后我会多向您请教。"

接过名片后要立即用一定的时间，从头至尾认真看一遍，若有疑问，则可当场向对方请教，此举意在表示重视对方。

若需要当场将自己的名片递过去，最好在收好对方名片后再做，不要左右开弓，一来一往同时进行交换。

(三)索取名片　如果没有必要，不要强索他人的名片。需要索取时，可采用下列方法：

1. 主动递上自己的名片。

2. 询问对方"今后如何向您请教？"适用于向尊长者索要名片。

3. 询问对方"以后怎样与您联系？"适用于向平辈或晚辈索要名片。

五、迎送礼仪

了解和掌握迎来送往的基本礼仪，不仅能够赢得别人对护士的尊重，而且能够创造一种有利于护理工作顺利开展的良好氛围。

(一) 办公室接待

1. 待客前的准备 办公室的布置不仅要充分考虑工作人员的兴趣爱好和文化修养，也要充分考虑到各种层次的来访者对办公室工作环境的看法。应保持优雅、整洁，并备好茶叶、水具、开水，不要待客人来访时才匆忙去打开水或买茶叶，这样不仅耽误时间，而且也显得对客人不够尊重。接待人员应修饰自己的仪表仪容。

2. 待客礼仪 对来访的客人，无论职务高低、是否熟悉，都应一视同仁，热情微笑相迎，请客人坐下时，应让其坐上座，主人在一旁陪同。上茶时要浓度适中，量度适宜。通常说"浅茶满酒"就是要求上茶时不要倒满杯，一般要求在六七成满较为合适。端茶时要用双手。

3. 送客礼仪 对表示要离开的客人，要起身面带微笑，与客人握手道别，热情相送到门外。若客人要到其他场所去，要告知其详细的地点，如有可能可电话事先联系。客人辞行时，应根据来访者的身份、地位和背景，来决定送至办公室门口还是大楼门口。

(二) 医院接待

门诊护理人员特别是分诊、接诊、导医、咨询的护理人员更是医院形象的使者。当病人来到门诊就诊时，护理人员应热情大方地迎接，诚恳地做自我介绍。如"您好！我是门诊的导诊护士，请问您哪里不舒服？需要我为您做些什么吗？"面对站立的病人应起立回答对方的问题，指示方位时要等对方明白了，再回工作地点，必要时应将病人送达目的地或介绍给另一位工作人员。

对重症患者或用轮椅、平车推入的病人，护士要立即上前迎接。对危重病人护士要镇静而迅速地采取抢救措施，同时做好亲属的安慰解释工作。当病人痊愈出院时，应给予真诚的祝贺。送病人至病区门口，待病人走出视线方可转身返回。

【案例分析】

案例一：非语言沟通的一般动作

[案例资料]

病人杨某，女，39岁，因慢性阑尾炎急性发作被亲属搀扶着走入普外科病房，痛苦面容。在此之前病房已经接到了住院处的电话通知，知道该病人马上就到。只见小王护士快步迎上前来，面带微笑，轻轻点了点头，说："您好，请跟我来，我带您到病室。"然后与病人亲属共同搀扶病人来到病室安排好床位。病人痛苦的表情上勉强露出笑容，说："谢谢护士。"接着护士搀扶病人躺在病床上，又帮病人盖好被子，介绍了医院的一些基本情况后便离开了病室。

[案例分析]

面对着处于痛苦之中的急性期病人，护士小王可以运用多种非语言沟通中的动作表示出对病人的关心、体贴和同情，如关切的眼神、搀扶、帮病人脱掉鞋子、给病人盖好被子、触摸额头、递过水杯等等。这种关心、同情是护士内心情感的真实流露，它胜过很多良药，病人会从中受到一种鼓舞，从而增强战胜疾病的信心和勇气，减轻由于焦虑和紧张而引起的疼痛，也为病人制造了一种愉悦的、安全的、可信赖的氛围。相反，护士一脸严肃，没有任何对病人表示关心的动作，只是冷冰冰地对亲属说一句："你带病人到302病室吧，我一会儿就去。"那么给病人和亲属的感觉则是冷冰冰的透心凉，从而降低了病人对护士的信任程度，为今后的护患沟通设下了隐患，不利于护患关系向良好的方向发展，更不利于病人疾病的康复，同时医院的信誉也会因此而受到影响。

下面是沟通实例及评价（表 4-2）

表 4-2　沟通实例及评价

沟通实例	评价
护士：（亲切地）“来，让我帮您脱掉鞋子。”（说着蹲下来帮病人把鞋脱掉）	这是一个令人感觉很温暖的动作，虽然护士蹲下身来，但并没有降低她的地位，反而增加了病人对她的好感。
病人：（向回缩脚，不好意思地）“别，别……”	病人觉得有点难为情，这证明了能够做到这一点的护士很少。
护士：“没关系的。”（与家属共同搀扶病人上床，又给病人盖好被子） 病人：（面露感激之色）	盖被子的动作更加体现了护士对病人的关爱，病人自然会面露感激之色。
护士：（用手背摸了摸病人额头，又触其腕部，测了脉搏，接着又测量了体温和血压）	触摸给病人提供了这样的信息：我关心您，我将帮助您。
病人：（指了指桌上的水杯） 护士：（还未等亲属过来，护士已经将水杯递到病人手里）“您渴了是吧？”	由于护士总是保持与病人的视线接触，所以“递杯子”的动作比亲属还快。
护士：“我就是您的责任护士，我姓王，有什么事情您可以叫我，我一定全力帮助您。”（接着向病人介绍了医院的环境、卫生间的位置、医院的制度、护理及查房时间、探视时间等） 病人：（频频点头，表示接受。）	护士以亲切清晰的语言介绍了病人刚到医院来所应该了解的情况。由于有前面的非语言动作为基础，所以病人对护士印象很好，能够很耐心地听护士的介绍。

案例二：护理沟通中的人体接触

［案例资料］

病人小刚，男，3 岁，在幼儿园玩耍时不幸左上肢尺骨骨折，儿外科医生已经给他进行了小夹板固定并用绷带点吊起。今天，是小刚的妈妈陪护他。可是 10 分钟前小刚妈妈接到了单位来的电话，说有一份文件被她锁在文件柜里了，让她赶紧回去取。她看儿子睡得正香，没有叫醒他，跟护士打了个招呼就走了。谁知过了一会儿小刚醒了，见没有了妈妈，便哭着说：“妈妈上哪去了，我要找妈妈……”护士忙跑过来，抱起小刚说：“不哭不哭，小刚真乖，妈妈马上就回来！”然后护士把小病人放到床上，拉着他的另一只手说：“小刚要尿尿吗？”小刚摇摇头，一脸的不高兴。“那阿姨给你讲故事吧……”

［案例分析］

人体接触包括抚摸、握手、拥抱等，触摸所传递的信息，往往是其他沟通形式所不能取代的。案例中的小刚由于年龄太小，所以对妈妈的依恋很强，他醒后没有见到妈妈，顿时没有了安全感，哭闹了起来。护士可以抱起他、拉着他的手、拍拍他的头，再加上护士用温柔语调给他讲故事，可以使小病人逐渐消除紧张感，很快安静下来。可以看出，触摸可以表达关心、体贴、安慰、同情的职业情感，同时又增进了人与人之间的感情。对年龄更小的病人还可以满足他们的“皮肤饥饿”状态，护士的爱抚体现了对小病人的浓浓爱意，长此以往还会对其智力的发展及人格的成长有一定的正向影响。

下面是沟通实例及评价（表 4-3）

表 4-3　沟通实例及评价

沟通实例	评价
护士：（坐在小刚的对面，帮他擦干眼泪，拉着他的小手，用温和的语调）“有一个小朋友啊，他可勇敢了，有一天，他妈妈上班了，只有他一个人在家……”	“擦眼泪”“拉着手”对小病人来说是一种安慰，能缓解他由于不见了妈妈而引起的紧张感。护士用故事来分散小病人的注意力。
小刚：（哽咽着）“阿姨，这个小朋友不害怕吗?”	问话体现了小病人的天真、直率。
护士：（拍拍他的小手）“不怕呀，因为他知道自己是男子汉，他长大还要当解放军呢。再说了，他知道妈妈是去工作呀。”	拍拍小手，护士继续发挥她的“故事”。
小刚：“阿姨，那我妈妈上哪去了，也是去工作吗?”	此时，护士的“触摸”与故事已经发挥了作用。
护士：（摸摸小刚的头）“小刚可真聪明，你妈妈也是去工作，而且马上就会回来陪你，她还说给你买好吃的呢。”	继续运用触摸的非语言动作，适时地鼓励小病人。
小刚：（已经露出了笑容）“阿姨，我听话，我也是男子汉，我要乖乖等妈妈。”	护士圆满地完成了任务，小病人高兴了。
（说着话，小刚的妈妈已经回来了，小刚高兴地扑到妈妈的怀里）“妈妈，我没哭，阿姨还给我讲故事呢……”	小病人的妈妈也会非常满意。

案例三：通过病人行为举止了解其病情变化及生活需求

[案例资料]

1. 护士在为一名严重烧伤患者插鼻导管时，发现病人双眉紧锁，表情痛苦，头偏向对侧，拒绝给氧，于是及时报告医生，经检查发现病人有呼吸道烧伤，因鼻导管刺激鼻黏膜，感到不适与疼痛，通过面部表情表现出来，由于护士的细心，及时明确了诊断。

2. 一天，一医院外宾门诊来了一位外籍男子看病，这位男士期期艾艾，在护士面前小声吭吭了两句，大部分人面面相觑，只有一位护士走出去请来了专治性病的皮肤科医生。看完病，男士满意地走了。在场的人都很惊讶，好奇地问这位护士：“怎么听懂的?”护士说：“我也没有听懂他说了什么，但从他的表情、声音和说话吞吞吐吐的样子，我猜他可能要看性病。因为，无论在哪个国家，患了性病总是不光彩的，是难以启齿的。”

[案例分析]

在临床护理中，护士通过观察病人的表情、动作、手势等了解患者的心理需求及病情变化，协助诊断和治疗。

案例四：对入院及出院病人的迎送礼仪

［案例资料］

1. 张先生早晨感觉胃部很不舒服，他到单位打了个招呼后来到了某医院，此时已经快九点了，医院挂号大厅的人仍然很多，张先生皱着眉头，用手捂着胃部来到了分诊台。“请问护士，我这里很痛，我应该挂哪一科？”护士热情礼貌地迎接了张先生，使他没有耽误时间就顺利地就诊了。

2. 姜太太在某医院的产科经剖宫产生下一男孩，今天是刀口拆线后的第二天，姜太太和她的家人都很兴奋，因为她们就要抱着小宝宝出院了，医生和护士都到门口来送行。“姜太太，祝贺您康复出院，希望您能按照护士的指导，科学地喂养您的小宝宝……”

［案例分析］

医院中的迎送接待礼仪也很重要，是护埋日常工作不可缺少的一部分。知晓礼仪，不仅能赢得别人对护士的尊重，而且能够创造一种有利于护理工作开展的氛围。

案例1中的导诊护士以良好的语言礼仪及娴熟的业务知识赢得了张先生的信任，既让张先生满意了，又树立了医院的形象。

案例2中医护人员送姜太太出院时的礼仪表现，既表达了病人痊愈出院医护人员给予祝贺，同时又运用良好的礼仪语言道出了病人出院后的注意事项，此时姜太太及家属一定是心存感激，可谓是一举两得。但是要注意，病人出院时，不宜说“下次再来”这样的话。

下面是沟通实例及评价（表4-4）

表4-4 沟通实例及评价

沟通实例	评价
护士：（远远地看见一位病人表情痛苦地朝分诊台走来，赶紧站起来迎过去。）“您好先生，我是分诊护士小郑，请问您哪里不舒服？ 张先生：（表情痛苦）“我好像胃痛，现在有点受不了，您能快点告诉我怎样挂号吗？” 护士：“您别急，我知道您很痛，我带您到内科急诊挂号处，这样您很快就能看上病。 （回头对另一位分诊护士）小刘，我送一下病人马上就回来。”	在迎接病人过程中，分诊护士小郑运用了称呼礼仪（先生）、介绍礼仪（我是……）和举止礼仪（起身迎上前去）等，在这种礼仪接待下，病人不管怎样痛苦，都会对护士产生心理上的包容与理解。在迎接病人时，还体现了护士对工作极端负责的精神。
姜太太：“我记住了，我一定按照你们的叮嘱去做，我要把儿子喂养得胖胖的，到时候带他来看望你们。” 护士：“姜太太，把围巾包严点儿，免得到外面着凉。另外，别忘了我们会到你家去复诊的。慢走啊！” 姜太太：“多谢啦，请各位回去吧，再见！”	这是一幅很和谐的场面，护士对病人的出院表示祝贺及送病人到门口、病人说谢谢再见等都表达了一种礼貌。同时护士的嘱咐对病人既是关心，又是护士的服务要求。

【实践活动】

学习沟通方法,养成良好的沟通习惯

一、共享与交流

［目标］ 提高学习者对非语言沟通意义的认识,不断产生学习需求。

［时间］ 学习本章第一节之后,利用30分钟进行。

［材料］ 个人生活经历

1. 注意你周围的人,找出你认为是最受欢迎的那些人,这些人应具有使周围人愿意和他们谈话,在有困难和问题时,愿意向他们倾诉的特点。记下他们与交流对象目光接触的情况,行为举止的特点以及对对方话语的反应方式。以同样的方式找出你认为是别人不喜欢的谈话伙伴,记录他们在这些方面的特征情况。

2. 回顾一下你过去的经验,想一想过去曾经对你有过帮助的那些人们的情况,以及对你并未有什么帮助的人(这些人也许当时很想帮助你)的情况。分析他们的行为特征。

［步骤］

1. 将同学分成若干小组,设一名召集人,一名记录员,一名小组发言人。

2. 轮流发言,谈一谈尝试运用非语言沟通方式的过程及体会,与大家共享。

3. 共同分析总结其中的原因,汇总并交流。

二、角色扮演

［目标］ 通过角色扮演,感受病人对非语言沟通方式需求的程度。

［时间］ 30分钟

［材料］ 场地:模拟病房。道具:听诊器、血压计、注射器等。

［步骤］

1. 将同学分成若干小组,每组4～5人。

2. 对所给情境进行讨论、加工、进行进一步的非语言沟通方式设计。

3. 以小组为单位分角色扮演所提示的场景,注意与病人沟通时运用非语言沟通方式。

4. 在小组内谈一谈扮演某一角色的体会,观察者对本组的表现进行总结,或开展组际交流。

5. 角色分配:护士、病人、家属、观察者。

6. 与下列交流对象沟通时的非语言沟通情境提示:

(1)新入院的病人(主要是迎接、自我介绍、搀扶、送入病房、测生命体征中触摸等方式的运用)。

(2)分娩的产妇(主要是触摸、眼神交流等方式的运用)。

(3)情绪悲伤、正在哭泣的病人及家属(主要是表情、触摸等方式的运用)。

(4)危重病人(主要是按摩、擦身、喂饭、测生命体征等专业性皮肤接触方式的运用)。

(5)出院的病人(主要是手势、迎送礼仪等方式的运用)。

三、实践演练(一)

分角色扮演提供的案例,注意其中的非语言交流。

病人梁某,男性,30岁,因骑摩托车发生车祸后胸、腰椎骨折。入院诊断:高位截瘫。病人神志清楚,精神沮丧,二便失禁,不能坐立。新婚3个月的妻子赵某来院见状忧虑不安,一

个完整的家庭面临着危机。

下午，病人妻子赵小姐突然找到责任护士，说病人的导尿管脱落了，需要重插，责任护士小慧为病人重新插好导尿管并予指导。

护士："尿管只能暂时缓解病人腹胀，但不能依赖它。最好每两小时夹管半小时，让病人膀胱充盈，培养他排尿的条件反射，这样及早锻炼以后就能自己控制排尿了，您的负担就减轻了。怎么样？试着练几次，好吗？"

家属："好的，我尽力试试。小姐，您有空吗？我想跟您单独谈谈。"

护士："好吧，去我办公室吧。"（病人妻子随护士进了办公室）

护士："请坐！"

家属："谢谢！"（坐下，护士在其对面坐下，沉默片刻）

护士："赵小姐，你很坚强，在病人面前你能做到像现在这样很不容易，我很愿意帮你，无论是精神上或是对病人的护理上。"

家属："谢谢！"（沉默、流泪）

"我很矛盾，一想到今后我将面对一个瘫痪在床的丈夫一辈子，简直不知所措，我有自己的理想和事业，而现在……"

护士："是的，任何人遇到如此巨大的灾难都将不知所措。然而我们毕竟还是要面对现实的，现在最关键的就是要支持和鼓励你丈夫，我们必须共同努力帮助他渡过术前、术中及术后的全部难关。手术效果越好，你所要面对的难题也就愈少，而病人的各项功能将恢复得越多、越好，我会始终在你身边，随时帮助你、支持你，相信我。"

家属（紧紧握住护士的手，连声说）："我相信你！"

结果：病人在医生、护士的鼓励下，在妻子的支持下顺利渡过了复位手术的全部难关。护士每天帮助和指导他进行功能锻炼，妻子在旁积极配合。1个月后，患者已经能够坐在轮椅上，自己洗漱、进餐、自主排尿了。出院那天，夫妇俩向护士描绘了他们今后的生活蓝图，并希望她成为他们的朋友。

实践演练（二）

［目标］　通过交谈的实践性练习，体会非语言沟通在人际沟通中的作用。

［时间］　20分钟

［材料］　个人经历

［步骤］

1. 实践　在你与朋友或家人谈话时，有意识地引入积极行为、某些消极行为（消极行为如眼睛看着别处，样子懒懒散散、心不在焉。积极行为包括有意识地注意以积极的方式参与谈话，注视对方，身体面对对方、向对方倾斜等）。记下这两种方式产生的影响，对不同的人情况怎样。

2. 在小组内交流。

【成长记录】

实践活动四：学习沟通方法，养成良好的沟通习惯

活动记录

姓名		指导教师	
相关活动			
班级		团队名称	
最感动的时刻			
最大的收获			
个人（团队）成就展示的目录			

阶段评价
赢得的表扬和荣誉
我的收获和成果
深刻的教训
给团队中每一位同学鼓励的话
团队活动中你心目中的亮点人物
下一阶段个人（团队）发展的计划
教师对小组要说的话

（徐艳斐）

第五章　语言沟通的主要形式——交谈

学习目标

1. 理解并掌握语言沟通的主要方法、作用及态度要求。
2. 能够恰当地运用语言和非语言沟通策略进行交谈。

【理论学习】

交谈是护理工作中最主要的语言沟通方式。护士在收集资料进行护理评估时，在进行护理诊断时，在确定护理目标时，在制定护理计划、实施护理措施时都需要与病人交谈。此外，为了解决病人的健康问题，护士还需要与医生、检验师、营养师、病人家属及亲友等进行交谈以完成护理任务，达到护理目标。在日常生活中，护士还需要很好地利用交谈这一沟通方式来丰富生活，获得友谊。

第一节　交谈概述

一、交谈的定义和特点

（一）定义

交谈是语言沟通的一种方式，以口头语言为载体进行的信息传递。如两人之间你一言我一语地交流思想与感情；病人提问题，护士回答询问；或者护士主动向病人介绍医院的情况。交谈是人们借助一定的规则交流情感，互通信息的双边或多边活动。通常以交换信息或满足个体需要为目的，至少由两个人采取谈话（含提问和回答）的形式来完成。交谈不一定是面对面的，电话交谈、网络聊天等都是交谈。

（二）特点

1. 话题灵活　交谈时可以就一个话题展开，也可以随时提出新话题，内容灵活。而且交谈方式、策略、时间、对象也因人、因时、因事而不拘一格。

2. 听说兼顾　交谈的双方都是听说兼顾，处于多项信息传递活动中，双方要诚恳、热情、谦让，说与听需相互配合，才能保证交谈的进行。

3. 口语化　交谈时说的话一般不作刻意的修饰，有自然明快的口语特征。

4. 目的性 任何交谈，无论其交谈内容如何广泛，都有明确的目的性。护理专业交谈的内容涉及生理、心理和社会政治、经济、文化等方方面面，但这些内容都与健康、疾病有关，具有专业目的性，即为服务对象解决健康问题，促进治疗和康复，减轻痛苦或预防疾病。

二、交谈的类型

护理人际沟通中的交谈从谈话的内容分有社交性交谈和专业性交谈；从谈话的组织方式角度，可分为小组谈话和个别谈话。

（一）社交性交谈

社交性交谈是为了解决一些个人社交的或家庭的问题而进行的言语交流，一般不带有护理专业目的性。这种交谈一般不涉及健康、疾病等问题。偶尔涉及，也多是表达一些关心、问候及祝愿。其内容非常广泛，并且比较随意，没有限制。这种交谈没有明确的目的性，其效果一般也不用多加考虑，但对交谈对象的选择性比较强，很多人都会选择与自己合得来、让自己精神上很放松的对象来交谈，以获得愉快感和满足感。

（二）专业性交谈

护士为病人解决健康问题、促进康复、减轻痛苦、预防疾病所开展的交谈，因其具有明确的护理专业目的性，称为专业性交谈。例如护士到病房与病人共同制定护理目标、共同探讨某项护理措施的取舍、了解病人的自我感受等。

从交谈的目的来看，可将护理专业性交谈分为互通信息性交谈、指导性交谈和治疗性交谈三种。

1. 互通信息性交谈 以获取或提供医疗护理信息为主要目的的交谈称为互通信息性交谈。这种交谈很注重信息的内容，较少强调关系和情感。所以，只要双方关系协调和融洽，交谈就可以顺利进行。

护患之间的这种互通信息性交谈的内容很广泛，包括搜集信息和提供信息两方面。对于新入院的病人，护士要了解病人目前的健康状况和既往健康状况，了解住院的原因，遗传史、家族史及病人的精神、心理状况，还要了解病人对于护理方面的要求，病人的日常生活方式及自理能力等。对于即将出院的病人，要征求他们对护士的角色期望，对医院的看法，了解他们对自身疾病预防知识的知晓程度等。护士也要向病人提供必要的信息，如自我介绍，住院须知，医院环境及病人的疾病情况及用药情况、药物的作用，出院指导等。以上信息对护士和病人来讲都是必不可少的。

2. 指导性交谈 护士向病人指出问题发生的原因、实质，并且针对病人存在的问题，提出相应的解决方案，让病人按照提出的方法去做。指导性交谈对护士的要求较高，需护士掌握扎实的专业理论知识及技能，有足够的能力去指导病人。指导性交谈也是护士发挥专业水平、锻炼自己能力的机会。在此类交谈前，护士需做一些准备，如分析病人的病情，找出问题的关键。这种交谈的优点是减少了磋商与协调过程，增快了交谈进程，节省了交谈时间。其缺点是强调了护士的权威，忽略了病人的主动参与，病人处于被支配的地位。此时，如果护士提出的方法和建议与病人的实际情况不符，或者与病人的某些观点、习惯、爱好、文化背景相矛盾的话，会造成病人的心理压力，甚至造成伤害。所以，一定要对病人的基本情况有一个全面、详细的了解，在确信对病人有利的情况下方可运用指导性交谈。临床上，病人的用药、出院后的注意事项、新生儿家庭护理及病人的自我护理等交谈，选用指导性交谈比较合适。

3. 治疗性交谈　以病人的治疗与康复为中心的交谈称之为治疗性交谈。治疗性交谈是护士为病人提供健康服务的手段，其目的是为病人解决健康问题。这种交谈的重点是在病人能够认识和解决自身健康问题的情况下，护士鼓励其积极参与治疗过程与护理过程，帮助病人了解并意识到自身存在的身心健康问题，并能主动克服身心障碍，从而达到减轻痛苦、促进康复的治疗性目的。所以，治疗性交谈很注重并强调发展护患之间的支持性关系，在这种相互支持的氛围下，病人受到支持和鼓舞，能自如地表达自己的思想和情感，在护士的指导和帮助下，重新认识自己以往的经历，找出新的解决健康问题的方法，以积极的态度、良好的心理、恰当的方式应对困难。

在治疗性交谈中，护士与病人是平等并列的关系。由于病人的自主权受到了重视，他们参与了决策，受别人尊重的需求得到了满足，因而病人能够积极自觉地按照决策去做，主动采取新的方式来维护自己的健康。治疗性交谈比较耗费时间，所以工作繁忙的情况下难以实施。

（三）个别交谈

在特定环境中两人之间所进行的信息交流。其形式多样，内容广泛，随处可见，随时可谈。一般须以对方感兴趣的内容作为话题，要求表达者有心，理解者有意，“心”与“意”的契合，方能获得成功。现实生活中的护患交谈、医患交谈、医护交谈、父子交谈、夫妻交谈、师生交谈等均属这种类型。个别交谈的气氛一般是比较轻松的，交谈者之间常常具有亲近感，彼此容易说心里话。而且这种交谈不用考虑他人是否被冷落，信息的传递、理解、反馈直接而顺畅，容易达到的目的。

（四）小组交谈

三个人或三个以上的人之间的交谈。例如护士向众多的病人进行健康指导，或者几位病人向一位护士传递信息。无意形成的交谈小组，交谈主题不易把握，目的性欠强。如守候在手术室外的数位家属，均因关心患者手术状况，而借等待的机会对其预后进行猜测及交谈。有意形成的交谈小组，交谈的主题、内容明确，目的性较强。如医院为患者会诊成立的治疗小组，主要研讨患者的病情及治疗方案。

参加小组交谈的护士要学会细心地倾听，了解自己和别人的情感，创设平等、和谐的交谈气氛。小组交谈在一定时间内只能一个人说话，注意轮流发言，尽量让每个人的目的都得以实现。小组交谈可以用于进行健康教育、宣读住院须知、介绍医院的规章制度或者了解几位病人的病情变化、心理感受等互通信息性交谈。

三、交谈的层次

人们相互间的关系及信任程度不同，交谈的层次也有不同。

1. 一般性交谈　或称粗浅性交谈，是交谈的最低层次。是一种寒暄、应酬式的交谈，话题比较表浅，没有什么深刻的内容。像“最近忙什么呢?”“有时间到家里来玩儿。”“你好吗?”一类的招呼语即是。当交谈者之间的关系比较陌生或者双方不很了解、关系不密切时交谈往往停留于这种层次。这样的交谈比较轻松，不需要多加思考，也不用考虑会说错话或给对方造成心理压力。如果人们不想使相互间的交往向纵深发展，交谈也可以停留在此层次。但要进行一次有目的的交谈，这种层次的交谈仅仅是个开头。

2. 陈述性交谈　是一种陈述客观事实的交谈，交谈中不作评价。例如“今天白天最低气温零下二十度。”“今天早晨我开始头痛。”“昨晚二病室 3 床体温 38.6℃，遵医嘱肌内注射安痛定一支。""为了使您口气清新、增加食欲,我要给您进行口腔护理。"这种谈话方式,不加入个人的意见、观点和情感。在陈述性交谈层次进行沟通时,要注意语言表达清晰、意图明了,力求信息发出和接收的准确性。

3. 交流性交谈 是一种交换个人想法和判断的交谈。当人们在这一层次进行交谈,说明交谈者的关系已经进了一步,彼此间已经有了信任感。交谈的双方明确表明自己的想法和判断,希望自己的观点能获得对方的认可、引起对方的共鸣,并且相互交流一些看法和意见。例如"今天早晨您的气色不太好,是昨晚睡得不好吗?""是的,张护士,我昨晚有点发烧。"或"我的腿怎么还不太听使唤,是不是医生手术的水平不高啊?""你得加强功能锻炼,这样您的腿才能逐渐恢复健康,与医生的手术关系不大。"交谈的双方要充分让对方说出自己的看法,尤其是在护士与病人的交谈中,如果交流不当,可能会影响评估资料的准确性,妨碍护理目标的实现。

4. 分享性交谈 是比较深层次的,与交谈对象分享感觉的交谈。这个层次的交谈,相互信任,不设防,有安全感。交流的内容比较深入,很多内心深处的想法都暴露出来,包括令人伤心、高兴的一些事情或者一些个人的隐私。交谈的双方能够相互理解并且共同分享感觉。这种分享有利于人们减轻心理压力、维护身心健康。也就是说,通过这种交谈,可以化解忧愁、分享快乐。在护士与病人的沟通中,护士首先要给病人留下一个良好的印象,要热情对待他们,理解他们,对于他们的诉说要注意倾听,以亲切的态度鼓励他们把心里话都讲出来。当病人对护士产生了充分信任感,分享性的交谈也就容易达到了。

5. 默契性交谈 这是一种具有高度和谐感觉的交谈,是交谈最理想的境界。这种交谈有时不用说话就知道对方的体验和感受,是沟通双方分享感觉程度最高的层次。正所谓"心有灵犀一点通"。但这种感觉比较短暂,常在第四个层次沟通时偶尔自然而然地产生。

实际上,护士与病人的交谈中,几种层次都可能出现。各层次的主要差别在于一个人希望把他真实感觉与别人分享的程度,而这又取决于彼此的信任程度。在护患沟通过程中,面对不同的情况、不同的环境、不同的病人,不一定非要强求更高层次的交谈,护士可以有意识地选择运用。为了顺利开展护理工作,为了病人的身心健康,作为护士要经常评估自己与病人或周围人的沟通层次,是否与所有人都只能进行一般性交谈,是否存在由于自己的语言行为不妥而导致病人不愿意与自己进行更高层次交谈的现象。

护士如果具备良好的语言修养,会使众多不同年龄、性别、性格、社会地位、文化素质的病人对其产生信任感,从而进入较高层次的交谈。

第二节 护士的语言修养

护士的语言修养是通过护士的语言表现出的文化素养及精神风貌,是护士综合素质的外在表现。护士如果具备良好的语言修养,会使众多不同年龄、性别、性格、社会地位、文化素质的病人对其产生信任感。护士运用良好语言能力与病人沟通,有利于病人的真情流露,有利于护理目标的实现。

一、护士的语言修养

(一) 一般语言修养

护士与病人交谈时,要语言清晰明确,语音响亮坚定,语言要具有逻辑性,保持与病人的目光接触，非语言行为与语言行为要保持一致，面带微笑并保持谦和，使用礼貌用语，讲究策略。

（二）专业性语言修养

护士的专业性语言修养包括规范性、科学性、原则性、治疗性等方面的内容。

1. 规范性 护士的语音要纯正，吐字要准确，并且要清晰可辨。用词方面要朴实、准确、明晰。要口语化，避免因使用病人难以理解的医学术语而产生误解。在语法上要规范，要有系统性和逻辑性，简洁而精练。同时也要熟悉一些方言以利于交流信息与沟通思想感情。

2. 科学性 科学严谨使人信服。护士与病人交谈要有科学性，尤其是进行指导性交谈时，不违背医学原理，不但能说出是什么，更能讲清为什么。

3. 原则性 护士与病人谈话的内容与方式要掌握一定的原则，如以病人为中心、以目标为导向的原则，平等待人、尊重病人的原则，因人而异的灵活原则，亲切、友好的原则，既坦诚又谨慎的原则，适当保密的原则。

4. 治疗性 良好的语言能促进治疗，刺激性语言能扰乱病人的情绪，甚至引起病情恶化。因此，护士在病人面前的每一句话都应该是礼貌、诚挚、关心、体贴的，每一句话均能对病人起到良性影响，为病人创造一个有利于接受治疗的良好的心理环境，以达到治疗目的。

5. 情感性 精练适宜的语言还要配合以真心诚意的态度、积极的倾听，要给人温暖的感觉，合理分配交谈时间，表现同感心，注意调整步调，尽量与病人一致，关注病人每一句话间的关联性。当病人从护士的言语表情中感受到真诚时，心情便会放松，信任便会发展和巩固，沟通就会更加顺利地展开。

二、护患沟通中的常用语言

护士与病人接触频繁，要注意发挥语言的积极作用，使之既能促进康复，又能给病人留下美好的回忆。在护理工作中，护患沟通最常用的语言有以下几种：

1. 安慰性语言 医务人员对病人病痛的安慰，其温暖是沁人肺腑的。此时，安慰性语言的力量比任何时候都显得生动、有力，易引起病人与医务人员情感的共鸣，进而稳定病人的思想情绪，有利于病人疾病的治疗。

使用安慰性语言时，护理人员态度要诚恳，学会换位思考，应充满关心和同情。但也应注意恰如其分地表达，不要做作，以免使病人产生言不由衷、虚情假意的感觉。

2. 劝说性语言 护理中有时会遇到病人一时不愿意接受的情况，面对此种情况时，护理人员应积极地进行说服工作。

3. 指令性语言 这种语言的运用往往是要求病人必须严格遵照执行的常规。例如，早晨抽血检查肝功时，要求病人空腹等待；糖尿病病人要进低糖饮食；要求肥胖病人进低脂饮食；静脉输注氯化钾时，要求病人不得调快滴速。指令性语言用于护患沟通时要用关切、耐心的语气，避免因命令或居高临下而给病人造成高高在上、冷冰冰的感觉或印象。

4. 鼓励性语言 护理人员对病人的鼓励，实际上是对病人的支持，它能调动病人的积极性和与疾病作斗争的信心。

三、语言交流中的禁忌

护士要注意语言交流中的禁忌，以恰当的方法、良好的态度、深厚的语言修养赢得病人的信任，树立自己在病人心目中的良好形象，努力提高语言修养，更好地为护理服务，发挥其应有的作用。

1. 过多使用专业术语　过多使用专业术语会导致病人理解困难。如护士对一位肾炎病人进行症状评估时，可能会问“您尿频吗?”就不如问“您小便的次数多吗？一天几次？晚上尿多还是白天尿多?”更直接明了。对一位服用强心类药物的病人，护士询问其有无不良反应时可能会问“您有黄视和绿视吗?”若改为询问“您看东西是黄颜色或者是绿颜色吗?”或“您眼前发黄发绿吗?”更易为病人理解。

2. 说话含糊其辞　有些护士说话含含糊糊，语义不准确，对病人的询问闪烁其词，如“我不清楚，你问医生去!”或者“做有危险，不做也有危险，你自己看着办吧。”这会影响信息的准确性，增加病人的思想负担。

3. 语调冷漠　对病人缺乏必要的解释和说明，表情冷漠，使病人处于拘谨状态。

4. 语速不适当　语速太快，影响语言的清晰度，病人听不清、记不住；语速太慢，病人怀疑病情被隐瞒，无端增加心理负担。

5. 方式欠灵活　护士交谈采用的方式千人一律，不能以人为本、因人而异，导致交谈效果不理想。实际上，不同年龄、不同性别、不同心理状态、不同文化、不同民族的人采用的交谈方式都可以不一样。对小孩子要和声细语像姐姐、阿姨，对老人要关怀体贴像亲人、儿女。

6. 态度不坦诚　护士对病人不讲真话，不守诺言，其结果是人为地破坏了护患间的信任关系，影响了相互合作。

第三节　成功交谈的策略

交谈作为护理人员为病人服务过程中进行护患沟通及与同行沟通的重要手段和基本功，其成功的条件，除了需建立良好的人际关系外，还取决于是否恰当地运用了各种交谈策略。

一、交谈的影响因素

交谈多数都是人与人之间面对面的互动，很多因素都参与其中，直接或间接地影响着交谈的效果。交谈的主要影响因素有：

1. 充分了解交谈对象　护士应在以下三方面尽量做到心中有数：①病人的职业或文化水平；②病人性格特点、对护士的看法和态度；③病人的处境、心境或思想动向。

2. 提供适合的环境　使病人在身体上及社会心理上感到舒适的环境。如适宜的温度和湿度、安静无噪声的病区、适度的病室采光、营养合理且又能引起食欲的饮食、有效而放松的睡眠等。

3. 把握适当的交谈时机　在病人感觉舒适、安全并产生愿望的时候开始交谈是最理想的。结束交谈更要把握时机，在达成交谈目的后适时结束，并可以约定下次交谈的时间。

4. 真诚坦率的态度　以真诚、亲切、和谐的态度对待病人，如实向病人介绍病情，诚恳地解答病人的疑虑和困惑可以使交谈顺利地进行。

5. 尊重和理解　尽力体会病人的感觉及其经验。护士可以利用观察、语言表达和非语言的行为来了解患者的经验和感觉，然后利用反应、复述、澄清等良好的沟通技巧来证实他的感觉是否正确。如果病人感到护士能了解他，他会感到相当高兴。

6. 积极地倾听、敏锐地询问 护士认真而积极的倾听是鼓励病人自我暴露的动力。关注病人，敏锐地询问病人的行动、声音或姿态所代表的意义是很重要的，护士可以借此更清楚地了解病人的状态。

7. 适当的保密 护士不可以将有关病人重要的或隐私性的事情传播给与治疗和护理无关的人员。

8. 非语言信息运用 护士的姿态、表情、语调能够传达出对病人的关心程度和对谈话的关注程度。病人的表情、目光、动作也透露出更真实的信息。

二、交谈中的沟通策略

护患交谈的主要策略有：倾听、核对、提问、反应、阐述、移情、沉默、鼓励。

（一）倾听

在人际沟通中，倾听特别重要。倾听与简单的听见不同，更注意情感因素。倾听过程中要全神贯注、集中精力，要与对方保持适当的距离，1 米左右为好，采取稍向对方倾斜的姿势，保持目光的接触。当护士全神贯注地倾听病人诉说时，实质上向病人传递了这样一个信息：我非常重视你的谈话，你就畅所欲言地把心里话都说出来吧。倾听伴随着交谈过程，其目的是通过倾听收集真实情况、掌握准确信息，并且对各种信息进行接受、感受和理解。在倾听中要不断地回报以语言反应，如“是吗”“嗯”“哦”“知道了”，或者“今天听了你的情况，我对你的病情有了初步的了解，有不清楚的地方我们下次再交谈。你不要着急，我们一定尽最大的努力帮助你恢复健康。”交谈过程中，一个好的倾听者应注意以下几点：

1. 时间充足 充分估计交谈所需要的时间，以便有足够的耐心听取诉说。

2. 排除干扰 要有良好的精神状态，尽量排除干扰因素，关掉手机，以便集中注意力。不要经常插话，让对方充分诉说，以便全面理解对方的本意与真实情感。

3. 全神贯注 交谈中与对方保持目光接触，不要有分散注意力的举动，如看窗外、看手表、看报纸等。

4. 适时反馈 给予恰当、适时、正确的反应，以表明自己正在听。

5. 善于观察 注意观察病人的非语言行为，以判断其言外之意。

6. 语句恰当 护士在提问和做出反应时，选择能够简明表达意思和感觉的词句，避免使用病人不易理解的专业术语。

7. 勿急于做出判断 类似“你病情加重了，肯定是昨晚没吃药！”等匆忙的判断，会使病人不愿意再诉说下去。应让对方充分诉说，以便全面了解情况。

（二）核对

核对是指在倾听过程中，为了验证自己对内容的理解是否准确所采用的沟通策略。核对是一种反馈机制，体现了高度负责的精神。可以使病人知道自己的讲话被护士认真听取，并且很受重视。例如对某些细节、程度、范围的核对。核对包含重述、改述、澄清等方式。

1. 重述 重述是指交谈中的倾听者对听到的内容进行复述、核对和释义的一种交谈技巧。一方面护士把病人的话再重复说一遍，待病人确认后再继续交谈。另一方面可以要求病人把说过的话再重述一遍，待护士确认自己没有听错后再继续交谈。重述表示承认了对方的叙述，从而加强了对方继续诉说的自信心，让对方感觉自己的诉说已经生效。运用这种方式时注意不要对病人所说的话进行判断，重述只是一种不加任何判断的重复。例如，病人说：“昨晚我头痛得厉害，还恶心……”。护士说：“你刚才说你昨晚头痛、恶心，是吗？”“是的，我还差点吐了呢……"

2. 改述 护士把病人说的话改用不同的说法叙述出来，但意思不变，或将病人的言外之意说出来。例如病人说："小张护士是刚毕业的吧，她输液的手法挺生疏啊。"护士说："你的意思是说小张的操作手法不熟练吗？"

3. 澄清 澄清是指交谈者将一些模棱两可、含糊不清或不完整的陈述讲清楚，以求得更具体、更明确的信息。可以用以下言语来引导"我还不明白，你告诉我的是……""根据我的理解，你的意思是……"或"对不起，我插一句，再对我说一遍你一天小便几次好吗？"通过澄清，可以帮助护士与病人弄清最重要的关键问题是什么，以便下一步工作时集中精力先解决关键问题。

（三）提问

提问是收集信息和核对信息的手段，是交谈最基本的方法。提问的有效性将决定收集资料、进行护理评估的准确性。提问包括开放式与封闭式两种方法。

1. 开放式提问 即敞口式提问或没有方向的提问。所问的问题回答范围没有限制，通过启发，病人可以开阔思路充分说出自己的观点、意见、想法和感觉，护士可以从中更多地了解病人的想法、情感与行为。但是不能过多地诱导，否则很难获取真实资料。虽然是开放式提问，但也要有中心，应围绕主要环节和主导线索进行。询问的杂乱无章，东一下，西一下，则让病人难以回答。例如"您看起来不太高兴，有什么想法可以告诉我吗？""您对给您制定的护理目标有什么看法？""李女士，您对我们的护理还有什么要求吗？"提问的水平高，得到的资料就真实有效。一个笨拙的提问，只能导致笨拙的回答。另外，提问时护士的态度一定要诚恳，不应是冷冰冰的、突如其来的提问，要让病人感觉到温暖。"您是不是感觉很冷？没办法，忍一忍吧。"这种态度，病人的感觉就不好。开放式提问明显的缺点就是需要的时间较长，所以护士与病人都要有所准备。

2. 封闭式提问 即限制性提问或有方向性提问。封闭式提问是将病人的应答限制在特定范围内的提问，病人回答问题的选择性很小，甚至于用简单的"是""不是""有""没有"就能回答。运用这种提问，病人可以直接坦率地回答，护士可以在短时间内获得大量信息，例如对一位刚入院的病人采用这种方式提问，很快就可以了解到病人的年龄、职业、文化程度、婚姻状况以及过去是否做过手术等，时间效率很高。如"您是什么职业？""您是这里痛吗？""您的感觉与昨天一样吗？""您家里面有患风湿性心脏病的人吗？""您昨晚睡了几个小时？"封闭式提问明显的缺点就是病人回答问题比较死板，没有充分解释自己想法和释放情感的机会，缺乏自主性，护士也很难得到提问范围以外的其他信息。

（四）反应

交谈过程中的反应是指护士接到病人的信息后所引起的态度、行动或意见。反应是护士表明自己关注病人讲话的一种方式，它伴随倾听过程的始终。当病人向护士倾诉了很多心里话，而护士一点反应都没有，病人将会是很失望的。有利于护患关系的反应应该是：

1. 思维同步 即护士的思维速度要与病人的谈话速度相适应，不能过于超前，也不能过于落后，要适当地进行调整。有时护士注意力不集中，谈话过程中总是让病人重复，既耽误了时间，又伤害了病人的自尊心，最终失去了病人的信任，不利于良好护患关系的建立。

2. 不要急于定论 没完全弄懂对方的真正意思之前，没真正把握对方的感受之前，不要急于定论，否则会使交谈失败。

3. 语言具体明确 病人倾诉过程中可能会伴有一些疑问，对疑问的回答应具体明确。

如“今天听了你的情况，我对你的病情有了初步了解，如有不清楚的地方我们下次再接着谈。你不要着急，我们一定尽全力帮您恢复健康。”还可以说“根据你的情况，你要注意调节饮食，尽量多吃点，晚上要睡好觉，既然已经来到医院，就请安心静养。”一般这样的反应，可使病人的情绪稳定下来。

4. 不做虚假保证 过于肯定、热情的许诺，虽然能鼓舞病人，但也容易使之增加疑虑产生怀疑，甚至埋下护患纠纷的隐患。

（五）阐述

阐述即阐述观点、进行解释。病人来到医院会有很多疑问需要护士解释，如诊断、治疗、护理相关问题，病情的严重程度，预后及各种注意事项等。这就需要护士运用阐述策略给予解释。解答病人的疑问、消除误解，护理操作中解释操作目的、注意事项，针对病人的问题提出建议和指导，都是阐述策略的具体运用。阐述可以为病人提供新的思维方法，使其重新认识问题，从疑虑困惑中走出来，阐述多用于治疗性交谈中。如护士为一位高热的病人用乙醇擦浴法物理降温时，不断地向病人阐述乙醇擦拭降温的目的、方法、禁忌部位等。

阐述的基本原则：

1. 尽可能全面地了解病人的基本情况。

2. 尽力理解病人发出的全部信息内容和情感。

3. 将需要解释的内容用通俗易懂的语言阐述给病人。

4. 用委婉的口气向病人表明观点和态度，对护士的观点和想法，病人有选择和拒绝的权利。

5. 整个阐述过程要使病人感受到关怀和尊重。

（六）移情

移情即感情进入的过程。在护患沟通中，指护士站在病人的角度，通过倾听、提问等交流方式理解病人的感受。如果护士不能很好地理解病人、体验病人的真实情感，就无法使自己与病人的交往行为具有合理性与应对性。移情不等于同情。同情是对他人的关心、担忧和怜悯，是对他人困境时自我情感的表现。而移情是从他人的角度感受和理解他人的感情，是分享他人的感情而不是表达自我情感。移情的焦点是病人，是从病人的角度来观察世界。移情在护士与病人交谈中的作用：

1. 有助于病人自我价值的保护 患病的人往往有一种很强烈的社会心理需要，即被人理解，但很多客观因素妨碍了护士给予病人足够的关心。如果护士运用移情的策略，站在病人的立场上给予他们足够理解的话，病人由于陌生及高技术的医疗护理系统所带来的不良反应可以大大减低。病人感到被理解，才会感到自身存在的价值，感到自己不是孤立的，感到自己是现实社会的一部分。

2. 有助于护患沟通的准确性 通过移情，站在病人的角度，才能准确全面理解病人传递的信息。移情越充分，准确解释病人信息的可能性就越大。作为护士，如果能站在病人的角度上理解患病后着急的心理，就不会责怪病人表情冷漠、心事重重了。

3. 有助于提高病人的自我控制能力 如果护理人员能够移情地倾听病人的诉说，病人可通过表达自我情感而获得控制力，这有助于他们在困境中自我调整，减少病人对他人的依赖，更加深刻地感受到战胜疾病过程中自己应负的责任。

（七）沉默

沉默是指交谈时倾听者对讲话者的沟通在一定时间内不作语言回应的一种交谈技巧。沉默既可以表达接受、关注和同情，也可以表达委婉地否认和拒绝。在运用中，选择时机、场合及怎样运用是问题关键。在护患沟通中，沉默片刻可以给护患双方创造思考和调适的机会，并且可以弱化过激语言与行为、化解紧张气氛。沉默可以表达无言赞美，也可以表达无声抗议；可以表达欣然默许，也可以表达保留意见。表面上看，沉默没有声音，但实际上是声音的延续与升华。当护士以温暖平和的神态沉默时，对病人来讲也是一种无声的安慰。

在护患交谈过程中，选择恰当的时机使用沉默，可以起到如下作用：

1. 表达对病人的同情与支持。
2. 给予病人思考与回忆的时间。
3. 使病人感到护士在用心倾听讲述。
4. 有助于病人宣泄自己的情感。
5. 缓解病人的过激情绪与行为。
6. 给护士一定的时间去组织进一步的提问和记录资料。

此外，护理人员也可以允许病人保持沉默，可以对病人说：如果您不想说话，您可以不说。不过，如果您不介意，我愿意在这里陪您待一会儿。当然，沉默要恰当运用，如果一位护士整天只是默不作声地工作，很难听到她的声音，也不利于护患关系的建立。

（八）鼓励

在与病人交谈过程中，适时运用鼓励性语言，对病人是一种心理支持，可以增强病人战胜疾病的信心。根据不同情况，鼓励病人树立新的奋斗目标，激发起战胜疾病的坚强意志，使其对前途充满信心，或再介绍一些他人战胜疾病的例子来鼓励和安慰病人。护士可以说“你要有信心，你看老李比你的病还重，现在都好转了，只要你配合治疗，你的病也非常有希望。”

第四节　交谈的过程

一个完整的交谈过程一般要经过准备、启动、展开、结束四个阶段。

一、准备阶段

护理专业性交谈是一种有目的的交谈。为了达到目的，使交谈获得成功，护士在交谈前应作充分的准备。具体内容有：

1. 内容的准备　在交谈之前首先要明确交谈的目的，确定交谈的主要内容。必要时，列一份交谈提纲，使护患双方的交谈都能集中于同一主题。

2. 护士的准备　交谈前护士要做好形象上与心理上的准备。护士要衣着得体，举止端庄，态度和蔼，使病人产生信任感。还要收集一些有关该病人的信息，如通过阅读病历了解病人的现病史、既往史、治疗经过、本次入院的原因，也可以向其他医务人员或病人家属了解一些情况。

3. 病人的准备　要从病人的身体状况考虑交谈时间，尽量排除由于病人本身带来的一些影响因素，交谈前帮助病人解决口渴的问题、上厕所的问题、休息的问题等。

4. 环境的准备 在进行有目的的互通信息性交谈、指导性交谈与治疗性交谈时，要准备安静的环境，以免分散病人的注意力。收音机与电视等音响要关掉，或关好门、遮挡好屏风，交谈时要避开治疗与护理的时间。同时，护士要谢绝会客，保证交谈的连续性。

二、启动阶段

交谈开始，可以使用一些问候、寒暄把交谈发动起来。

（一）启动交谈的目的

1. 通过初步交谈，给病人留下一个良好的印象，建立彼此的信任与了解。

2. 通过一些轻松的话题，调动起病人说话的热情，以便顺利转入主题。

3. 通过初步交谈，了解病人的一些基本情况，以便在下一步交谈中不触犯病人的禁忌，使谈话更加愉快和顺利。

4. 确立一个谈话的基调，即以什么身份用什么态度和方式来与病人谈话。

5. 在比较亲热的问候、寒暄氛围中，病人的焦虑与紧张可以得到减轻。

（二）启动交谈的注意事项

1. 问候语要符合情境习惯 不可随心所欲、无边无际。即一般有关感情、婚姻、收入、个人信仰的问题尽量不问，否则有窥探别人隐私的嫌疑。如因护理需要，确实需要病人提供某项敏感信息时，应讲明原因。

2. 态度要温和、自然 温和、自然的态度，关切的方式，易于取得病人的喜欢和信任，建立一种融洽的关系，这是成功谈话的良好开端。

3. 要有礼貌地称呼 要根据病人的年龄、性别给予礼貌的称呼。给人一种亲切感，拉近心理距离。

4. 要适可而止 启动的语言，是谈话的开始，只是为了使谈话顺利导入主题，不能无休止地“启动”下去，否则会影响主题的展开，也达不到交谈的目的。

5. 调整好关系 交谈的双方都期望以一种平等的关系互通信息，高人一等会遭到病人心理上的反抗。

三、展开阶段

护士运用各种方法将交谈启动后，就要考虑如何将交谈全面展开、切入主题的问题了。此时的护患交谈更多的是涉及疾病、健康、环境、护理等实质性问题，护士应该注意：

1. 灵活运用各种交谈策略 根据实际情况灵活运用各种交谈策略。病人诉说时要全神贯注地倾听，通过核对表示护士对病人所说问题的关注，对不清楚的地方要采取恰当的提问方式，还要给予适时的反应，不断地站在病人的角度移情地理解病人的感受。在给病人进行治疗性操作或护理时要不断地进行原理、目的、注意事项等的阐述，经常性地鼓励病人与病魔作斗争，增强病人战胜疾病的信心。在病人悲伤或情绪不佳时可以采用沉默的方法使其安静下来。总之，护士要对各种交谈策略熟知和掌握，使其为成功的交谈服务。

2. 围绕主题达到交谈目的 在交谈过程中，护士要想办法创造和维持一个融洽、和谐的交谈气氛，按目标引导谈话围绕主题进行，让病人无所顾忌地将自己真实想法、感受全部倾诉出来。另外，交谈过程中护士可能会发现病人的一些新问题，此时应及时对谈话内容进行适当调整，或改变原来的主题，了解一些新发生的问题，以便及时解决这些问题。

3. 有效控制交谈时间　与病人正式交谈，主要是为了获取医疗动态信息而展开交谈，往往有明确的交谈目的，如询问病史、家族史、疾病的特征性症状和体征等，为下一步的检查、诊断、治疗收集资料，而不能漫无边际地谈论病人感兴趣的事，必须紧扣主题，控制交谈时间。

4. 做好相关记录　交谈记录与否，是正式交谈与非正式交谈的重要区别之一。正式的专业交谈在结束后应补做笔记，如果需要在交谈中边谈边记，则应向患者作必要的解释，以免引起患者不必要的紧张。

四、结 束 阶 段

实践表明，一个不恰当的结尾给人留下的往往是失望、不快，而一个巧妙适宜的结尾给人留下的将是留恋和美好的回忆。

1. 选择恰当的结束时机　事实上，护士与病人的每次谈话，都有一个很自然的终止点，即双方都感到目的达成，话题说尽之时。一般表现为较长时间的沉默，此时见好就收，不要无休止地谈下去。

2. 为下次交谈作准备　在交谈接近尾声时，还有一个重要的任务就是为终止交谈做一些必要的交代，如对交谈内容、效果可以采用重复、提问等方法作简要的评价小结，也可以采用交谈后补记录的方法作小结。必要时约定下次交谈的时间、地点、内容等。

以上是一次正式的专业性交谈的完整过程，事实上，现实中的交谈过程要比这个过程简单一些，随机性要大一些，往往没有明确的分期，有时可能只有几句话或者是比较简单的问答，内容也会很简单，所以，护士在与病人进行交谈时要灵活应变，不要较死板的拘泥于四段划分。

第五节　护患关系不同阶段的交谈示例

作为动态发展的护患关系，一般可分为三个阶段：初始期、工作期、结束期。这三个阶段有一定的顺序，但无时间的限制，每一阶段时间的长短是不一定的，且各阶段不一定连续，可能会重复、省略，甚至退回初始期的阶段。在不同发展阶段护患交谈各有侧重，示例如下：

一、初　始　期

（一）交谈要点

1. 了解病人的情况。可先查看病历记录、过去病史、护理计划及向相关人员了解情况。
2. 向病人介绍自己及自己所负责的护理工作范围。
3. 告诉病人谈话的目的。
4. 保证病人在身体、心理、环境上的隐私性得到尊重。
5. 给予病人必要的护理措施。
6. 检视自己的情绪及期望，评估潜在的沟通障碍。
7. 确认病人对护患关系的期望，评估自己是否有能力满足其需要。

（二）示例

林先生，48岁，已婚，近日因大便变细且带血，食欲差而住进内科病房。他是位餐饮业的老板，两周来体重减轻了8公斤，在太太的强烈要求下才入院检查，目前医生怀疑病人患大肠癌，准备作更进一步详细的检查以确定诊断。林先生非常担心，失眠，常抽烟，并且常在病房内走来走去。

护士小慧从今天开始是林先生的责任护士，看过林先生的病历，并和医生讨论后，小慧收集了适当的资料。她决定利用15分钟的时间，作与林先生交谈的准备。以下是护士小慧所做的过程记录：

	交谈过程	分析评价
病人	躺在病床上，没有任何的身体活动。	
护士	走近病床："林先生，您好，我是小慧，从今天起到您离开内科病房为止，都由我来照顾您。"	自我介绍，并解释护患关系的开始与终止时间。
病人	"哦！"	
护士	"在这段期间，我将协助您接受一切相关的检查，并且负责解答您的相关问题。"	解释自己所负责的护理工作范围。
病人	注视着护士。	
护士	"在我上班时间内，上午8点到下午4点，您有任何问题，可直接找我，我都乐意为您服务。希望通过我们共同的努力，让您早日恢复健康。"	告诉病人谈话的目的，鼓励病人积极参与到护患关系的建立过程中来。
病人	"好的，谢谢。"	
护士	"关于您这次住院和疾病的检查，有哪些地方需要我跟您配合？"	确认病人的期望。
病人	"我希望赶快检查出我是不是大肠癌，不要拖太久。"	病人说出期望。
护士	"好的，我会联系相关科室，尽量配合。"	护士必须评估自己的能力是否可以满足病人的需要。

二、工作期（一）

（一）交谈要点

1. 列出病人的症状及问题，表达愿意协助病人减轻紧张和不适，建立共同努力的目标的愿望。
2. 评估病人的需要及信任感，采取适当的方法接近病人。
3. 遵守承诺，表达关怀，向病人证明自己是值得信赖的。
4. 限制病人的不适当行为，并且让病人了解到，当他行为失当时，护士将会介入处理。
5. 避免给病人造成压力，引起恐慌。
6. 不要以冷漠的态度对待病人。
7. 尊重病人的自尊及权利，有关个人隐私及资料，应妥善运用并适当的保密。

（二）示例

小慧在今早与林先生作初步接触，彼此在心理上有了准备。下午准备利用30分钟的时间，开始建立与林先生的治疗性关系：

	交谈过程	分析评价
护士	停在林先生病室的门口，敲敲门："林先生，我想与您讨论住院期间的康复计划。大约需要30分钟，有空吗？"	尊重病人的隐私权和自主权，允许病人控制自己的环境，解释自己的计划，使病人能合作，可减少焦虑。
病人	在病室内走来走去，并抽着烟："早上不是谈过了吗？还有什么好谈的？"	病人的声音听起来有些不安、不耐烦。他不打算和护士沟通，或认为不需要与护士沟通。
护士	觉得病人有较强的防卫心理，自己有被拒绝的感觉，仍温和地说："我真的很希望和您谈谈。"	护士怀疑病人的防卫心是准确的。"我真的很希望和您谈谈"提供给病人改变主意的机会。
病人	没有反应。	病人可能拒绝护士的帮助，也可能在试探护士是否遭到拒绝愿意帮助他。
护士	"如果你觉得现在不方便，我可以半个钟头后再来。"	尊重病人，也避免给病人造成压力。采取合适的方法接近病人。
病人	"好吧！你半个钟头后再来。" 半个小时后	病人接受护士的建议。
护士	敲敲门："林先生。"	护士遵守承诺。在关系建立初期，最重要的工作就是要建立信任感。
病人	垂着头，无精打采地坐在床上："进来吧！"	病人同意与护士接触。
护士	走近病人并坐在床旁椅子上，面对病人，亲切地说："怎么了，您看起来似乎很沮丧。"	护士与病人保持适当距离，以尊重他的身体空间，并表达对病人之关怀与接纳。而不因刚才病人的拒绝行为，出现情绪化的反应。
病人	"唉！过几天要作大肠镜检查了。"	病人透露了沮丧的原因，但不明显。可能担心检查的过程，也可能担心的是结果。
护士	"听起来，您似乎在担心些什么？"	护士澄清病人的问题。
病人	"如果是癌症，不是等于宣布死亡？"带着恐惧的语气。	病人透露了他对癌症、死亡的害怕。
护士	"为什么把癌症及死亡联想在一起？"	护士想了解病人对癌症及死亡的感受。
病人	"去年我的朋友得了肺癌，才三个月就死掉了，留下妻小三人真是凄凉呀！"	病人说出过去朋友的经验，且强调从发现得癌症到死亡仅三个月的时间。
护士	保持沉默，倾听。"是的，的确是件很伤感的事。目前癌症的治疗方式有很多，不同的癌症有不同的治疗及预后，你愿意每天找个时间跟我谈一谈吗？"	护士表达了对病人情绪的反应。虽然她想帮助病人了解癌症并不意味着死亡，却也同时面临讨论癌症与死亡的冲突。于是她暗示改天再讨论，以便建立护患关系的需要，让病人同意维持像今天这样的关系。

续表

	交谈过程	分析评价
病人	“太好了！都没有人愿意跟我谈这个问题!”	病人接受了护士的建议，并开始建立信任，认为护士能满足他的需要。
护士	“我打算每天找时间与您讨论将会发生的事，及如何使您在住院期间尽可能的舒适，还有您的感觉及您对癌症的疑虑。想一想什么时间您最方便?”	护士告诉病人她的谈话目标，并确定建立护患关系的目的。 护士要求病人参与决定谈话的时间。
病人	“如果没作检查，我们每天下午 2 点到 3 点讨论，可以吗?	病人参与。
护士	“好的。” 闻到很浓的烟味。“您抽烟?”	护士同意病人的决定
病人	“我心情不好的时候才抽。”	透露抽烟的目的。
护士	“心情不好才抽?”	重述病人的语句，暗示疑问。
病人	“今天跟你谈过后，我心情好多了。”	
护士	“如果您心情不好时，可以来找我谈一谈。抽烟对肺脏、心脏及血管都有很大的影响。”	表达关怀，限制病人的不利于健康的行为。
病人	“谢谢你，我了解了。”	

三、工作期（二）

（一）交谈要点

1. 积极推动护患关系发展。
2. 接纳病人并尊重病人。
3. 注意运用倾听的技巧。
4. 注意运用非语言沟通方式，支持并鼓励病人确认非语言沟通的意义。
5. 交谈内容以病人为主，进而引导会谈的进行。
6. 注意提问的方法。
7. 注重病人的心理发展及情感层面的问题。
8. 协助病人学习适当的方法增进健康。

（二）示例

住院 4 天后，林先生确诊为大肠癌。小慧得到消息后也相当难过，在与林先生相处的 4 天里，陪伴他度过许多个不舒服的诊断检查过程，小慧已取得病人的信任。

	交谈过程	分析评价
病人	猛抽烟，一言不发地坐在病床上。	
护士	“林先生，你在抽烟。心情不好吗?”	护士记起病人曾提起当他心情不好时才抽烟，此刻病人的情绪不好。
病人	“抽烟与不抽烟还不是一样，反正我活不过一年了!”大笑。	病人表达了绝望。以笑代替忧伤。

续表

交谈过程		分析评价
护士	“活不过一年了?”	护士重述句尾,促使病人继续说。病人明显表现出语言和非语言的行为是相悖的。因此护士推论病人此刻对癌症可能很焦虑。
病人	“早上住院医生告诉我,检查结果已确定我得了癌症,我还不大相信;刚刚主治医师也来证明,我真的得了大肠癌,怎么真的是这样的结果。”笑,目光朝向床的一角。	病人出现了否认及震惊的行为。笑声似乎再度表达病人的防御心理,不愿意表露他的伤心及悲哀。
护士	“我很难过。” 注视着林先生。	护士表达移情,帮助病人表达出他的感受。
病人	深深吸一口烟。	病人非语言动作表示极大的焦虑。
护士	保持沉默。	护士允许病人有足够的时间来处理悲伤的感觉及焦虑。
病人	熄了香烟,望着护士。	
护士	“医师还说了些什么?”	护士试着让病人着重于现实,以评估他对自己情况的了解。
病人	“他认为目前还未转移,应该立即开刀切除一段肠子及肿瘤。”	
护士	“听起来很有希望,你的决定呢?”	护士鼓励病人作决定。接受病人的感觉,并给予充分的时间思考。
病人	沉默,思索了1分钟。“是的,我必须马上决定是否接受手术治疗。”	病人目前已发现自己的问题。
护士	“你现在的想法是什么?”	护士鼓励病人仔细考虑他的决定。
病人	“手术会不会有危险?但我也没有其他的选择了,如果不手术,医生说我活不到二年……”低头哭泣。	病人透露了对手术的担心及对死亡的害怕。
护士	伸出手置于病人的手背上,轻拍着。	护士用触摸来表达她的关怀及心理支持。
病人	我还不想死,我舍不得离开我的妻子、儿女。我还有好多好多事情要做。”哭泣。	病人更进一步表达内心的感受。
护士	“我能了解。”轻拍病人的手背,保持沉默。	接纳病人的感受并利用倾听的技巧,引导谈话的进行。
	几分钟后,病人不再哭泣。	
病人	“抱歉!我不应该如此失控。”	病人确认自己的情绪。
护士	“如果这件事发生在我身上,也会如此的。”	移情有助于病人控制自己的情绪。
病人	“谢谢你!积压在我内心多时的情绪都发泄出来了,现在觉得好多了。”	护士成功地协助病人确认、表达及调整自己的情绪。

续表

交谈过程		分析评价
护士	微笑，点点头。	护士也表达了喜悦。
病人	“关于手术的事，能不能作更多的说明呢？”	病人回到了现实，开始收集有关手术的资料。
护士	“我想安排一个时间，请医生向你解释手术的目的、过程及预后。”	护士满足了病人的需要，并提供了更多的咨询。
病人	“太好了，可以等我太太来了，一起解释吗？”	病人态度更为积极。
护士	“这是我的期望。”	
病人	“好，下午我太太会来，能不能请你就安排在下午。	
护士	“好的，我会与医生商量安排时间的。”	尊重并接纳病人的决定。

四、结 束 期

（一）交谈要点

1．护士及病人可以彼此表达情绪感受，分享经验及感觉。

2．预期可能遭遇的问题，制定解决的方案。

3．病人可能会呈现过度依赖、沮丧、退缩等行为，允许病人表达并协助处理。

4．成功地结束护患关系，有助于病人日后勇敢、乐观地与他人建立新关系。

（二）示例

小慧昨天下午请医生和病人及其妻子共同讨论了整个手术的经过及后续治疗的有关问题。林先生已决定手术，并准备转到外科病房，进行手术前的准备。

交谈过程		分析评价
护士	“早安！林先生。”	
病人	微笑：“早啊！我已经决定要接受开刀了。”	病人很高兴地表达出他作了决定。
护士	“听起来，您似乎很满意这个决定。”	护士积极地反应。
病人	“是呀！虽然还是有点担心，但只要有治愈的希望，我不会放弃的。”	病人承认仍存有害怕的感觉，他仍然需要支持。
护士	“很高兴能听到您这么说。”	护士对病人能持积极的治疗态度表达喜悦。
病人	“医生说我要转外科病房了，你是不是就不能再照顾我了？”些许的感伤。	病人记起护士在关系建立初期即告诉他关系何时结束。
护士	“是的。”	护士以肯定的态度表明。
病人	“谢谢你！小慧，你帮了我很多忙，在我最沮丧、意志最消沉的时候，给我支持和鼓励，你给我力量让我重新面对生命。真庆幸你是我的护士。”	病人能接受这个过程，而且他给护士肯定性的回馈。

续表

	交谈过程	分析评价
护士	“我也很高兴能帮助您。这么短的时间里，您做到了许多并且适应良好。”	护士企图帮助他透视这个关系。这样的整合可作为结束关系的方法。
病人	“是的，我也觉得自己体验和学习到许多事，今后转到外科病房，不知还能不能碰到像你这样好的护士。”	
护士	“你别这么说，外科病房有具外科的知识与技术的外科护士，他们能给你所需要的照顾。相信你会碰到你所满意的护士的。”	护士为新的护患关系建立作准备。
病人	“我到外科病房后，你还会不会来看我?”	病人尝试着延续护患关系。护士必须坚持结束，否则会干扰病人与其他护士建立关系。
护士	“我会利用下班时间去看您，但那时候，我将只是您的客人。”	护士解释护患关系的结束，即使她将再去看病人，彼此关系的特性必须重新认定。
病人	有些失望。	
护士	“怎么了?”	鼓励病人说出自己的感觉。
病人	“我有点难过。如果你能持续照顾我该多好。”	
护士	“谢谢您如此接纳我的照顾，但我想那位外科护士会代替我继续好好地照顾你。”	护士认为必须成功地结束关系，才有助于病人日后勇敢、乐观地与他人建立新关系。
病人	“希望如此。”	
护士	“希望一切顺利。”	

【案例分析】

案例一：指导性交谈

［案例资料］

吴某，女，69岁，家住农村，因患浸润性肺结核住院多日，入院后一直进行化疗，服用多种抗结核药物，还要进行静脉输液。由于药物的作用，吴大娘近日食欲很不好，再加上不进行口腔清洁，只是偶尔漱漱口，导致口腔出现异味并伴发溃疡。发现这种情况，李护士到病房为其做口腔护理。

李护士：“吴大娘，您今天早晨吃饭了吗?”。看到护士端着口腔治疗盘进来，吴大娘有些紧张，说：“姑娘，你是给我送饭吗？我胃不舒服，吃不下去呀。”

[案例分析]

吴大娘看到护士端治疗盘进来，以为护士给她送饭来了，赶紧告诉护士她食欲不好，吃不下饭。护士要首先分析食欲不好的原因，再耐心指导她今后应该怎样进行口腔清洁。希望病人配合并按照去做。如果护士看到病人不刷牙也不漱口造成口腔异味和溃疡，只是一味埋怨病人，不加以指导，则病人的问题解决不了，而且还会影响良好护患关系的发展。

下面是沟通实例及评价（表 5-1）

表 5-1 沟通实例及评价

沟通实例	评价
李护士：（亲切地）“大娘，您食欲不好，胃不舒服，与药物的副作用有一定关系，还有您的口腔有异味、出现溃疡也影响您吃饭。我来帮您漱漱口、擦擦牙好吗？” 吴大娘：“太好啦。”	吴大娘并不完全知晓自己食欲不好的原因，其实很多抗结核药对胃肠都有刺激作用，影响病人的食欲。更重要的是吴大娘没有良好的卫生习惯，不知怎样正确清洁口腔。因为吴大娘是农村人，如果李护士说话稍不注意，就会刺伤病人的自尊心。
李护士：（边操作边说）“大娘，我看您的状态还不错，如果可以的话，您每天最好刷刷牙、漱漱口。要用那种软牙刷，牙刷太硬会损伤牙龈的。另外，最好用漱口液漱口，会使您的口气清新，这样您的食欲也会好些的……您做得很好，舒服多了吧？” 吴大娘：（拉住护士的手）“姑娘，谢谢你啊，你帮我买一个好使的牙刷吧。以后呀，我要认真地刷牙漱口……”	在这里，护士帮助病人分析了食欲不好的原因，同时运用了治疗性交谈中的指导性交谈方式，病人很乐意接受这种方式，而且护士亲切的态度拉近了护士与病人间的距离，使得病人欣然接受护士的指导，并积极地按照护士说的去做。

案例二：分享性交谈

[案例资料]

王某，女，25 岁，患有先天性唇裂，20 岁时曾做过唇裂一期修复手术，近日进行了二期修复术。因为今天是术后拆线的日子，所以王小姐的心情很紧张，一直握着护士的手。医生为她拆完线，护士递过来了小镜子，王小姐紧张得不敢去接，说：“我是不是还很丑啊？”护士微笑着小声说：“看看你现在的模样吧。”望着护士鼓励的目光，王小姐终于接过了小镜子……看到镜子里的自己，病人高兴得流出了眼泪，然后与护士交谈起来。

[案例分析]

这是一位经过二期修复术的唇裂病人，虽然唇部形态仍未达到正常人标准，但从医学美的角度来讲，医生和护士对术后的结果已经很满意。护士的小声说话与微笑，已经表明了护士的态度。病人通过护士的表情已经知道手术是成功的，尤其照过镜子之后，看到自己比原来漂亮了许多，激动地流下眼泪。护士的表情和语言，都是在与病人共同分享欣喜的感觉。接下来的交谈内容也要与病人共同分享情感。如果护士换一种方式，表情严肃，对病人说：“你的手术虽然成功，但你的唇部形态还是不如正常人。”病人虽然认为自己比原来好多了，可一听护士这样说，也就高兴不起来了。所以针对此情此景，以恰当的反应分享并理解病人的内心感受，能获得良好的交谈效果。

下面是沟通实例及评价（表 5-2）

表 5-2　沟通实例及评价

沟通实例	评价
护士：（微笑着）“怎么样，对手术效果还满意吧？” 王小姐：“紧张死我了，我不知道这次手术以后我会是什么样子，如果不是你鼓励的目光，及所说的话，我都不敢照镜子。”	护士微笑着说话，本身就是对手术结果的一种肯定，看着护士鼓励的目光，病人获得了心理上的支持，从而也说出了对手术的担忧与紧张。接下来护士都是与病人共同分享欣喜的感觉。
护士：（仍微笑）“术前我就跟你说不要太紧张，这类手术我们医院做过很多，效果都不错。” 王小姐：“是啊，这回我可真相信你的话了，我的手术真的很成功，现在我对自己有信心了。” 护士：“就是嘛，你看你现在多漂亮啊，（开玩笑地）我都有点嫉妒了，找到好老公可别忘告诉我一声啊。” 王小姐：“那当然，肯定忘不了告诉你。”	护士用语言和行为帮助病人化解忧愁、分享快乐。这种交谈让病人感觉与护士很亲近，愿意与护士说心里话。

案例三：“核对”策略的应用

［案例资料］

姜某，男，55 岁，是一位从事电脑编程的脑力工作者，因被诊断为脂肪肝今日住院。在病房，护士对其进行收集资料。护士：“您好，您是刚刚入院的姜先生吧？我现在要问你一些问题，希望您能配合我。”病人一一加以回答。

［案例分析］

病人刚刚入院，护士与病人进行的是互通信息性交谈，主要采用了“核对”沟通策略，对病人陈述的一些模糊的、不完整的或不明确的语言提出疑问，从而求得更具体、更明确的信息。“核对”策略的运用，有助于加强信息的准确性，可以使护士更好地理解病人，也可以使病人更好地理解他自己。下面的对话中，对“你一天抽几支烟、喝几两酒”这样的细节问题进行核实，体现了护士高度负责的精神。

下面是沟通实例及评价（表 5-3）

表 5-3　沟通实例及评价

沟通实例	评价
姜先生：（坐起来）“是的，我刚刚入院，有什么问题你问吧，我尽量配合。” 护士：“没关系，您不用坐起来，您躺着回答我就可以，这样您能舒服一些。请问您的名字是这两个字吧（写给病人看），您多大年纪了？”	为表示对护士的尊重，病人坐起来。而护士在交谈过程中首先体现了“以人为本”，因为对方是病人，有病痛在身，所以护士让病人躺着就可以。

续表

沟通实例	评价
姜先生:"是,姜明。今年55岁。" 护士:"您是干什么工作的?" 姜先生:"从事电脑编程。" 护士:"您是一位脑力工作者。请问您抽烟吗?" 姜先生:"抽烟,但抽得不太多。" 护士:"您能说具体一点吗?比如一天抽几支,都什么时间抽?" 姜先生:"我一天差不多抽半盒,一般都是思考问题时抽。" 护士:"半盒?那就是十支喽?" 姜某:"你说得对。" 护士:"那您喝酒吗?" 姜先生:"每天都喝一点。" 护士:"您说您每天都喝一点酒,您能具体告诉我,您一般喝什么酒,每天喝几次,每次喝多少吗?" (交谈继续进行)	接着,护士与病人进行了封闭式提问的交谈,而且在交谈过程中运用了"核对"策略,将一些细节问题进行了充分核实,以便在下一步工作中集中精力解决一些关键问题。 在"核对"中,护士运用了改述、澄清、重复等具体方法,使信息更明确、具体,使交谈的效果更好。

案例四:"阐述"策略的应用

[案例资料]

邓某,女,60岁,昨日下午5:00以急性胆囊炎急诊入院。护士测量体温39.2℃。护士采用乙醇拭浴进行了物理降温。病人的女儿一直守在病床旁,看护士忙碌完之后连忙问:"小李护士,谢谢你,看你累得一身汗,歇会吧。你能给我讲讲用酒精擦全身的时候有哪些需要注意的吗?"护士:"那我就给你说说吧。"

[案例分析]

本案例中,病人家属特别想了解一些护理知识,以便日后护理自己的母亲,针对这种情况,护士有必要与病人或病人家属进行阐述性交谈。向病人解释乙醇拭浴的目的及其注意事项,解答病人及家属的疑问,以增加病人的信任程度,巩固和加强护患关系。事实上,如果病人能够自理,有些技术性不强的护理工作完全可以由病人来完成,通过自我护理,病人可以感受到自我存在的价值。所以,当病人或家属想了解护理知识的时候,护士应认真讲解。

下面是沟通实例及评价(表5-4)

表5-4 沟通实例及评价

沟通实例	评价
护士:酒精拭浴的规范名称是乙醇拭浴,是物理降温方法的一种,通过酒精蒸发和刺激皮肤血管扩张达到散热降温目的。 家属:那么酒精的浓度有没有要求呢? 护士:有要求的,一般是将95%的酒精100ml加水200ml配成20%～30%浓度用300～500ml进行擦浴。 家属:怎么个擦法呀?	护士首先说明乙醇拭浴不是唯一可以降温的方法,然后又回答了用什么浓度的乙醇才可以作为降温擦浴用。

续表

沟通实例	评价
护士:要用纱布蘸配制好的酒精液体有规律地进行擦浴,千万不要乱擦。一般先从脖子(颈部)擦到胳膊(手臂)外侧再到手背,然后再从大腿根部(腹股沟)擦到脚踝、足背…… 家属:那好,我也会酒精擦浴了。	护士在阐述有关乙醇拭浴的问题时,是用通俗易懂的语言进行说明的,如没有说解剖术语"腹股沟",而是说"大腿根";没有说"乙醇",而说"酒精"。使病人家属很容易理解。
护士:"还有呢,胸部、腹部、后颈部和足底不能擦,否则可能会引起不良后果。	接着,护士又阐述了擦浴过程中应该注意的一些事情。 护士运用阐述方法为病人家属提供了新的思维方法,使其站在新的角度重新认识问题。

案例五:"沉默"策略的应用

[案例资料]

胡某,女,32岁,被诊断为肺癌晚期,当护士进病房时,该病人正在哭泣,护士轻声地说:"胡女士,您感觉很不舒服吗?"胡女士:"不是的……"护士说:"那您需要我帮您做些什么吗?"胡女士:"呜……不用……"

[案例分析]

本案例中的病人,被诊断为肺癌晚期,事实上她已经知道了自己病情的严重性。今天,她的心情很不好,担心自己的病情恶化,又担心孩子无人照顾,所以她又一次在病房伤心地哭泣起来,护士应该理解病人此刻的心情,在与病人的交流中适时运用沉默策略。

此时护士的沉默,表示了对病人的同情和理解,也缓解了病人悲伤的情绪,对病人来讲更是一种无声的安慰。相反,如果护士不懂交谈的策略,一味地追问病人"你怎么啦,有什么伤心事呀?"或是"你别哭了,哭是不解决问题的,有什么话你对我说。"只能增加病人的烦躁,或加重病人的情绪反应。

下面是沟通实例及评价(表5-5)

表5-5　沟通实例及评价

沟通实例	评价
护士:(关切地注视着对方)胡女士,我知道您现在心情很不好,如果您不想说话,您可以不必说话,我陪您坐一会儿吧。 胡女士:(用手帕擦着眼泪,点点头) 护士:(保持沉默,将手放在病人的腿上) 胡女士:(过了一会儿)……我还很年轻,孩子又小,万一……我可怎么办呢? 护士:(拉起病人的手,轻拍手背,继续沉默) 胡女士:(感受到安慰)我知道你是能够理解我的,我实在是不甘心啊。 护士:(点头)我明白,我也理解,您别太伤心了,病情会好转的,如果您的女儿看到您这样,她该多难过呀。	护士没有追问病人为什么哭泣,而是表示了理解,然后默不作声地陪伴在病人身边,这样做所起的作用比不停地用语言安慰病人强得多。因为沉默本身就是一种无声的安慰。

续表

沟通实例	评价
胡女士:(停止了哭泣)我女儿可乖了,为了女儿我应该坚强,我也应该配合治疗,是吧? 护士:(看着病人)这就对了,好啦,休息一会儿,您还没吃早饭吧,我去给您端来。 胡女士:(点点头)谢谢,真谢谢你!	病人尽情地哭泣也是一种情感释放,之后她的心理压力已经适当减轻,再加上护士关切无声地坐在她身边,使她很快从伤感中走出来。 沉默策略的运用要恰到好处,要视具体情境而定。

案例六:交谈的完整过程

[案例资料]

谢某,男,22岁,是一位速滑运动员,成绩很好,在一次比赛过程中突然摔倒,导致小腿胫骨骨折。今天医生给他的腿进行了小夹板固定,在医生操作过程中谢某的情绪一直很低落,而且总是挑医生的毛病,不是说这儿弄疼了就是那儿弄疼了。"看你,怎么搞的,弄得我这么疼……"

小夹板固定后,护士小张走进病房与这位病人交谈了起来。"你好,谢先生,我是你的责任护士,我姓张,你叫我小张就行。我们谈谈好吗?"病人瞥了小张护士一眼,说:"你就是我的责任护士呀,我以为没人管我呢。"小张说:"怎么会呢,我知道你心情很不好,咱们年龄相仿,有什么烦恼对我说说行吗?"

[案例分析]

病人谢某是一位年轻的速滑运动员,骨折可能会导致他的冰上梦想破灭,所以他的情绪非常低落,而且表现得十分烦躁,对医生百般挑剔,对护士也没有好态度。护士小张与他进行交谈,要做好充分的准备,包括交谈的启动方式、切入主题展开交谈、以至于结束交谈都要经过精心安排。并且小张护士要灵活地运用交谈策略,入情入理地帮助病人分析病情,开导病人,才可能使病人心情逐渐好起来,最终,双方愉快地结束交谈。

本案例主要是体现交谈的完整过程,即准备阶段、启动阶段、展开交谈、结束交谈。

下面是沟通实例及评价(表5-6)

表5-6 沟通实例及评价

沟通实例	评价
谢先生:(大声地)你说,你们医院水平到底行不行,我这腿还有治没治了,不行我赶紧转院!	由于担心运动生涯中止,病人心情极为不好,所以表现得很不理智,挑毛病、大声发火。
小张护士:(面带微笑)我知道您很着急,而且我很理解你,滑冰滑得好好的突然骨折,换上谁都受不了。我刚才看过你的X线片子了,胫骨上只是稍微有点线性裂纹,愈合后不会影响你滑冰的。 谢先生:得了吧,你不用骗我了,都骨折了还能不影响滑冰,三岁小孩才相信你!	护士很镇静,而且按照事先准备谈话内容帮助病人分析骨折的情况。在展开交谈的主题时,护士灵活地运用了阐述交谈策略,将骨折的一些知识介绍给了病人。

续表

沟通实例	评价
小张护士：(仍微笑)听我说，谢先生，骨折分好几种类型，你是最轻的一种，你看，小腿部皮肤是完整的，而且骨头没有移位，治疗一段时间就会好的。 谢先生：(平静了许多)你说得好像有些道理，照你说的，我真的还可以重返运动场，要是那样可太好了。	交谈继续深入下去，经过进一步的分析病人的情绪终于平静下来。
小张护士：会的，但你一定要配合治疗，而且要进行功能锻炼，我还想看你拿冠军呢。 谢先生：(笑了)我最好的成绩是亚军，腿好了之后我要争取拿一个冠军。 小张护士：好了，你休息一会儿吧，不要再想那么多了，我走了。 谢先生：谢谢你，小张，有空常来跟我聊聊。	护士恰到好处地结束了与病人的交谈。 交谈过程中，护士注意到了自己的态度，既温和又自然，而且还很有礼貌，所以赢得了病人的信任。 交谈的双方都感到心情愉快，尤其是病人，特别想与护士再次交谈。这是成功交谈的最佳结果。

案例七：不适当交谈方法举例

[案例资料]

齐某，70岁，被诊断为肺源性心脏病，已经入院多日。齐某性格比较倔强，耳朵背，而且说话絮絮叨叨。今天，护士小王来为他进行常规点滴，齐某见到小王就大声说："是小王啊，你说我这病到底能不能好哇？我都住院这么多天了，钱也花了不少了，怎么这病就不见好呢？是不是……"没等齐某说完，小王就说："啥是不是的，你就安心住你的院吧，你这病是慢性病，再说你年龄那么大，能那么快就好吗。"齐某瞪大了眼睛："你说什么？你的意思我的病治不好了呗？"

[案例分析]

面对年龄比较大、耳朵背、说话絮絮叨叨的病人齐某，护士小王表现出了不耐烦的态度，曾多次没有礼貌地打断齐某的话，而且对其病情过早地进行个人判断、匆忙做出结论，导致齐某极不满意，最终，护患交谈以不愉快夭折。由于护士小王没有站在病人的角度理解病人的情感，没有认识到自己的话在病人心目中的重要性，忽略了病人的需求，最终的结局只能是使护患关系蒙上一层阴影，严重的可以导致其关系恶化。

此案例属不适当交谈方法，我们应以此为戒。

下面是沟通实例及评价(表5-7)

表5-7　沟通实例及评价

沟通实例	评价
护士：(低着头开始操作)跟你说你也不懂，你的病又不是一天两天了，哪能说好就好。	护士低着头，而且没有礼貌用语，表现了对病人的不尊重。

续表

沟通实例	评价
病人：(还是大声的)看来我的病是治不好了！看你这个护士，都不愿跟我说话，我是快死的人了，我今天不……(说着往外抽手，拒绝护士给他点滴) 护士：(有些不耐烦，打断病人的话)哎哎，你别动，你这人怎么这样！ 病人：(生气地)你哪像个护士，都不让人说话，你快走！快走！把你们护士长找来！我不想见到你！下次不用你给我点滴！	病人大声说话，是因为他年纪大了，耳朵背，认为自己听不见，别人也需要大声喊才能听见，这是听力弱的人共有的感觉。护士不能够理解老年病人的说话絮叨，所以多次插话打断病人，而且没有依据地对病情加以判断，最终导致病人生气地把护士赶走了。
护士：(小声地)哼，走就走，没见过你这样的病人，啰里啰嗦，还说别人的不是。	这次给病人进行护理操作引起的交谈以不愉快的结局夭折。

【实践活动】

掌握有效交谈的方法

一、认知学习目标

［目标］ 激发同学们学习“语言沟通的主要形式——交谈”一章的兴趣，引发求知欲望。

［时间］ 在开始“交谈”一章的学习前20分钟进行。

［材料］ 教材

［步骤］

将同学分成若干小组，设小组长一名、记录员一名。在小组长的带领下共同讨论以下问题并进行发言记录，之后每组派一名同学汇报讨论结果。

讨论的问题：

1. 你希望在本章中学习哪些内容？
2. 你愿意与别人交谈吗？为什么？
3. 你觉得交谈对你来讲很难吗？能说说原因吗？
4. 你愿意与善谈的人交朋友吗？
5. 你认为如何锻炼才能提高你的交谈能力？
6. 你将在“交谈”一章的教学活动中如何表现？

二、学习倾听

［目标］ 学习倾听

［时间］ 10分钟

［材料］ 室内外皆可，每人一张薄的A4大小的空白纸张

［步骤］

1. 每人发给一张白纸，所有参与活动的同学将眼睛闭上。
2. 依照指导教师指示操作，动作如下：

(1)先将白纸对折再对折，右上角撕下一个2cm高的直角三角形。

(2)再对折一次,然后在右上角撕下一个边长 2cm 的正方形。

(3)再将纸对折一次,在右上角撕下一个 2cm 半径的圆弧扇形。

(4)完成指示后睁开眼,摊开纸看看是否相同。

3. 活动过程中学生如有提问可以给予解答,如保持沉默,则在每一个动作完成后继续下一指令。

4. 也可采取不给提问机会的方式进行第一次,活动后予以讨论,再以同样方式再做一次,完成后睁开眼,摊开纸看看是否相同。

5. 讨论重点

(1)了解在人际交流过程中,倾听的重要性。

(2)感受他人和自我之间认知的差异。

三、角色扮演(一)

[目标]　分角色扮演下面的情景,并在小组内交流感受。

[时间]　10 分钟

[材料]

案例:病人赵先生明天上午将接受胃镜检查,因为以前常听单位同事说胃镜检查很痛苦,所以心里非常紧张,又因不知道哪位医生给自己做,更是着急,于是,他找到小慧护士。

病人:我很担心明天的胃镜检查,和那些做大手术的病人相比,我的担心是否显得有点可笑?

护士:不,我能理解这种担心,因为上次我父亲在接受胃镜检查前也很紧张。能告诉我您最担心的是什么?

病人:我很担心自己因难受而不能配合好,还担心胃镜管插入后会引起出血,不知道明天是哪位医生给我做?

护士:噢,您的担心可以理解,不过您尽可放心,现在的胃镜管很细。给您作检查的医生技术又很熟练,不会让您很难受的,更不会引起出血,每天都有几十位病人来做检查,几乎没有一位病人有出血现象,而且明天主任将亲自给您做。

病人:那太好了,这下我可放心睡个好觉了。

提示:由于护士确认了病人的担心、紧张和焦虑的合理性,并给予有效的疏导,病人解除了焦虑,平静入睡,从而为第二天的胃镜检查作了良好的心理准备。

[步骤]

1. 将同学分成若干小组,每组 4～5 人。

2. 角色分配:护士、病人、观察者。

3. 分角色扮演,并在小组内交流感受。

角色扮演(二)

[目标]　通过角色扮演,体会与病人的交谈过程。

[时间]　30 分钟

[材料]　场地:模拟病房。道具:听诊器、血压计、注射器等。

[步骤]

1. 将同学分成若干小组,每组 4～5 人。

2. 角色分配：护士、病人、亲属、观察者。

3. 情境提示：

(1)护士与一位暂时无人陪护的小男孩进行交谈。

提示：小男孩想妈妈，而爸爸妈妈工作又忙，没时间整日陪护他。今天早晨护士来给小男孩打针，小男孩哭了，要找妈妈……护士与之进行了交谈。

(2)护士与一位即将出院的病人围绕着出院后的注意事项进行交谈。

提示：这是一位胃溃疡术后病人，近日即将出院，护士嘱咐他有关出院后如何注意用药、饮食、休息、定期复查等问题。

(3)护士给一位刚入院的病人测过血压后向其介绍住院须知。

提示：这是一位农村老大爷，对医院感觉非常陌生，好多情况都不了解，护士耐心地向他介绍医院的一些规章制度。

(4)一位需要在床上大小便的病人，由于张护士没有为其提供理想的治疗性环境导致几天没有大便，李护士与之进行交谈并提供了理想的治疗性环境。

提示：这位病人双腿骨折，必须在床上大小便，但在众目睽睽之下他无论如何也排不出便来，所以他采取了尽量少吃的办法。张护士知道后批评了这位病人，并给他讲了一些大道理，但他还是排不出来便。李护士巡视了一下病房，看到病房里还有一些女性家属陪护，她与病人简单的交谈几句就明白了，随之为病人用屏风遮挡住了床单位，解决了病人的排便问题。

4. 对情境进行讨论、加工、设计具体交谈语言。

5. 以小组为单位进行演示。

6. 小组讨论，谈一谈扮演某一角色的体会，观察者对本组的表现进行总结。

四、盲人行动

[目标] 增进学习者之间的沟通、信任，体验移情的重要性。

[时间] 20分钟

[材料] 道具：遮光布，场地：室外(有较多种地形)，也可以是室内，如走廊、楼梯等有变化的场地。

[步骤] 规则：明眼人指挥“盲人”沿固定路线行进，只准用语言交流，不准搀扶等肢体接触。

1. 指导教师将参与者分成两人一组，一人用遮光布将另一人的眼睛蒙住。

2. 宣布游戏规则：明眼人指挥“盲人”沿固定路线前进，只准用语言交流，不准搀扶等肢体接触。

3. 指导教师和助教负责监督路线的正确性和是否有肢体接触等犯规情况，并负责安全事宜。

4. 明眼人和“盲人”交换角色，仍按固定路线行进。

5. 交换角色行进完毕，教师召集学习者交流感受。

讨论题：

(1)如何在与人交往中发挥“移情”的作用？

(2)如何增进与他人的协作、信任和向心力？

(3)如何养成良好的语言沟通习惯？

[提示]

教师归纳：①本活动是一个增进信任、沟通的活动。让参与者体会在“盲人”这种极端状况下，人与人之间的充分信任、沟通、换位思考和协作的重要性。②“明眼人”要充分体会“盲人”在伸手不见五指，对前方充满疑惑时的心境，真正为“盲人”着想，负起责任，用最明确，最能为“盲人”理解和接受的指令来引路。另一方面，“盲人”身处极端境遇，要度过险境必须真正信任“明眼人”，按照他的指令行动。当二人角色转换后，先前的“盲人”变成了“明眼人”，他做“盲人”时的经验和感受会帮助他更好地领会此刻的“盲人”的境遇和心态，从而更好地帮助“盲人”渡过难关。所以必须充分认识到人与人的信任、协作精神的重要性，彼此间多一些换位思考（设身处地为他人着想）。

五、共享与交流

［目标］　了解护士与病人交谈实际情境，产生不断学习的需求。

［时间］　20 分钟

［材料］　书面交谈作业

［步骤］

1. 本实践活动之前，利用课余时间到医院与病人进行 5 分钟的交谈。交谈前要设计好主题、内容及交谈对象。

2. 交谈过程以书面形式记录（包括交谈时间、地点、方式及内容）。

3. 自由结组，模拟表演。将交谈情境再现提供给大家共享。

4. 通过小组交流的方法分析此次交谈成功或失败的原因。

5. 总结今后交谈中应该注意的问题及进一步要扩展学习哪些知识，以便指导今后的交谈实践。

六、案例讨论

［目标］　通过小组协作学习的方式，分析讨论沟通案例。

［时间］　20 分钟

［材料］

某日，护士小刘去给病人做基础护理，病人小张，男，28 岁。同病室还有其他三位病人。护士进病室时，小张正躺在床上。护士与同病房的病人打过招呼后，走到小张面前：

“你好，小张。今天感觉好些了吗？看起来气色还不错，现在我要给你扫床，请翻一下身。”

边扫床边说：“昨晚睡眠怎么样？”

“这些外衣在医院里穿不着，请家里人帮你带回家吧！这些食物你吃完以后放进小桌里盖好，这样卫生一些，桌上放一个暖水瓶和一个水杯就可以了。”

小刘护士又面对大家说：“请大家协助我们共同做好卫生工作，多谢了。”

其他病人微笑并点头，而且纷纷向护士讲述自己的病情和感受。

［步骤］

1. 分组：四五个同学组成一个讨论小组。

2. 阅读案例后讨论，并回答以下问题：

（1）护士是如何进行交谈启动的？

（2）护士运用了哪种沟通策略？

（3）护士采用了哪些交谈方式？

（4）护士的态度如何？

（5）病人有哪些反应？

（6）如果你是小刘护士，面对这种情境，你如何去与病人交谈？

【成长记录】

实践活动五:掌握有效交谈的方法

活动记录

姓名		指导教师	
相关活动			
班级		团队名称	
最感动的时刻			
最大的收获			
个人(团队) 成就展示的目录			

阶段评价
赢得的表扬和荣誉
我的收获和成果
深刻的教训
给团队中每一位同学鼓励的话
团队活动中你心目中的亮点人物
下一阶段个人（团队）发展的计划
教师对小组要说的话

（孙运粉）

第六章　其他语言沟通形式

学习目标

1. 掌握演讲、书写护理文件的相关知识。
2. 提高书面语言沟通的能力和网络应用能力。

【理论学习】

护士借助语言进行的交流与沟通方式，除了交谈以外还有许多种。下面重点介绍借助口语交流的演说，通过书面语进行的沟通，非面对面的电话沟通和通过网络进行的网络沟通。

第一节　演　　说

一、演说的特点

演说又称演讲。是一种以口头语言表达为主，借助手势、体态、语音语调等非语言表达手段，通过面向听众发表自己的见解和主张，以达到感染人、说服人、教育人的目的的艺术化的语言交际形式。

（一）演说的特点

演说和表演有很大的区别。演说是演说者（如护士等具有一定社会角色的现实的人，而不是演员）就人们普遍关注的某种有意义的事物或问题（如健康问题），通过口头语言面对一定场合（不是舞台）的听众（不是观看艺术表演的观众），直接发表意见的一种社会活动（不是艺术表演）。演说一般具有以下特点：

1. 针对性　演说是一种社会活动，是用于公众场合的宣传形式。它以思想、感情、事例和理论来晓谕听众，征服群众，必须有现实的针对性。首先是作者提出的问题是听众所关心的问题，评论和论辩要有雄辩的逻辑力量，要能为听众所接受并心悦诚服；其次是要懂得听众有不同的对象和不同的层次，要根据不同场合和不同对象，为听众设计不同的演说内容。

2. 可讲性　演说的本质在于“讲”，而不在于“演”，它以“讲”为主，以“演”为辅。演说要诉诸口头，拟稿时必须以易说能讲为前提。

3. 鼓动性　好的演说自有一种激发听众情绪、赢得好感的鼓动性。这要依靠演说思想内容的丰富、深刻，见解精辟，有独到之处，发人深省；也需要语言表达形象、生动，富有感染力。

（二）演说与交谈的区别

1. 基本表现形式不同　人们日常交流思想、联络感情、协调行动，常常是讨论式的，你一言我一语，互为前提，相互引发，交织进行。有很大随机成分和散漫性。而演说总是一个人系统地把自己有准备、有组织的思想观点分开传向一定数量的听众。

2. 主客体之间的关系不同　交谈是在双向信息交流中进行的，交互性强。而演说则是以单向交流为主，不可主客体互换。实际上是一人讲、众人听的口语表达方式，因此演说者的语言总是独白式的，经过认真组织、仔细斟酌的，有很强的内在逻辑。

3. 目的不同　演说有明确的目的性。是使听众通过演说语言，受到感染教育而达到某些共识。通过叙事、抒情、说理论证、精巧的语言来感染听众，说服听众。这一切要求演说者苦心构思，巧妙组合，而交谈，特别是社交性交谈，存在即兴性和灵活性。交谈的灵活多变性，要求交谈具有灵巧的应变能力，切合时宜地寻找和转移话题。这是演说所不具备的。

二、演说的构思技巧

演说前对内容的构思是必不可少的。包括主题的确定、材料准备、演说稿的结构、演说的义理与谋略等，均需要演说者在演说前进行精心地构思。

（一）确定演说主题

演说的主题是由演说的目的决定的，演说者根据目的，选择议题，确定中心。议题即是演说的内容，演说者总是通过阐述、分析、论证议题来表情达意的。

演说的选题包括选择论题、明确主题、确定题目。

1. 选择论题　就是选择演说所要阐述的主要问题，即“讲什么”。要把论题选好，必须遵循两条基本原则：一条是需要性原则，一条是适合性原则。

需要性原则就是要选择现实需要亟待回答的论题。一篇生动的当众演说，究竟能在多大程度上帮助听众弄清社会现实中的复杂现象，并在多大程度上有助于迫在眉睫的社会问题的解决，这是演说艺术的本质特征。作为一个有责任感的医务工作者，总是能从提高人们对医药卫生保健的认识能力出发，选择那些贴近现实的、为大众所注意的、涉及最迫切问题的主题来阐述，从而解决人们普遍关心、急于得到回答的医药卫生问题。所以，每准备一次演说，都要从客观实际出发，要认真考虑一下自己所选择的论题是否符合现实需要，是否属于听众所亟待得到解答而又有意义的问题。如果论题本身毫无价值，那就不要选它。有的论题虽有一定价值，但客观现实并不迫切需要，也不要选择。

适合性原则就是要选择那些适合听众、时间、场合和演说者实际的论题。论题为客观现实需要，但如果不考虑听众的文化水平、思想修养、职业特点、阅历、心理和愿望，不考虑规定演说的时间，不考虑演说的场合和环境，不考虑演说者的年龄、身份、气质、能力等，其论题再好，也无法搞好演说。选择论题只有同时符合需要性和适合性这两个原则，才能把论题选好、选准。

2. 明确主题　主题是演说者在演说中所要表达的中心思想或基本观点。它体现着演说者对所阐述问题的总体性看法。为了使演说真正起到宣传群众、教育群众、鼓舞群众的作用，要求演说的主题必须正确、鲜明、集中、深刻。

所谓正确，即演说的主题必须符合医药卫生保健的基本原理、符合党的路线、方针、政策，符合四项基本原则，符合客观实际和人民的利益，顺应民心。

所谓鲜明，即演说的主题必须旗帜鲜明，肯定什么，否定什么，赞颂什么，贬斥什么，要清清楚楚，明明白白，绝不可似是而非，模棱两可。

所谓集中，即演说的主题必须凝练、单一、集中。一般说来，一篇演说只能有一个主题，一个中心。如果贪多求全，这也想讲，那也想说，使主题分散，形成多中心，缺少贯穿整个演说的主线，势必造成演说的头绪纷繁，结构松散，话说得不少，听众却不知道到底要讲什么，达不到演说的目的。

所谓深刻，即演说的主题必须具有普遍而深刻的教育意义。抓住了事物的本质，主题就具有强烈的共性，就会深刻；抓住了事物的特征，主题就会具有鲜明的个性，就会新颖。

3. 确定题目 演说的题目是演说者给全篇演说树起的一面旗帜，它不仅与演说的形式有关，更重要的是与演说的内容、风格、情调有直接关系。

所以，训练有素的演说者，都是很重视演说题目的确定的。题目的选择一般要符合以下四条原则：①文题相符，②大小适度，③遣词得体，④合乎身份。要经过深思熟虑、反复推敲，才能为自己的演说找到一个美好、生动、有力而又适度的题目。

（二）演说稿的结构构思

演说稿的结构分开头、主体、结尾三个部分，其结构原则与一般文章的结构原则大致一样。但是，由于演说是具有时间性和空间性的活动，因而演说稿的结构还具有其自身的特点，尤其是它的开头和结尾有特殊的要求。

1. 开头要抓住听众，引人入胜

演说的开头，也叫开场白。好的演说，一开头就应该用最简洁的语言、最经济的时间，把听众的注意力和兴奋点吸引过来。

演说稿的开头有多种方法，通常用的主要有：

（1）开门见山，提示主题：这种开头是一开讲，就进入正题，直接提示演说的中心。运用这种方法，必须先明晰地把握演讲的中心，把要向听众提示的论点摆出来，使听众一听就知道讲的中心是什么，注意力马上集中起来。

（2）介绍情况，说明根由：这种开头可以迅速缩短与听众的距离，使听众急于了解下文。这个开头对发生的事情、人物对象作出必要的介绍和说明，为进一步向听众提示论题作了铺垫。

（3）提出问题，引起关注：这种方法是根据听众的特点和演说的内容，提出一些激发听众思考的问题，以引起听众的注意。

除了以上三种方法，还有释题式、悬念式、警策式、幽默式、双关式、抒情式等演说开场的方法。

2. 主体要环环相扣，层层深入

在行文的主要部分，要处理好层次、节奏和衔接等几个问题。

（1）层次：是演说稿思想内容的表现次序，体现着演说者思路展开的步骤，也反映了演说者对客观事物的认识过程。显示演说稿结构层次的基本方法就是在演说中树立明显的有声语言标志，以此适时诉诸听众的听觉，从而获得层次清晰的效果。演说者在演说中反复设问，并根据设问来阐述自己的观点，就能在结构上环环相扣，层层深入。此外，用过渡句，或用“首先”、“其次”、“然后”等语词来区别层次，也是使层次清晰的有效方法。

（2）节奏：节奏是指演说内容在结构安排上表现出的张弛起伏。演说稿结构的节奏，主要是通过演说内容的变换来实现的。演说内容的变换，是在一个主题思想所统领的内容中，适当地插入幽默、诗文、轶事等内容，以便听众的注意力既保持高度集中而又不因为高度集中而产生兴奋性抑制。演说稿结构的节奏既要鲜明，又要适度。平铺直叙，呆板沉滞，固然会使听众紧张疲劳，而内容变换过于频繁，也会造成听众注意力涣散。所以，插入的内容应该为实现演说意图服务，而节奏的频率也应该根据听众的心理特征来确定。

（3）衔接：衔接是指把演说中的各个内容层次联结起来，使之具有浑然一体的整体感。由于演说的节奏需要适时地变换演说内容，因而也就容易使演说稿的结构显得零散。衔接是对结构松紧、疏密的一种弥补，它使各个内容层次的变换更为巧妙和自然，使演说稿富于整体感，有助于演说主题的深入人心。演说稿结构衔接的方法主要是运用同两段内容、两个层次有联系的过渡段或过渡句。

（4）结尾：要简洁有力，余音绕梁。结尾是演说内容的自然收束。言简意赅、余音绕梁的结尾能够使听众精神振奋，并促使听众不断地思考和回味；而松散拖沓、枯燥无味的结尾则只能使听众感到厌倦，并随着时过境迁而被遗忘。演说稿的结尾没有固定的格式，或对演说全文要点进行简明扼要的小结，或以号召性、鼓动性的话收束，或以诗文名言以及幽默俏皮的话结尾。但一般原则是要给听众留下深刻的印象。

三、演说的表达策略

演说的表达过程，就是演说内容通过演说者传达给听众的过程。

（一）演说语言表达的策略

语言的运用是演说成功的决定因素之一。

1. 精炼 句子要精炼，用最少的字句，表达最丰富的内容。演讲的每一句话都是稍纵即逝的，要尽量避免长句和复杂的句子，减少修饰和限制的成分；演说中要多用短句，力求简洁明快，生动有力。演说语言要尽量做到口语化和通俗化。演说用词要能够确切地表达讲述的对象，指出它们的本质及相互关系，以避免发生歧义和引起误解。在演说中要避免使用似是而非、模棱两可的话；避免重复论证；避免客套话。

2. 口语化 语言要口语化，词句流利、准确、易懂。演讲语言要尽量做到生动形象，同时具有较强的瞬间感染力。可以使听众易于理解和接受，也有助于活跃会场气氛，调动听众的兴趣。要避免生僻的词语和隐晦的思想，更不能多次反复。句式要短小。使用通俗易懂的常用词汇。使用音节清晰、易于接受的词汇。为适应听众智力变化过程，应多选择一些引导性、启发性的内容。

3. 形象生动 要运用鲜明生动的语言，使抽象的事物具体化，深奥的道理浅显化，概念的东西形象化。要求演说者用形象的语言调动听众的全部感觉器官——听觉、视觉、嗅觉、感觉、味觉，使听众身临其境。语言的鲜明，语言形象生动的方法是讲究修辞手法的运用。运用引用、排比、反复、比喻、拟人、双关等修辞手法，会使演说妙语生辉，大放异彩。

（二）演说的非语言表达策略

非语言表达手段主要配合有声语言来生动形象地表达演说者的思想感情，包括表情、眼神、手势、姿态、动作等。例如手势的高低起伏，动作的节奏和力度，面部表情的喜怒哀乐等。

1. 表情和眼神 面部表情要随着演说内容和演说者情感的变化而变化，既顺乎自然，又富于变化。切忌拘谨木然、目不斜视、呆板僵硬；精神慌张，手足无措，惶恐不安；自作多情，矫揉造作。

眼神的表情达意功能在演说中也起着关键的作用。俗话说“眼睛是心灵的窗户”，人的喜怒哀乐都可以通过眼睛反映出来。

（1）看着听众说话：不能总是低头俯视讲稿或讲台，不敢看听众；也不应总是看着天花板，东张西望，更不能死盯住一个地方。要做到脱稿演说，眼观全体，前视为主，统摄全场，与听众保持目光接触，适当地环视全场，让更多的听众感觉到“他在向我讲话”。

（2）要与听众的目光构成实在性接触：给坐在后排的听众更多的目光关注，以补偿空间距离所造成的隔阂。看着听众讲话分虚视和凝视。演说应当有适宜的凝视时间。凝视能增强双方的感情联系，与听众建立起灵敏的信息反馈。但如果凝视时间太长或过多，又会对听众形成压力，不自然。因此不时地虚视，双方都更感觉自然舒适。交替使用虚视和凝视，才能收到更好的演说效果。

(3)要注意眼神在表情达意方面的复杂性和多样性：演说内容的波澜起伏，情感的抑扬跌宕，都可以通过眼神，配合有声语言以及手势、姿态等，协调和谐地表达出来。如心怀坦荡者的目光清澈，心术不正者的目光狡黠；精神焕发者目光炯炯，心胸狭窄者则目光如豆；自信自强者目光坚毅。

2. 姿态与手势　姿态指演说者的形体动作。手势专指演说者手的动作。

从演说者的体态来说有站、行、坐三种。站姿的体位较高有利于统摄全场，站姿要自然端正，挺胸收腹；两脚自然平立，也可一脚在前，一脚稍后，成45度角，重心在前身体微微向前顶。行姿指演说者身体的移动。正确的行姿应是：步伐稳健、轻捷、速度适中。身体移动应目的明确，是出于内容表达需要，还是活跃气氛，移动时要心中有数。坐姿体位较低，动作的幅度较小，给人以随和、稳重、自然的感觉，适合于表达平稳、庄重的内容。

手势是体态运用中最具表现力的非语言手段，具有很强的象征性。不管用什么手势，都应该与演说的内容及演说人的身份一致才会使人感到自然得体。

3. 仪表与风度　合适、自然、大方、得体的服饰打扮，能获得听众好感。风度是指人们在长期的社会生活与交往中逐渐形成的具有特色的举止和形态。这种举止和形态是听众评判演说整体效果的重要指标。与仪表相比，风度是更有内涵的素质。

演说者的仪表风度是最先为听众所感知的形象，能使听众形成第一视觉印象。一个仪表端庄、风度优雅大方的演说者容易受到听众欢迎。而一个打扮粗俗、举止猥琐小气或轻佻浮华的演说人，则较难得到听众的信任与合作。

四、演说的心理准备

1. 调整认识　建立正确的认识，坚信自己有能力迎接挑战，并在专家指导下进行针对性的训练，有效减轻怯场心理。

2. 充分准备　怯场心理大多是对准备工作心中无数而产生的。要自信，演说的结构要充分准备，在演说前熟练地演练；演说时才能轻松自如，举止适度。

3. 表现得体　演说者要保持良好的仪表风度，着装要与演讲内容、环境氛围相吻合，讲求庄重、整洁、朴素；举止雍容大方，彬彬有礼、不卑不亢；演说过程应该稳健潇洒、干练英武，给人以胸有成竹、生气勃勃的印象；还应给听众诚实的印象，用轻松的姿势，熟练的手势，愉快的情绪，看着听众等来赢得听众信任与支持。

第二节　书面语言沟通

书面语言沟通就是以书面语言为沟通媒介的人际信息交流传递，它是对有声语言沟通的文字标注，是有声语言沟通由“可听性”向“可视性”的延伸和扩大。

一、书面语言沟通的含义

在护理工作中，护患之间及医护人员之间通过文字、图画、表格等形式达成的沟通就是护理书面语言沟通。书面语言沟通的信息发出者是写作者，接受者是阅读人。因此阅读和写作是书面语言沟通的两种行为方式。通过阅读护理文书，护士可获得病人的间接资料，了解病情的进展变化；也可学习别人的知识经验，不断提高业务水平。通过写作，护士可将病人的病情和护理工作的内容详细、准确地记录下来，达成专业人员内部沟通的目的；也可书写健康宣传资料，规章制度，起到宣传教育、说服他人的沟通作用。

二、护理书面语言沟通的作用

在护理服务过程中，书面语言沟通有其特殊作用。

（一）信息贮存与交流

通过书面语言可以保证各类信息正确、完整、清晰地贮存起来。同时书面语言又突破了时空条件的限制，可以在更大程度上扩大语言作为人际沟通工具的能力，例如病室报告和临床护理记录等护理文书，可以为不同班次的医护人员真实而及时地反映病人的全面情况，使大家都能不受时间限制地阅读了解病情的发展变化和治疗护理效果，从而保证医疗护理工作的连续性和完整性。至于一些有学术研究价值、有典型意义的护理文书，更可以实现信息的多向传递，在更大范围内和更长时间内交流沟通。

（二）考核与评价

由于填写护理文书是临床护理的常规工作，系统完整的护理文书清晰而全面地展现了写作者的思维过程、工作态度、工作方法，不仅可以反映护士的工作质量，而且可以体现他们的专业技术水平，因此护理文书既可作为考核评价护理人员工作业绩和水平的基本依据，也可作为考核和评价医院服务质量和管理水平的基本资料。

（三）教育与教学

由于护理文书确切完整地反映了护理活动过程，因而是临床教学的理想教材，从中可学到许多在学校里学不到的知识技能。护理教学时，教师也可从中选取各种新鲜生动的临床实例，以激发学生的学习兴趣，促进理论与实践的结合，使之尽快掌握基本理论知识和临床操作技能。

（四）专业研究

许多护理文书真实科学地反映了病情和治疗护理的经过，为护理科研提供了丰富的临床资料，为研究者对某些问题进行创造性的护理实验和理论分析，运用逻辑思维方法揭示其规律提供了客观依据。各种护理论文更是护理临床实践的直接成果和总结，对推动学术交流、促进护理科学的发展有重要作用。

（五）司法凭证

由于书面语言可以较好地记录当时的沟通情况并能理想地保存下来，不易失真，因而容易发展成为正式文件，甚至具有法律效力。如某些护理文书就可作为司法的证明文件。特别是出现医疗事故和纠纷时，护理记录等原始资料便是医疗事故鉴定中审查医疗行为和医疗过程的客观证据。

三、书面语言沟通在护理工作中的应用

鉴于书面语言在护理专业工作中的特殊作用，护士借助这种沟通手段，可以有效地建立起良好的护患关系、护医关系，全面收集临床资料、协助诊断、制订计划、完成任务。

（一）护理书面语言沟通的原则

1. 准确　护理书面语言沟通直接关系到病人的健康和生命安全，因而各类护理文书的

书写、记录一定要做到真实可靠、准确无误，绝不能包含任何个人的猜测、臆造和偏见。从信息论的角度看，信息从输入到输出不走样、不歪曲就是真实，它要求记录者给人们提供有参考价值的事实和思想。为此，护士在书写护理记录时，对于各项护理措施都必须严格按实际实施的时间、情况如实填写，记你所做的，做你所写的，未做的事不能记录。也不能代别人记录或让别人代写。实事求是应是护士的基本素质。当然，在很多场合只有认真负责的仔细观察才能掌握真实情况。

2. 规范 护理文书、表格的设置，大多有通用的格式，具体项目和书写方式都有一定的规范要求，书写时各有一套规范的用语，这是护理科学性的体现。护理目标必须是病人的行为目标。护理措施一定要有针对性和科学性。其他如医学术语和数据的运用，计量单位的书写等，均须合乎规范，才能使沟通顺利进行。如果记录内容不按系统顺序填写，栏目不全，次序颠倒，势必会影响到沟通的效率和目标的达成。

3. 完整 护理文书应该是一个严密的整体。例如在护理记录中，病情如有变化就必须有相应的护理措施；每设立一项护理措施，就必须有相应的实施记录和效果评价，互相连接，环环相扣，缺一不可。尽管前后书写的时间和记录人可能有变化，但是书写的项目内容仍要保持连贯与完整。一份完整的护理记录，项目、页码都应该按规定填写完整，内容不能涂改，否则便会失去其法律凭证的效应。

4. 科学 准确性、规范性、完整性原则都是科学性原则的基本要求。此外科学性更高的要求是写作护理文书时不能违背护理专业本身的科学原理和科学规则，特别是写作学术论文，凡未经查实的数据不应使用，技术上不过关，理论上不成熟，或未经验证的材料，不能轻易得出结论。

5. 及时 无论是交班报告还是护理病历都应该做到及时、准确，不允许提早或推后。抢救危重患者时，对抢救过程中的病情变化，如呼吸（心跳）停止的时间、气管切开的时间、除颤的时间及效果等所有相应的抢救措施都应做到内容准确，时间清楚。特别是抢救过程中的用药，一般多为口头医嘱，抢救结束后应立即与医生核对，做出完整、详细的记录。

6. 符合伦理 有些临床护理论文，常涉及具体的病人或志愿者，交流发表时应注意保护他们的隐私权，不要损害了他们的名誉。

（二）护理书面语言沟通的应用范围

1. 用于护患交流过程 常见于一些健康宣传资料和指导性文字。例如①黑板报和宣传栏：应该主题突出鲜明，内容具体生动，注意贴近病人的生活实际，避免空洞说教。文章应短小精悍，语言通俗易懂，适合一般文化层次的读者阅读，不能使用专业性太强的术语和生僻用语，此外还应做到报头醒目，版面活泼，为群众所喜闻乐见。②"健康教育计划"及记录：内容要切合实际，能根据病人的病情及治疗护理的需要及时适时地进行相关内容的宣传教育，健康宣传教育的措施、实施效果评价也须及时记录。③简易规章如《陪护探视制度》，具有管理功能，均需格式规范，主题单一，语气得体，词句稳妥，引用正确，表达周密，简洁平实，以能起到知照和法规作用。

2. 用于医护交流过程 首先要能明确医生与护士之间、护士与护士之间的工作职责与法律责任；其次要能客观反映护理工作的实际情况。有①体温单：护士每次为病人测量体温、脉搏、呼吸、血压后，都要按规定的符号和格式在体温单上记录下来，为医生诊断治疗提供病人的基本信息。体温单也记录了病人入院、手术、出入液量等情况。要注意的是病人请假离院时生命体征未测试的，不得编造虚假的数据，返回后测试的体温，也不能与离院前的曲线相连。②医嘱单：医嘱是医生根据病人的病情需要拟定的书面嘱咐，是护士执行治疗措施的依据。医嘱由医生直接写在医嘱单上，然后由护士按医嘱种类分别转抄至执行单上。医嘱内容应准确清楚，每项只含一个内容，并注明起始和停止时间，应具体到分钟。这是诊断、治疗方案的记录，也是处理医疗纠纷的重要凭据。因此书写时应严肃认真，执行护士也需签名。③病室交班报告：是值班护士的重要工作记录和交班的文字依据。因为书写无需归档，不属病历内容，较前已有所简化，主要是记录病室的全天工作动态和一些重要病人的身心状态，书写要求时间明确、前后连贯、内容完整，用词精确。④特别护理记录单：这是护士对危重、手术及特殊治疗的病人在住院期间病情动态及护理过程的客观记录，应根据相应专科的护理特点书写。内容包括病人的姓名等一般项目和出入液量、体温、脉搏、呼吸、血压等病情动态、护理措施与效果、护士签名等。记录时间应具体到分钟。其中病人资料应客观记录病人目前病情状况。护理措施则应是针对病人资料所进行的实际护理活动。病人在接受治疗或护理后的反应结果及配合态度，也应客观记录下来。⑤护理记录：为保护医护患三方的根本利益，尊重客观事实，避免交班记录的缺陷，一般病人也应作护理记录。护理记录是护士对一般病人住院期间护理过程的客观记录。项目及内容与特别护理记录大致相同。护理记录每周至少记录一次，如有病情变化则应随时记录。记录还应包括病人的突发事件，如坠床、留置针脱出等。

四、护理书面语言沟通的语言表达

护理书面语言沟通要使用医学语体。由于沟通的具体对象和表达的实际要求不同，医学科技语体又分为专门医学语体和通俗医学语体两类，护士在健康教育时一般采用通俗医学语体，而在护理文书与论文书写中，一般采用专门医学语体。专门医学语体用来记叙或论证医学科学现象和规律，使读者获得理性的知识，具有客观性、精密性、抽象性的特点。

专门医学语体表述的基本要求是：

1. 坚持客观性和科学性的统一　不附加主观情感，如实再现科学对象的本来面目，是客观性原则的体现。树立全面的整体的观念，用准确无误的语言揭示科学对象的本质，是科学性原则的体现。因此，对表述对象一定要如实记录，不夸大、不缩小、不遗漏、不臆测。每一项记载均要准确无误。

2. 妥善安排语言顺序　如病历中对症状的描述，要以症状发生的先后为序，不宜颠倒，更不应前后穿插。说明病程，应清楚地显示出疾病的发生、发展和转归。写初步诊断时，要按病症主次顺序排列。重点疾病应突出写在前，次为附带病症。尚未确诊的疾病放在最后写，加上问号则表示可能性。语言顺序能体现出作者对事物的认识过程，能反映出描述对象内部各要素之间的逻辑联系，自然也必须符合人们的阅读心理和官能感受。

3. 语言的运用　语言运用要符合专门医学语体的词语特征、语法特征、修辞特征，做到准确、简明、真切而详略得当。

准确是指表意正确、周密，在行文中对词语、句类、句式、修辞的合理选用，以及妥善地安排顺序层次，从而对内容作出科学的表述。

简明是指用语简洁、清晰。欲使表意“简明”，可采用的语言手段有①使用医学术语；②使用书面语言代替口语表述的内容；③省略不言而喻的词语，承前省略主语等；④病历开头一般项目均用非主谓句。

真切是指在准确基础上形象地再现事物特征，表现在选用具有形象色彩的词语和医学术语，以及选用比喻的修辞方式等方面。

详略得当是指详者具体而不繁琐，略者扼要而不疏漏。

五、提高书面语言沟通的能力

（一）勤于阅读

阅读是获取知识技能，提高素质的一种重要手段，也是增强书面语言沟通能力的有效途径。

阅读是表述的基础。读书是输入，写作是输出，有输入方有输出，输入的多与少、好与差、粗与细，都直接影响到输出。“劳于读书，逸于作文”是明智的选择。所以一个合格的护士一定要养成阅读的习惯，围绕护理学科博览群书，既要读业务书籍、专业期刊，也应涉猎美学、社会学、心理学等人文学科，不断充实自己的知识结构，学习各类文章的写作方法和技巧，切实提高护理书面语言沟通的能力。

首先，提高阅读的速度。在阅读中，慢读与速读的效益差距很大。前者表现为发音器官的读，即使不出声嘴唇也会翕动，甚至带有指读、来回读；后者是直接感知文字意义的默读(速读)。前者每分钟只能读400～500字，后者可达600～700字，甚至上千字，速读实在是一种很实用的技能。

其次，理清思路，品味语言。要读懂文章，深入理解文中蕴含的思想内容，就要重视对语言的品味，对文章语意的细心揣摩和辨析。阅读的过程就是在跟作者对话的过程，要仔细探究作者的思路、理清文章的脉络结构，究竟是“总分”还是“分总”，是“并列”还是“层递”……在统观全局的基础上，通过作者精心组织的材料，去选择和把握文章的主题精要，体会作者布局谋篇的良苦用心。在阅读中，一定要注意不同文体的各种特点，因为文体不同，其反映客观事物的方法和手法都不相同，文章的思维方式和文章的结构也都不同。如记叙文运用较多的是形象思维，议论文运用较多的是逻辑思维。议论文的结构多为“引论-本论-结论”等。明白了这些道理掌握了这些方法，就能真正读懂，理解，达到有效沟通的目的。

（二）勤于积累

积累应是多方面的，无论是术语词汇还是成语典故；无论是名言警句，还是精辟的观点，或者是典型事例、数据都可作为积累的对象。“摘录可备忘，广贮能积宝”。积累最好是围绕一个方面或一个问题，坚持不懈地作广泛而连续的资料搜集，持之以恒定能聚沙成塔、集腋成裘，成为某一方面的行家里手。

首先，积累要讲究效率，要讲究信息筛选的准确迅速，这就要做到泛读与精读相结合。泛读要求是“观其大略，摘要吸收”。对一般的资料性读物即可如此办理；精读则要求“熟读精思，深刻领会”，对于经典著作、教科书，就必须这样做。两者有机结合，适用得当，定能大大提高阅读效率。

其次，积累也要讲究方法，读书要眼到、口到、心到、手到。手到就是要作批注，写读书笔记，作卡片、札记。笔记、卡片都是记忆的存储器，是思考的激发器。人们阅读时容易性急，笔记、卡片能迫使你静下心来读精一点；读书时思想闪出火花，笔记能及时搜集起来；读书后一时茫无头绪，笔记能帮助你清理出要点与线索。在积累了丰富的资料后，还应加以分析综合，分类归纳整理，以达到融会贯通“举一而反三，闻一而知十”的要求，这就能思考联想、激发创见了。

（三）勤于写作

写作是一种特殊的创造活动，是艰苦的脑力劳动，护士只有在干中学、学中干，通过自己的亲身实践提高写作能力。

写作也应讲究训练方法的科学性，具体说来训练时要讲辩证法，做到两个“结合”。

1. 练脑与练手相结合 练脑就是要进行思维训练，开动脑筋思考问题，使脑子更灵敏。遇到一件事，脑海里就可以有意识地构思一下，哪些内容应当写，哪些不写，应该如何写？这样可以培养写作的眼光，训练写作的意识。练手就是执笔行文、修改，让思考的成果以文字形式展现出来。写作时要与细致认真的观察、由表入里的判断推理、全面情况的分析综合结合起来。久而久之，心灵手巧，写作水平自然就提高了。

2. 多写与精写相结合　多写，就是训练的次数要多，写的速度要快，要锻炼思维的敏捷性；精写就是要追求文章的质量。重点文章要反复推敲，反复修改，“慢工出细活”，要锻炼思维的精密性。

第三节　电子媒体沟通

现代传播媒介包括电话、广播、电视、网络等多种形式。下面择其要者，加以介绍。

一、电话沟通

电话是一种常见的通讯、交往工具，电话沟通是护理人际沟通的重要方法。

(一) 接电话的沟通策略

1. 电话铃一响，应尽快去接，最好不要让铃声响过五遍。拿起电话应先自报家门，“您好，这里是某某科室(班组、医院)的某某人”；询问时应注意在适当的时候，根据对方的反应再委婉询问。一定不能用很生硬的口气说：“他不在”、“打错了”、“没这人”、“不知道”等语言。电话用语应文明、礼貌，态度应热情、谦和、诚恳，语调应平和，音量要适中。

2. 接电话时，对对方的谈话可作必要的重复，重要的内容应简明扼要地记录下来，如时间、地点、联系事宜、需解决的问题等。

3. 电话交谈完毕时，应尽量让对方结束对话，若确需自己来结束，应解释、致歉。通话完毕后，应等对方放下话筒后，再轻轻地放下电话，以示尊重。

(二) 打电话的沟通策略

1. 选择适当的时间　一般的公务电话最好避开临近下班的时间，因为这时打电话，对方往往急于下班，很可能得不到满意的答复。公务电话应尽量打到对方单位，若确有必要往对方家里打时，应注意避开吃饭或睡觉时间。

2. 首先通报自己的姓名、身份。必要时，应询问对方是否方便，在对方方便的情况下再开始交谈。

3. 电话用语应文明、礼貌，电话内容要简明、扼要。通话时声音不宜太大，让对方听得清楚就可以了。

4. 通话完毕时应道“再见”，然后轻轻放下电话。

二、网络沟通

20 世纪 90 年代以来，信息技术革命的步伐大大加快。作为网络时代最重要特征之一的网络间交际成为一种新的社会化方式，影响着人们的精神、思维，乃至性格。

随着计算机和网络技术的日新月异，网络人际传播的方式也越来越多样化，主要方式有 E-mail(电子邮件)、网上论坛、同学录、即时聊天系统、在线游戏、网络教育等。

(一) E-mail(电子邮件)沟通

E-mail 是一种类似于传统的通信手段的人际沟通方式。其特点主要表现在：①E-mail 传递较少受地域因素的影响，其传播速度往往要比传统通信快得多：交流速度的加快，带来了交流频率的增加。从一定意义上，有助于形成更加牢固的交流关系。②E-mail 交流是一种多媒体交流：E-mail 主要以文字为传播手段，也可以加入声音、图像等作为附件，因此也是一种多媒体交流。③信息削减：由于 E-mail 传递的信息都是数字化的，所以一些背景信息会削减。例如，一般用文本方式的 E-mail，不可能看到对方的笔迹，也就很难通过这种潜台词来揣测发件人的性格、情绪等。④传统通信交流一般只限于相互认识的人之间，但是 E-mail 交流可以因偶然因素（例如网络浏览时，偶然发现了某个 E-mail 地址）而产生。这种情形下，E-mail 交流往往带有直接的功利目的。

每个电子邮件都有与我们日常写信相似的格式，它包括发信人、收信人、发信时间、信件主题等一系列内容。

这是一封典型的电子邮件样式：

From：abcd@sohu. com
To：1234@sina. com
Date：01 Apr 2003 08：10：33
Subject：好消息
小张： 　　盖茨今天晚上将到我家做客，他很想与你认识，所以请你晚上七点来寒舍一叙。 愚人节。 小杨 ：-)

这是 2003 年 4 月 1 日愚人节由小杨发给小张的信件，主题（SUBJECT）是“好消息”，最后的笑脸符号表示这封信是愚人节开的一个幽默玩笑，不必当真。

通过 E-mail 与人交流，要注意以下几点：

1. 输入信件所必需的第一步信息　通常，E-mail 软件会自动填入发信人的地址和日期，发信人只要提供收信人（To）和主题（Subject）信息即可，自动填入发信人的地址既是一种礼貌的行为，同时也为收信人回信提供了方便。而输入信件主题，更是为收件人考虑，它可以让对方迅速了解信件的信息类型，简洁的主题内容对收信人决定是否阅读它更有帮助。

2. 信件内容要尽可能简短明了　让收件人有时间来阅读，发出的信件不应干扰对方的正常工作。

3. 必要时输入表意符号　上面的信件中，发信人输入了：-)（笑脸），表明了发信人写信的意向，指明这封邮件不是真正的邀请，只不过是愚人节开的一个玩笑而已，这样，收信人在看了信件内容后也不会引起歧义。如果平常日子发这封信，而最后不输入一个：-)符号，那消息也许就是真的。

4. 尽可能地回信　尽快回复对方的电子邮件是礼貌的。

5. 不要无目的地到处随意发信　如果收信人迟迟不答复或明确回信表明不愿意继续通信，或拒绝再对某一问题进行讨论，最好不要再给他发电子邮件，继续不断地发邮件应该被视为不友好的、不礼貌的举动。

（二）网上聊天

网上聊天主要有两种方式，一种是在聊天室进行，另一种是通过即时传呼（例如腾讯 QQ）手段进行一对一的交流。网上聊天虽然名为聊天，但与物理世界的聊天还是有很大的区别。网上聊天使用的主要手段是文字，因此像 E-mail 一样，一些非语言的信息表达手段不能运用。网上聊天双方不是面对面的，彼此看不到对方的身体动作，所以对方对一条信息的直观反应很难感受，虽然通过文字可以进行及时回答，但有时文字不能充分表达交流双方的情绪，也可能聊天者运用文字有意识地掩盖了自己的真实想法。

（三）博客

Blog 的全称是 Web log，中文意思是“网络日志”，是一种表达个人思想，按照时间顺序排列，并且不断更新的出版方式，是以超级链接为武器的网络日记。而博客(Blogger)就是写 Blog 的人，是使用特定的软件，在网络上出版、发表和张贴个人文章的人。

一个 Blog 其实就是一个网页，它通常是由简短且经常更新的帖子所构成，这些张贴的文章按照年份和日期倒序排列。Blog 的内容和目的有很大的不同，从对其他网站的超级链接和评论，有关公司、个人构想到日记、照片、诗歌、散文，甚至科幻小说的发表或张贴都有。许多 Blogs 是个人心中所想之事情的发表，或是一群人基于某个特定主题或共同利益领域的集体创作。

博客作为一种新表达的方式，它传播的不仅是情绪，包括大量的智慧、意见和思想。某种意义上说，它也是一种新的文化现象，博客的出现和繁荣，真正凸现网络的知识价值，标志着互联网发展开始步入更高的阶段。

（四）医院信息系统

医院信息系统是对医院信息进行分散收集、统一管理、集中使用、全员共享的计算机网络系统。主要用于门诊管理、住院管理、医生站、护士站、财务管理、物资管理、药品管理、医技管理、网上查询等。具有挂号收费、住院登记、住院收费、医生处方、电子病历、药房发药、患者退药、请领物品及出入库登记等管理功能，是目前国内各医院管理采用的主要方式。

（五）远程会诊

20 世纪 50 年代初，美国医疗界提出医疗服务个性化、人性化和家庭病床化的服务理念，为满足这些医疗服务需求，便诞生了医疗远程会诊服务。是利用电子邮件、网站、信件、电话、传真等现代化通讯工具，在无需患者亲临的情况下，对患者的病情作出全面的、仔细的思考、总结和分析，从而作出正确的诊断和制订科学、合适的治疗方案。既可提高诊断准确率，又节省患者的就诊时间，免除了病人长途奔波、挂号排队的劳碌之苦。有力地带动了传统治疗方式的改革和进步，为医疗走向区域扩大化、服务国际化提供了坚实的基础和有利的条件，也为规范医疗市场、评价医疗质量标准、完善医疗服务体系、交流医疗服务经验提供了新的准则和工具。

（六）学生上网安全建议

1. 先了解国际互联网的基本知识，包括如何在网络找寻资料、通信等。

2. 要记住，在网上遇到的每一个人都是陌生人，对他们既要有礼貌，又要提高警惕。

3. 你的姓名、年龄、家庭住址、电话号码、学校、班级名称、父母姓名、身份以及你和自己家人的照片都是比较重要的个人资料，向任何人提供这些资料，都应事先征得父母的同意。

4. 在公共场所上网，应当避免输入自己的个人真实信息，在离开之前，删除所有上网时登录过的源文件，并且完全关闭电脑。

5. 在网上交朋友，一定要像在生活中结交其他朋友一样去了解他们。

6. 上网要遵守网络伦理及网络礼节，发送信函要尊重别人，不探求他人隐私。

7. 上网虽然有趣，但沉溺其中未必是好事情，合理安排上网时间，不要影响正常的学习和生活。

【案例分析】

[案例资料]

刘某某，男性，80岁，患慢性支气管炎、肺心病。因受凉后症状加重，于2003年11月9日上午9时入院。下面是入院当日白班、晚班、夜班护士对该病人的交班报告。

白班（用蓝钢笔填写）：

患者因一周前受凉后突发阵发性咳漱、气湍，活动后加剧伴心季，吐浓痰，于9Am扶送入病室。入院查T36.3℃，P114次/min，R28次/min，BP140/80mmHg，慢性病容，消瘦，神志尚可，表情淡漠，精神差，言语不多，耳聋，头昏乏力。遵医嘱吸氧，50%葡萄糖40ml加安茶碱0.25静脉推注。小便一次，量一般，中午进面食约2两。通过上述处理，病情有所恢复，湍咳有改善，3Pm体温、脉搏、呼吸正常。

签名：吴小丽

晚班（用红钢笔填写）

7Pm T36.5℃ P104次/min R26次/min，患者自感病情在入院后有改善，气喘、咳嗽、吐痰均有减轻。精神较前好转。6Pm进食大米粥一碗约1两，咳黄色黏痰约20ml，并能高枕斜坡卧位入睡，但入睡不深，易醒。目前仍持续低流量吸氧，流量为2升/min。我班更换鼻导管一次。小便2次共约500ml。请各班注意病情变化。

签名：刘玲

夜班（用红钢笔填写）

7Am T36.4℃ P100次/min R20次/min，患者入睡比晚班好。自觉一般情况好转，气促、喘息等症状均有改善。今晨晨间护理后饮热牛奶300ml，小便1次约200ml。下床活动10分钟后半坐卧位。仍在持续吸氧，流量为2升/min。我班更换鼻导管一次，鼻黏膜无破损。请各班注意观察。

签名：张小云

[案例分析]

上述交班报告采用医学专门语体，以平实的语言描述了该病人入院当日约22小时的病情变化及护士对其实施治疗、护理的情况，记录的时间具有连续性，晚班和夜班护士的交班内容完整、全面，用词准确，但白班护士的交班存在以下几方面的缺陷：

（一）字词错误

气湍（喘） 心季（悸） 浓痰（脓） 咳漱（嗽） 安茶碱（氨） 湍（喘）咳

（二）语句错误

1. 行为主体混乱不明：

（1）“于9Am扶送入院”，此句按承前省略的惯例，其主语应是“病人”，谓语动词是“扶送”，动词后的宾语省略了，但从语境上可以判断是扶送“病人”入病室。如果该句不省略主语和宾语，应是“病人于9Am扶送病人入病室”，显然不符合逻辑。

（2）“慢性病容，消瘦，……。”按承前省略的惯例，此句与前一句“入院查……”应是同一主语，其主语是护士，那么此句就变成了护士是慢性病容等，与实际不相符。

（3）“遵医嘱吸氧，50%葡萄糖40ml加氨茶碱0.25静脉推注”，按理说“遵医嘱”的行为主体应是“护士”，而按此句的描述，“吸氧”和“静脉推注”的行为与“遵医嘱”应是同一主体，即“护士”，那么就变成了护士吸氧、护士静脉推注氨茶碱。

2. 词语搭配不当

“通过上述处理，病情有所恢复”，“恢复”有“还原”的意思，“病情恢复”就变成了病情复发或病情加重，与事实不符。

3. 用词不准确

“神志尚可”、“尿量一般”，“尚可”并不一定说明是“清楚”，“一般”没有说明具体尿量的多少。

（三）内容遗漏、遗缺，例如：

1.“吐脓痰”，对痰液的颜色、量均未作描述。

2.“耳聋”，耳聋即听觉障碍的轻重程度、对交流沟通的影响未予说明。

3. 吸氧的流量是多少，是持续吸氧还是间断吸氧，均未说明。

4. 睡眠情况未作描述。

5. 未交代接班者应注意的问题。

6. 除输氧和静脉推注氨茶碱外，是否给予了其他护理，未作描述。

下面是修改后的白班交班报告：

患者因一周前受凉后突发阵发性咳嗽、气喘，活动后加剧伴心悸，吐黄色脓痰，量多，于9Am 由家人扶送入病室。患者呈慢性病容，消瘦，神志清楚，表情淡漠，精神差，言语不多，因有轻度听觉障碍，加大音量后方可与之交谈，且答非所问。自诉头昏乏力，不思饮食。已做入院环境和同室病友介绍。给予高枕斜坡卧位。遵医嘱给予氧气吸入，输氧流量 2 升/min，并给予 50%葡萄糖 40ml 加氨茶碱 0.25 静脉推注。中午进面食约 2 两，小便一次，量约 350ml。通过上述处理，自觉病情有所减轻，喘咳有改善，3Pm 体温、脉搏、呼吸正常。因患者年老体弱，行动不便，请各班注意多与其交谈，给予照顾，观察咳、喘、吐痰等情况。

【实践活动】

演说练习、护理病历分析

一、演说练习

［目标］ 通过活动锻炼学习者面对病人时的演讲表达力，同时也在演讲的过程中激发学习者的自信心。

［时间］ 30 分钟

［材料］ 广口玻璃瓶、纸条

［步骤］

1. 指导教师将一些写有各种不相关话题（可以是任意内容，如：气候、感冒、细菌等）的纸条放在一个透明的瓶内面向学习者。

2. 由学习者在瓶内抽取任意一个纸条，由指导教师宣读内容后，不允许有任何思考时间，就所抽内容进行 5 分钟的即兴演讲，中间不能有停顿和间隙。

3. 活动结束后，由指导教师对所有演讲人员的情况进行总结，并现场评述。

二、协作学习和讨论

［目标］ 通过本次实践，熟悉护理书面语言沟通的原则和方法。

［时间］ 30 分钟

［材料］

1. 字词

青霉素　干躁　烦燥　予防　球旦白　训炼　阑尾炎　皮肤瘙痒　萎缩　神经末稍　斑痕　分歧　十月1日　正月初1　星期6　50%～60%

2. 病人吴某，患急性化脓性胆管炎，行胆囊切除、"T"型管引流术。下面是该病人手术后第一天的交班报告：

3Pm T 39.8℃ P 124分/min R 28分/min BP 100/70mmHg 患者神清，精神委靡，发热面容，心率较快，率齐，呼吸增快，切口敷料已渗湿，切口疼痛，口干。3Pm 醇浴一次。持续胃肠减压，胃管通畅，"T"型管引流通畅。继续遵医嘱吸氧、静脉输液、抗感染等治疗。请各班注意观察病情变化及护理。

［步骤］

1. 将学生分成4～6人小组，选出一名记录者和一名发言者。

2. 分组讨论下列问题：

(1)请指出材料一的错误之处，并纠正。

(2)分析材料二的缺陷之处，讨论修改的方法。

3. 发言：先推选两个小组，分别报告材料一和材料二的讨论结果，再由其他小组补充。

4. 指导者作总结。

三、社会实践(一)

［目标］　通过本次实践活动，初步体会与病人、病人亲属及其他医护人员的沟通策略运用，进一步掌握护理书面语言沟通的表达方法。

［时间］　30分钟

［材料］　选取一家医院的几个病室

［步骤］

1. 事先电话联络。

2. 学生分成4～6人小组，每组选出一名召集人、一名联络员、一名记录者。

3. 指导者介绍实践方法和要求。

4. 各小组到选定的几个病室，自行选择一个病人进行交流，了解该病人的一般情况、病情、治疗、护理情况，心理状态、对医疗护理的要求等。

5. 每小组根据了解的情况，写出一份病例报告。

社会实践(二)

［目标］　正确使用沟通手段，了解远程会诊的相关知识。

［时间］　30分钟

［材料］　安全的上网环境

［步骤］

1. 学生分组。

2. 领取任务：你所在的单位是一家小医院，为了提高诊疗水平，希望能够运用远程诊断，如何和大医院，名大夫进行联系，开展远程会诊？

3. 各组通过网络、电话等方式解决问题。

4. 形成报告。

【成长记录】

实践活动六：演说练习、护理病历分析

活动记录

姓名		指导教师	
相关活动			
班级		团队名称	
最感动的时刻			
最大的收获			
个人（团队） 成就展示的目录			

阶段评价
赢得的表扬和荣誉
我的收获和成果
深刻的教训
给团队中每一位同学鼓励的话
团队活动中你心目中的亮点人物
下一阶段个人(团队)发展的计划
教师对小组要说的话

(马 慧)

第七章　治疗性沟通

学习目标

1. 理解和掌握治疗性沟通的要求及常用技巧。
2. 尝试针对不同类型病人的沟通实践。

【理论学习】

护理的服务对象是人，包括医院中的病人、家庭及社区范围内的所有需要健康照顾的人。在护理病人的过程中，从评估、计划、执行措施到评价，都需要沟通。因此，护士应根据人际沟通的普遍原则，有意识地运用沟通策略，以完善护理人际关系，提高护理质量。

第一节　概　　述

一、治疗性沟通的概念

治疗性沟通与一般人际沟通有所不同(见表7-1)。治疗性沟通是一般人际沟通原则在护理实践中的具体应用，其信息发出者是护士，接受者是病人，要沟通的事物是属于护理范畴以内的专业性事物(不仅限于在医院范围内，也包括家庭和社区的所有与健康照顾有关的内容)。治疗性沟通的目的是帮助病人进行身心调适，为病人提供健康服务，满足病人的需要。

表7-1　治疗性沟通与一般人际沟通的区别

项目	治疗性沟通	一般人际沟通
目的	协助病人恢复、促进及维持健康	彼此需要
目标	护患共同制定，满足病人的需求	无特定目标
观念	护士以不批判的态度，接受病人的观念	观念一致
责任	护士负责导向	两人共同负责
时间	此时此刻	可以是现在、过去和将来

续表

项目	治疗性沟通	一般人际沟通
交谈焦点	护患双方均知道	不一定都知道
话题相关性	与病人的健康相关	任意话题
情感运用	护士鼓励病人分享感觉及自我表露	因人而异,并不固定
关系的长短	有时限性,根据目标达成情况而定	因人而异
关系的结束	经过计划与讨论	没有计划或无法预测

这种围绕病人的治疗问题,具有服务精神的、和谐的、有目的的沟通行为可以起到治疗的作用,因而称之为治疗性沟通。

二、治疗性沟通的目的

护士通过与病人进行沟通,应达到以下目的:

1. 建立一个互相信任的、开放的良好护患关系,以利于护理工作顺利进行。

2. 收集病人的有关资料,进行健康评估,提供给病人必要的知识和教育。

3. 通过观察非语言行为,如兴奋、激动、紧张、急躁、战栗等,了解病人的情绪和态度。或通过护士的非语言行为表示对病人的支持,如通过眼神表示倾听病人的叙述;用同情的面部表情、轻轻地抚摸以达到移情的效果,使病人感到安全与欣慰。

4. 与病人共同讨论确定需要解决的问题。

5. 与病人合作,制定一个目标明确、行之有效的计划,从而达到预期的护理目标。

三、治疗性沟通的原则

1. 有目的、有特定专业内容 内容大多以收集病人的资料、确定和解决病人的健康问题为主题。

2. 注意运用心理、社会原则 根据病人不同的年龄、职业、文化程度、社会角色来组织内容,运用不同沟通方式。

3. 注意建立良好的护患关系 护理程序的第一步就是评估病人的健康状况,在收集资料的方法中,最常见的就是交谈。交谈策略的运用可促进良好的护患关系的建立。

四、阻碍治疗性沟通的因素

在治疗性沟通中,护士居主导地位,有时会因说话简单或其他原因不自觉地阻碍了与病人的深入交往。影响治疗性沟通的因素有以下情况:

1. 改变话题 护士直接改变话题或对无关紧要的内容作出反应会改变沟通的重点。

2. 说教或主观判断 用说教的口气对病人的处境和感情发表个人的见解会影响病人继续表达自己的感觉。

3. 虚假的或一般性的安慰 为了使病人高兴,肤浅的宽慰会使病人感到护士是在敷衍了事,并不真正想了解他的感受,也不能使病人安心。

4. 匆忙下结论或提出解决办法 护士为了想尽快解决病人的问题,不等病人说完就提出意见,往往不能解决病人的真正问题或全部问题,反而使病人感到自己不易被人理解。

5. 不适当地隐瞒真情　会阻碍病人进一步谈出自己的顾虑，不能正确地对待疾病。

第二节　护理操作用语

护士为病人进行护理技术操作时，要向病人进行有关的解释和指导。病人有权利知道护士为他进行什么样的操作，为什么要进行这项操作，怎样进行操作。当病人表示愿意接受时，护士才能进行操作。因此，护理技术操作时沟通交流技巧需符合专业特点，这样才能提高病人对操作的满意度，确保护理操作顺利进行。

一、护理操作过程中的沟通策略

护理操作中的沟通交流一般分为操作前解释、操作中指导、操作后嘱咐三部分。

（一）操作前解释

亲切、礼貌地称呼病人，并做自我介绍，让病人感到护士热情、友善；根据病人及病情的具体情况，解释本次操作的目的、病人应做的准备，简要介绍操作方法和在操作过程中病人可能产生的感觉，减轻病人焦虑心理；真诚地向病人承诺将用熟练的护理操作技术，最大限度地减轻病人的不适；征得病人同意后，准备用物。

例如李某，男性，67 岁，刚入院，第二天清晨要抽血化验，责任护士小刘下午 3 点来到病房为病人进行操作前的解释。

护士："大爷，您好！午睡了吗？"

病人："小刘，你好。睡了一会儿。"

护士："根据您的病情需要，医生为您开了化验单，明天早上请您不要吃饭、喝水，六点半左右夜班护士来为您抽血。"

病人："好的。都化验什么项目呀？要抽多少血？"

护士："化验项目有肝功能、血脂、血糖，抽 5 毫升就够了。大爷，您不要担心，抽 5 毫升的血对您的身体不会有影响，但对诊断您的病却很重要。明天抽血护士会很小心的。"

病人："谢谢你。"

护士："不用谢。您今天晚上好好休息，如果有什么事可按床头的呼叫器，我们随时来为您服务。您一定要记住明天早晨抽血以前不要吃任何东西。"

病人："记住了。"

（二）操作中指导

操作中边操作边指导病人配合的方法，如深呼吸、放松等；询问病人有无不适，仔细观察病人的反应，对于病人的感受给予重视，并视情况做出相应调整；使用安慰性语言，转移其注意力；使用鼓励性语言，增强其信心。

例如张某，女，50 岁，胆囊切除术后，咳痰困难，护士在协助其排痰时进行操作中指导。

护士："阿姨，您好，我看您有痰自己又咳不出来，很着急，我来帮您吧。"

病人："好吧。"

护士："我先给您拍拍背，让痰受到震动松脱。（护士拍背）阿姨，您还记得我教您的咳嗽的方法吗？来，我帮您按住伤口，您咳吧，不怕，像我这样，先用鼻子吸气，然后……（护士又做示范动作）好的……好的，把痰吐在这个痰杯里。来，再咳一次。好，是不是感觉好一些了？要尽量把痰咳出来，这样不仅使您的呼吸通畅，还可以防止肺部感染，肺不张。”

病人：“现在我是感觉出气通畅了，但伤口很疼。”

护士：“那是因为咳嗽震动引起的伤口疼痛。那咱们歇一歇，一会儿我再来帮您。好吗？”

病人：“好吧。谢谢你。”

护士：“不用谢，这是我应该做的。”

（三）操作后嘱咐

操作结束应亲切地询问病人的感觉，观察是否达到预期效果；交代必要的注意事项；同时感谢病人的配合。

例如王某，男，23岁，门诊诊断低血糖。护士在门诊注射室为他静脉推注50%的葡萄糖注射液后，进行操作后的嘱咐。

护士：“小王，你感觉怎么样？还心慌、出冷汗吗？”

病人：“比刚才好多了，心不慌了。”

护士：“你先在这儿休息一会儿，不要活动，有什么不舒服马上告诉我。”

二、常用护理操作用语示例

（一）体温、脉搏、呼吸、血压的测量

［病例］ 丁某，男，45岁，教师，因贫血原因待查入院，护士14时为他测生命体征。

1. 操作前解释

护士：“丁老师，下午好，我来为您测量体温、脉搏、呼吸、血压。您在半个小时内喝过热水吗？”

病人：“没有。喝热水是不是对体温有影响？”

护士：“是的，会使体温暂时升高。好，我先给您测体温。”

病人：“我会测，我自己来吧。”

2. 操作中指导

护士：“还是我来帮您吧。请您把衣服解开，我先给您擦一下腋下。”

病人：“为什么还要擦呢？”（病人疑惑）

护士（微笑回答）：“您不懂了吧？如果腋下有汗的话，测出来的体温不准确。”

病人：“噢，是这么回事。”

护士：“请您把体温计放在腋窝深处，屈臂过胸夹紧，10分钟看结果。”（边说边帮病人摆正姿势）

病人：“要10分钟？这么长？在家我常常是测量5分钟。”

护士：“5分钟时间不够，测出来的结果不准确。到医院来还得听我们的，因为我们的操作是经过正规训练的。您说是吧？”

病人：“是，是，可我没有表。”

护士：“您放心，我已经看表计时了。请您把手臂伸给我，我给您数一下脉搏。您的脉搏每分钟80次。呼吸每分钟22次。”

病人：“呼吸你也测过了吗？怎么没告诉我？”

护士："不能告诉您，不然，您的呼吸就不自然了。我在给您测完脉搏后接着就测了呼吸。现在给您量一下血压，请您脱下一侧袖子，把胳膊放平。"

病人："好。"

护士(护士测量血压)："您的血压有些偏高，高压160毫米汞柱，低压100毫米汞柱。您的家人有患高血压病的吗？"

病人："我父亲就有高血压，请问高血压病还遗传吗？"

护士："有遗传因素。您这次住院彻底检查治疗一下，以后要注意饮食清淡一些，定时测量血压，如果确诊是高血压病就要遵照医嘱长期、按时服用降压药。"

病人："我明白了。"

护士："10分钟到了，请把体温计给我。"

病人："好，给，正常吗？"

护士："37.3℃，稍微高一点，不过，天气热，再观察几次，多喝些水。"

病人："好的。"

3. 操作后嘱咐

护士："您稍稍休息一下，一会儿我带您去做其他的检查。"

病人："谢谢，我从你这儿学到了不少知识。"

护士："不客气，如果还有哪些不明白的可随时问我。"

(二) 口腔护理

［病例］　王某，女，67岁，家庭妇女，因慢性胆囊炎急性发作、胆结石急诊入院。目前禁饮食，持续胃肠减压，生活不能自理，每日口腔护理两次。

1. 操作前解释

护士："大娘，您感觉怎么样？肚子还疼吗？您的身体很虚弱，又插着胃管，自己不能刷牙、漱口，现在我来帮您漱漱口，洗洗牙好吗？这样，您会感到清洁舒适些，并且还可以清除嘴里的病菌，预防感染。我保证动作轻柔，请您放心。"

2. 操作中指导

护士："大娘，这几天您不能吃东西，我先把您的假牙取下来刷洗一下，然后把它泡在冷开水杯里，您开始吃东西时，我再为您带上。"

"请您张开嘴，让我看一下好吗？请您再张大点……好，您配合得很好……感觉累吗？如果哪儿不舒服就告诉我……快好了。"(护士边操作边指导病人配合，并鼓励病人，同时要注意观察病人的反应。)

3. 操作后嘱咐

护士："大娘，您感觉舒服一些了吗？您做得很好，谢谢。下午我再来为您做一次。"

病人："姑娘，你真好。谢谢你了！"

护士："不用谢，您有什么事尽管和我说，我会像您的闺女一样照顾您。"

(三) 皮肤过敏试验

[病例] 李某，女，54岁，退休工人，慢性支气管炎，医嘱给予青霉素80万单位，肌肉注射，一天两次，门诊治疗。

1. 操作前解释

护士："大妈，您患了气管炎，需要每天两次注射青霉素。青霉素这种药抗炎效果很好，但就是有部分人对它过敏。所以在第一次注射前都要做一下过敏试验，也就是皮试，如果皮试结果是阳性，就不能用，医生会改用其他药的，如果是阴性就可以用。大妈，您以前用过青霉素吗？"

病人："没有。"

护士："您对其他药物过敏吗？"

病人："不过敏。"

护士："那么，您的家人有对药物过敏的吗？"

病人："也没有。"

护士："好，我现在为您做皮试，您不要紧张。"

2. 操作中指导

护士："请您把胳膊伸过来(消毒皮肤后)。放松，不要紧，就打一点点药(打起皮丘)。好了，就这一下。"

3. 操作后嘱咐

护士："请您不要离开，也不要用手按揉皮丘，更不要揉擦。15分钟后我会来看结果，如果您有什么不舒服请马上告诉我。"

病人："我知道了。"

(15分钟后)

护士："15分钟到了，您有什么不舒服？"

病人："没有。"

护士："没有就好(看皮丘)。皮试阴性，可以使用青霉素，我马上去为您准备，请您稍等。"

(四) 肌肉注射

1. 操作前解释

护士："大妈，给您打针吧？"

病人："好。"(病人咳嗽起来)

护士："您咳嗽得这么厉害，先稍微休息一下。"

护士(扶病人躺下，等待病人咳嗽结束，帮病人漱口)："现在给您打针，好吗？

病人："我听说打青霉素特别疼，我很害怕。"

护士："不要紧张，我慢点推药，不会感觉很疼的。"

2. 操作中指导

护士："请您把裤带解开，侧过身去，上面的腿伸直，下面的腿稍稍弯曲。好，就这样。"

护士(常规皮肤消毒)："请您肌肉放松些。"(进针、注药，一边推药一边和病人聊天，分散病人的注意力。)

护士(感到病人局部有些紧张)："有点疼是吗？请坚持一下，马上就推完了。"(拔针为病人按压注射点，帮助病人穿好裤子。)

3. 操作后嘱咐

护士:“大妈,还疼吗?我扶您起来好吗?刚打完针,您暂时不要离开,休息一下再走,如有什么不舒服马上告诉我。”

病人:“好的。”

(过了一会儿)

护士:“大妈,您可以走了,请您记住下午按时来打针。”

病人:“记住了,下午见!”

(五) 静脉输液

[病例] 郑某,男,36岁,司机,十二指肠穿孔修补术后第二天,给予输液治疗。

1. 操作前解释

护士:“郑师傅,昨晚睡得好吗?看起来您的精神好多了。伤口还疼吗?现在我来为您输液,今天的液体总量仍为3000ml,很多。您要不要先小便一下?”(递给病人便壶)

2. 操作中指导

护士:“请您把手伸出来。”(铺治疗巾,扎止血带,选择血管)

“扎这儿可以吗?您的血管很好,放心,我会一针扎上的,请您握拳。”(消毒、穿刺)

“好了,扎进去了,请松开拳头。”(固定、调节滴数)。

3. 操作后嘱咐

护士:“好了,谢谢您的配合。针头我已用胶布固定好,输液的时间比较长,您活动时要小心点,以免针头滑出血管外或者扎穿血管。”

病人:(看了看滴速)“80滴?是不是太快了?”(自己伸出另一只手欲去调节)

护士:“我们都计划好了,请您不要自己随便调。输液速度我们是根据年龄、病情、药物的性质来调节的。一般成人是每分钟40~60滴。您的体质很好,又没有心脏病,您放心,这个速度,您不会出问题的。而且您输的液体很多,输得太慢会输不完,也影响您的休息。等一会儿输含钾药物时我会为您调慢一些的。”

病人:“那我就放心了,谢谢你。”

护士:“不客气,您还有什么问题吗?有事请按呼叫器。您休息吧,我们会经常来巡视,及时为您更换液体的。”

(六) 发口服药

[病例] 田某,男,50岁,工人,因胃炎、高血压住院。护士去给病人分发吗丁啉药物。

1. 操作前解释

护士:“田师傅,早上好,感觉怎么样?比昨天好些吗?这是您的药,是增加胃的蠕动功能,减轻胃胀的,要求饭前30分钟服用。来,我给您倒水,扶您起来,把药吃了。”

2. 操作中指导

病人(病人吃完药后):“就这一种药吗?大夫昨天查房时告诉我是两种药。”

护士:“是的,还有一种是治疗您的高血压的药物,要求每8小时服一次,到时间我会为您送来的。”

3. 操作后嘱咐

护士:“请您半个小时后再吃早餐。饭菜要吃的清淡、容易消化些,注意休息。”

(七) 留置胃管

[病例] 李某,女,42 岁,机关干部,粘连性肠梗阻急诊入院。遵医嘱留置胃管持续胃肠减压,注入生植物油 150ml,夹闭 1 小时,3 小时后肥皂水 600ml 灌肠,每日 2 次。

1. 操作前解释

护士:“李女士,您好!由于您的病情需要,我得给您从鼻腔插一根胃管到胃内,把胃肠道内的气体和液体通过胃管吸出来,这样就可以减轻您的腹胀,降低肠腔内的压力,减少肠腔内的细菌和毒素。这是治疗肠梗阻的重要方法。希望您能和我配合,我保证动作轻柔,尽量减少您的不适。”

病人:“我听说胃管很粗、很长,插管时很难受。我有点紧张,不插不行吗?”

护士:“不行。插管并不像您想象的那么难受,只要我们配合好会很顺利的。开始时是有点不舒服,不过,您只要按照我的要求,大口地喘气、深呼吸、做吞咽动作,很快就会好的。”

病人:“那,就试试吧。我尽量配合你。”

2. 操作中指导

护士:“请您不要动,我先检查一下您的鼻腔。从左边(左侧)鼻孔插入可以吗?”

病人:“可以。”

护士:“我用棉签清洁一下您的鼻孔,然后为您测量一下插入的长度。您头先稍后仰,我将胃管通过鼻腔慢慢插入,您张口哈气像我这样。”(护士边插管边做哈气的示范动作)

病人:“不行,我恶心。”

护士:“那咱们先休息一会儿,请您做深呼吸。(休息片刻后)好点了吗?我们继续插入,好吗?”(护士一边插一边嘱病人做吞咽动作)

“好,不要着急,再咽一咽。马上就好,再坚持一下……好的,就这样,深呼吸,好的,您配合的挺好。”(用注射器抽吸,见胃液流出。)

“好了,胃管已经插到胃内了。现在我把胃管固定好,这是胃肠减压器,接上胃管就可以抽吸胃液了。您觉得还很难受是不是?继续深呼吸,一会儿就好了。”

“您看,已经吸出 1000ml 的胃液了,好受点了吗?现在我用注射器把这些油打进胃管,您不会有什么特殊感觉,可能会有些憋胀,不严重(一边注油一边安慰病人)。很多肠梗阻病人通过这种治疗方法都好了。您也不要着急。”

(病人恶心)“您是不是很难受?想吐吗?我再推得慢一点,我把痰盂给您拿过来。”

3. 操作后嘱咐

护士:“非常感谢您的合作。现在油已经打完了,一共是 150ml。您感觉怎么样?没有什么不舒服吧?是不是好一些?”

病人:“比刚才好一些,不太胀了。只是对刚插的胃管有点不习惯。”

护士:“我已经把胃管末端夹闭了,现在暂时不能接上胃肠减压器,不然的话,刚刚打进去的油又被吸出来,起不到治疗作用了。”

(护士一边给病人解释安慰,一边帮助病人摆好舒适体位,盖好被子,整理好床铺。)

“您现在需要安静休息,一个小时后我来为您打开胃管。有什么不舒服就按呼叫器,我会马上过来。”

（八）灌肠

上述操作三小时后

1. 操作前解释

护士："李女士，您是不是感觉好一些，看见您睡着了，真抱歉打搅您。从胃管注入油已经 3 小时了，由于治疗需要，还得灌肠。这是肥皂水灌肠液，要从肛门灌入肠道，清除积存的粪便，刺激肠蠕动。灌肠过程中，只是有些便意，没有什么特殊的不适，请您不要紧张，我会小心轻柔地为您操作的。"

---

2. 操作中指导

护士："请您朝左侧躺下（左侧卧），把裤子脱到膝盖（膝部），两腿屈曲。对，就是这样。"（护士协助病人取正确体位，开始操作。）

"我刚刚测过灌肠液的温度是 40℃，您感觉水温怎么样？"

（病人说有了便意）

"已经灌了一多半了，您再忍耐一会儿，请您做深呼吸，放松腹肌。为了减轻腹压，我已经把灌肠筒放低了。您感觉好点了吗？……好了，灌完了。"

---

3. 操作后嘱咐

护士："请您躺下，尽量再坚持 5～10 分钟解大便。大便后一定注意看一下是不是有油便出来，如果自己看不好的话，叫我来看。如果有油便出来，说明您的肠道梗阻很可能就解除了。"

（九）导尿术

［病例］ 何某，女，45 岁，教师，患子宫肌瘤，术前留置尿管。

1. 操作前解释

护士："何老师，早上好！上午 8 点要去做手术，是吧？做子宫手术时，术前需要留置尿管，排空膀胱，以免手术中误伤膀胱。我来给您插尿管，我会很小心的，请您不要紧张。插管时可能有点不舒服，但只要您的腹部放松，不适感会减轻的。"

---

2. 操作中指导

护士："您自己先清洗一下外阴，这样可以减少分泌物，避免细菌感染。"

"请您平躺，脱下左侧裤腿，两腿弯曲分开并尽量向外展。"（护士帮病人摆好体位，铺橡胶单、治疗巾）

"我现在给您消毒，消毒液有点凉。已经消毒好了，开始插管……"

（插管时病人两腿在动）

"请您身体不要动，不然刚刚消毒的部位就可能被污染。很好，放松，不要用力……好，有尿液流出来了，尿管已经插进去了。不过，为了固定尿管，防止尿管脱出，您用的是气囊导尿管，现在我向气囊内注入 15 毫升生理盐水，您可能会有点憋胀感，一会儿就好的。"

"好了，操作完了，我帮您盖好被子吧。"

---

3. 操作后嘱咐

护士:“谢谢您的配合。请您不要用力牵拉尿管,以免损伤尿道。翻身活动时也要小心一点。一会儿手术室的护士就来接您,您不要担心,尿管在手术后 24 小时就可以拔掉了。祝您手术顺利!”

(十) 氧气吸入疗法

[病例] 董某,男,退休工人,72 岁,慢性咳嗽 25 年,近几天进行性气喘加重而入院。遵医嘱给予吸氧治疗。

1. 操作前解释

护士:“董大爷,您好!您现在喘得很厉害,需要吸氧治疗。吸上氧气后,可以纠正您的缺氧状态,改善您的气喘,您会感觉舒服些。”

---

2. 操作中指导

护士:“我先用湿棉签把鼻孔给清洁一下,让气体进出更通畅一些。大爷,我已将输氧管和鼻导管连接好,氧气流量也已经调节好,现在我来为您插上鼻导管(边做边说)。这是双侧鼻导管,插入两侧鼻孔的,比单侧鼻导管插入要舒适些,并且可以用来长期吸氧。”

“您看鼻导管的松紧度这样可以吗?如果不合适,我再给您调一下。”

---

3. 操作后嘱咐

护士:“病房有氧气,请家属不要在病房内吸烟或用火,注意用氧安全。”

“大爷,氧气的流量我们是根据您的病情调节的,告诉您的家属不要随便调节,以防发生意外。您如果有什么事请按呼叫器通知我,我也会经常来看您的。”

(十一) 晨、晚间护理

1. 晨间护理

[病例] 外科病房,清晨。

护士:“大家早晨好!现在我们来为大家做晨间护理,帮助大家洗漱,整理病房。”

“小李(阑尾切除术后第二天病人),你应该下床活动活动,这样可以促进肠蠕动,防止肠粘连,我来扶你起来,好吗?”

“王大娘(新入院病人),您老昨晚睡得好吗?您下床来走一走,现在我们帮您整理床位。”

“秦大嫂(急性胰腺炎已发病危通知的病人),您感觉好一些了吗?您看起来精神很差,昨晚没有休息好吧?您要安心养病,不要胡思乱想,很快会康复的。这是您的漱口水,我来帮您漱口,漱完把水吐在这个弯盘里。再帮您擦擦脸(帮病人洗脸),我把您的头发重新梳理一下吧。昨天您呕吐得很厉害,床单衣服都脏了,我们来帮您更换,您配合一下好吗?大嫂,我扶您先向左侧翻身,我现在用红花油帮您按摩受压的骨突部位,您会感觉舒服一些的。您不要动,很快就会好的……顺便帮您再更换一下床单。再翻到右边(协助病人翻身),我再给您按摩另一侧,这样做就可以促进血液循环,防止形成压疮。床单已经

换好了，这是干净的衣服，我帮您换上。您感觉舒服多了吧，您盖上被子，一定要安心养病，思想负担过重会影响您康复的。”

……

“晨间护理就给大家做完了，现在开窗通风30分钟，呼吸一下新鲜空气，请大家穿好衣服，盖好被子防止着凉。”

2. 晚间护理

［病例］ 内科病房，晚上十点。

护士：“大家晚上好，现在是晚间十点钟，应该休息了，我来为大家做晚间护理。”

“小刘（大叶性肺炎病人），请你把收音机的音量放低些好吗？我已经为你准备好热水，洗脸吧，你康复得很快，可还要注意早点休息。”

“赵大爷（上呼吸道感染病人），您今天用退热药退烧时出了不少汗，我帮您擦擦身，换身干净衣服您再休息，这样虽然麻烦点，但您会感觉舒服的，您老先侧身躺一下。”（熟练轻柔地帮助病人更换衣服。）

“赵大爷，您昨晚没有休息好，今晚我帮您用热水好好泡泡脚，您再喝些热饮料，这样可以帮助您入睡。水温合适吗？今天天气很冷，您再盖上一床毛毯吧，当心别再着凉了。”

……

（护士边说边放下窗帘，开地灯，关大灯，操作收拾完毕。）

“大家晚安。”

第三节 护理健康教育

随着医学模式的转变和护理观念的更新，护理学的任务已从单一的恢复病人的生理功能，扩展到以满足人的身心健康需要为目的的保健活动和教育活动，出现了临床护理与预防保健相结合的护理趋势，健康教育被作为一种治疗手段引入护理，成为护理活动的重要组成部分。

一、健康教育的概念

健康教育是通过信息传播和行为干预，帮助个人和群体掌握卫生保健知识，树立健康观念，自愿采取有利于健康的行为和生活方式的教育活动与过程。其目的是消除或减轻影响健康的危险因素，预防疾病，促进健康和提高生活质量。它包含了以下几方面的含义：

1. 它是以医院为基地，以病人及家属为对象，通过有计划、有目标的教育过程，使病人了解增进健康的知识，改变病人不利于健康的行为，使病人的行为向有利于康复的方向发展。

2. 它是使健康者保持健康、患病者恢复健康、伤残者最大限度地恢复功能及临终者得以安宁死亡的一种获取相关疾病康复及预防知识的教育工作。

3. 它是在一个理论及教育框架下指导人们更好地自我护理和保健的过程。

从以上定义可以看出，健康教育是一种有计划、有目标、有评价的系列教育活动，其教育的核心是通过卫生知识的传播和行为干预，改变人们的不健康行为，提高人们的健康水平。因此，健康教育是联结卫生知识和健康行为的桥梁。

二、健康教育与卫生宣教

整体护理要求护士做好病人的健康教育。由于我国一直沿用“卫生宣教”这一概念，直至在1990年4月召开的全国健康教育工作会议及中国健康教育协会第二届理事扩大会议上，决定将“卫生宣传教育”改为“健康教育”，所以大多数护士往往把两者等同起来。

卫生宣教是把疾病的病因、治疗、预防等知识告诉病人，其目的在于普及卫生知识，是一般知识的灌输。病人只是知识的接受者，往往是单向交流的过程。例如，手术前知识宣教，糖尿病人知识宣教。

健康教育是一种通过评估、计划、实施、评价建立健康行为的教育活动。通过健康教育影响和改变人们的不健康行为，引导人们养成有益健康的习惯，使之达到最佳的健康状态。病人或健康人既是教育的接受者，又是教育的执行者和评价者，它是一种双向的交流过程。例如，糖尿病的健康教育，包括疾病知识的教育，血糖的自我检测、自我控制计划及自我评价过程，护士对胰岛素自我注射等操作技术的指导和测评。护士在整个教育过程中起到教育、指导、评价的作用。两者的区别如下(见表7-2)：

表7-2 卫生宣教与健康教育的区别

	健康教育	卫生宣教
目的	建立健康行为	普及卫生知识
教育方法	双向交流 计划、实施、评价	单向交流 灌输
相关知识	医学、预防学、教育学、行为学、心理学等	医学、预防学
病人角色	接受者、执行者、评价者	接受者
护士角色	计划者、指导者、传授者	传授者

从表中可以看出健康教育更适应当今社会的发展。它不仅是联结卫生知识与健康行为的桥梁，而且也是一种自我保健和治疗手段。

健康教育是一门应用学科，它在教育过程中需要确定病人及家属的教育需求，建立教育目标，选择教育方法，执行教育计划，进行效果评价，形成健康教育的治疗模式。护士在进行健康教育时需要行为科学、传播学和预防医学等基础学科知识，需要医学、教育学、心理学、人类学和社会学等相关学科的知识。

三、护士在健康教育中的作用

现代护理学赋予护士的根本任务是协助个体“促进健康，预防疾病，恢复健康，减轻痛苦”。护士不仅是健康的照顾者，同时也是健康的教育者，护士在健康教育中起到了非常重要的作用。

（一）为服务对象提供大量有关健康的信息

护士应根据人群的不同特点和需要，为其提供有关预防疾病、促进健康的信息。把健康知识传播给公众，唤起人们对自己及社会的健康责任感，使人们投入到卫生保健的活动中来，从而提高大众的健康水平。

（二）帮助服务对象认识影响健康的因素

影响健康的因素多种多样，主要包括了环境因素、人群的行为和生活方式等因素。环境因素包括了自然环境和社会环境，环境因素对人类的健康和生存有直接的影响。护士应帮助人们认识危害个体健康的环境因素、不良的行为和生活方式，根据人群、家庭和个体的具体情况，有针对性地教育人们保护环境，鼓励人们保持健康的生活方式和行为，提高人群的健康素质。

（三）帮助服务对象确定存在的健康问题

护士通过对个人、家庭、社区的全面评估，帮助服务对象认识其现存的和潜在的健康问题，通过健康教育的实施，帮助服务对象解决问题，恢复和保持健康。

（四）指导服务对象采纳健康行为

护士为服务对象提供有关卫生保健的知识和技能，使其能够运用以解决自身的健康问题，从而增进人群自我保健能力。

四、病人教育

病人教育是医院健康教育的主体，是整体护理的重要组成部分。病人教育是指以医院为基地，以病人及其家属为对象，通过有计划、有目的、有评价的教育过程，使病人了解增进健康的知识，改变不健康行为，使病人的行为向有利于康复的方向发展。

（一）病人教育的意义

对病人进行健康教育，入院、出院指导已是护理工作的一部分，但是直到20世纪90年代初，我国引入整体护理后，病人教育作为整体护理的重要组成，在全国范围内才普遍开展起来。新型的护理观念和护理程序的工作方法为有计划、有目的、有评价的病人教育奠定了基础。

1. 病人教育是医院卫生工作的重要组成部分 随着医学模式的发展，医院的卫生观念发生了根本的变化。在促进医院的服务模式从单纯的医疗型向医疗、预防、护理、保健相结合型转变的过程中，病人教育越来越发挥重要作用，是医院卫生工作的重要组成部分，也成为医院卫生工作的重要环节。

2. 病人教育是一种治疗方法 临床上，有很多疾病与知识缺乏和不良的卫生习惯密切相关，如与吸烟相关的肺癌、心脏病、慢性支气管炎等；与饮食习惯密切相关的高血压、高脂血症和冠心病等。要治疗这些疾病，最根本的方法就是戒烟、合理营养和加强锻炼。因此，解决这类问题的方法就是对病人进行健康教育。

3. 病人教育可改善医护患关系，减少医疗纠纷发生 许多医疗纠纷都是由于医护人员没有主动细致地向病人解释他们所关心的医疗护理问题，造成病人或家属不满意而引发的。通过健康教育不仅可以让病人了解治疗护理的意义，同时还可以取得病人对医护人员的信任，改善医护患关系。必要的健康教育使病人在一种开放、坦诚、人道的情况下接受治疗，是对病人的尊重，也促使医护人员树立崇高的职业道德，建立良好的医院公众形象。

4. 病人教育是降低医疗费用，提高医疗设施利用率的有效途径 许多国家的研究都已表明，开展病人教育对节省医疗费用开支有很大的影响。我国是有13亿人口的发展中大国，目前大医院病人多，床位少，住院难的问题仍没有得到很好的解决。如能开展病人教育，就可以大大降低病人的住院日数，提高病床周转率，减少慢性病人的重复住院率。这样，医院就可以扩大服务容量，使医疗设施得到有效的利用。

（二）病人教育分类

1. 门诊教育 门诊教育应针对门诊病人，根据不同的季节、不同地方的不同疾病特点，进行常见病的预防。比如，糖尿病已被确诊的病人，病情又不至于住院，就需要在门诊为病人及家属提供有关药物、饮食、预防糖尿病昏迷、低血糖、胰岛素休克等方面的指导。门诊教育包括候诊教育、随诊教育、门诊咨询教育和健康教育处方。候诊教育是指病人在候诊期间,采用口头讲解、教育手册、宣传栏、广播、闭路电视或多媒体教育咨询系统等形式,针对候诊知识及该科的常见病,多发病防治所进行的教育;随诊教育是医护人员采用口头的形式根据病人所患疾病的有关问题或病人所关心的问题进行的教育;门诊咨询教育是指采用门诊咨询或电话咨询等形式对候诊病人或社会各人群的综合性咨询教育;健康教育处方是指在治疗过程中,以医嘱的形式对病人的行为和生活方式给予的指导。

2. 住院教育 住院教育是指对住院病人所进行的教育。住院教育应根据病人不同时期的住院特点开展全程分期健康教育。全程指病人从入院到出院全过程的系统教育,分期指病人在入院、住院、手术前、手术后和出院时进行的阶段性教育。

(1)入院教育:指在病人入院时,对病人或家属进行的教育。教育的主要内容是医院的各项规章制度,如生活制度、探视制度、陪护制度、卫生制度等;病区环境;护理制度;医护人员的介绍等。教育方法可采用口头教育、手册教育或宣传栏等。

(2)住院教育:指病人住院期间进行的教育。主要内容包括:①疾病概述:包括解剖位置、疾病定义及描述、发病因素、症状和体征。②并发症:描述疾病可能发生的常见并发症及如何预防。③诊断性检查和治疗:解释为何需做这项检查,检查过程如何,检查中应如何配合。④各种治疗:A. 活动:解释活动与疾病的关系、活动的量、活动频率、活动持续时间、活动的范围。B. 饮食:解释饮食与疾病的关系,疾病允许饮食的种类,饮食的量。C. 药物治疗:解释用药的目的、用药的剂量、时间(或持续时间)、用药的注意事项、药物的副作用、药物特征。

教育内容应根据病人健康问题的需要和治疗护理特点有针对性地选择。如高血压病人,在确定诊断阶段,可让病人系统地了解高血压的病因、发病机制、症状和诊断标准等知识;在治疗阶段,指导病人掌握正确用药、血压监测的意义和药物不良反应等知识;出院时,则应指导病人学会自测血压技术,掌握有利于稳定病情的卫生知识,如生活起居、饮食、锻炼和用药等。教育方式可采用口头宣讲、手册教育、床边演示、定期讲课、病人现身说法、小组讨论、自助团体电视录像和推荐学习材料等。

(3)手术前教育:指对择期手术病人进行的教育。教育内容包括知识灌输和行为训练两个方面。知识灌输的重点是与麻醉和手术相关的知识要点,如解释手术前的准备程序,包括皮肤准备、饮食、心理准备、特殊准备(如灌肠、导尿)、麻醉过程、手术室环境、麻醉前用药的意义,手术前戒烟、禁食禁水的意义和方法,疼痛评估的方法等。行为训练的内容主要是与手术相关的适应行为训练和预防术后并发症的行为训练,如床上排便训练、放松技术训练、深呼吸训练、有效咳痰训练、上呼吸机手语训练等。教育方法以个别指导为主,手册或电视录像教育为辅。

(4)手术后教育:指对已完成手术的病人进行的教育。教育内容包括术后留置各种管道的意义及配合要点,术后早期活动或功能锻炼的意义和方法,术后常见并发症的临床表现和护理等。教育方法以床边指导为主,辅助应用教育图片或教育手册。

(5)出院教育:指病人病情稳定或康复、出院时所进行的教育。教育内容包括疗效介绍、病情现状、巩固疗效和预防疾病复发的注意事项;正确用药、饮食、活动、休息、睡眠、复查、随诊的一般知识等。教育方法可采用口头宣教、指导病人阅读教育手册、开教育处方和推荐学习资料等。

3. 出院后教育 出院后教育是指对已出院的病人及其家属进行的教育。是对一些如瘫痪病人、肿瘤病人、诊断明确的慢性病人和经常需要作复杂治疗的病人的追踪过程。教育内容包括疾病的诊断、治疗进展、药物的应用、家庭护理方法、病人的保健方法及如何选择医疗保健等等。教育方法可采用电话咨询、定期举办专题讲座、免费提供教育材料等。

4. 社区教育 社区教育是指以社区为单位，以促进该社区居民健康为目的的教育。教育内容可针对一般疾病的防治、计划生育、预防接种、妇幼保健、疾病普查等进行，也可向群众介绍医院特色、服务范围、开展健康咨询的项目、方式等。教育方法可利用广播、电视、报刊、开设卫生科普专栏和家庭病床等。

病人健康教育的最终目的是达到获得知识、掌握操作技术、改变个人心理和情感状态三大目的。教育后必须进行评价，了解病人是否理解和掌握了教育的内容。健康教育是护理的重要部分，护士必须具有健康教育的能力，在教育过程中，要紧扣教育内容，针对不同文化、职业、年龄、社会背景的人进行不同语言、程度、水平的教育，达到每个病人或家属都能接受健康教育并做好自我护理、自我保健的目的。

五、常见病人教育示例

（一）小儿上呼吸道感染门诊教育

［病例摘要］ 徐某，男，5 岁，鼻塞、咳嗽、咳痰 2 天伴发热，体温 38.9℃。诊断：上呼吸道感染。门诊输液治疗。

［门诊教育计划］

1. 教育目标 提高患儿对本病的防治能力。

2. 教育内容 ①上呼吸道感染的诱发因素。②药物降温的方法。③及时就诊的指征。

3. 教育方法 ①推荐阅读专科教育手册。②讲解上呼吸道感染的诱因和临床表现。

4. 护士对患儿母亲的门诊教育示例：

护士：“您是孩子的母亲吧？”

患儿母亲：“是的，有什么事吗？护士。”

护士：“输完液孩子回家后还需要按时服药，这是您孩子的处方。到儿科药房去拿药。从这儿向前走再左拐，您就看到儿科药房了。您去拿药，孩子由我照看。”

患儿母亲：“谢谢。”（取药后回来）

护士：“我来告诉您，这个百服宁是退烧药，您要每隔 4 小时给孩子量体温一次，如果体温在 38.5℃以上时，就给孩子服 5 毫升。您会给孩子测体温吗？

患儿母亲：测不太好，你教教我吧。

护士：（边说边示范）测以前要把孩子腋下的汗擦干，把体温表放在腋窝深处并紧贴皮肤，您帮他屈臂过胸夹紧体温计，测 10 分钟。会了吗？

患儿母亲：会了。

护士：回家后，让孩子多喝水，注意休息，给孩子吃一些清淡、营养丰富的流质或半流质饮食，比如瘦肉粥、大米粥、小米粥、肉丝面、鸡蛋面等，不要给孩子吃油脂太多和煎、炸的食物，每次给他吃少一些，一天多给他吃两次。另外，您还要注意观察孩子精神状态、面色的变化，警惕并发症的发生，如果有高热持续不退、咳嗽加重、呼吸困难；有抽风、惊厥发作、精神不好、嗜睡甚至意识不清；诉说耳疼、发现外耳道有脓性分泌物；心慌、气短、乏力、尿少、血尿等情况时随时就医。”

患儿母亲：“知道了，这孩子从小身体就不好，天气一有变化，就感冒发烧，真没办法。”

护士：“是吗？小孩这种病大多是在天气突变、冷暖失宜、患有其他的疾病机体抵抗力低、和病人接触、空气污染等情况下诱发。所以平时应该让孩子加强体育锻炼，多到户外活动，增强对气温变化的适应能力。最近是呼吸道感染高峰期，您不要带孩子去拥挤的公共场所。这几天，孩子就不要去幼儿园了，防止交叉感染。”

患儿母亲：“知道了，谢谢。”

(二)冠心病病人的住院教育

[病历摘要] 王某,男性,50岁,中专文化,职员。因发作性心绞痛3年,复发3天入院。诊断:冠心病、心绞痛、高脂血症。入院评估阳性资料:情绪激动后出现心前区针刺样疼痛,并向背部放射,轻度胸闷,休息后有所缓解。呈紧张面容。患者有吸烟史,每日20支左右,已吸23年。体重偏肥胖,平素喜吃甜食。心电图示:心肌缺血,心脏超声示左心室肥大。实验室检查示甘油三酯偏高。A型性格。治疗:生理盐水100ml加刺五加100mg静滴1次/日,清栓酶1.5U静滴1次/日,口服消心痛10mg 3次/日,阿司匹林80mg 1次/日,卡托普利12.5mg 1次/日。一级护理,普食。

[住院教育计划]

1. 教育目标 消除紧张心理,纠正不良行为,提高病人住院适应能力。

2. 教育内容 ①诱发冠心病的危险因素。②防治冠心病的五种措施,即控制体重、适量运动、戒烟、低脂饮食、放松训练。③制定戒烟计划,并督促实施。④制定控制体重计划。⑤当前所用5种药物的作用、副作用,及配合治疗的要点。⑥A型性格与冠心病的关系,控制情绪的方法:肌肉放松;深呼吸。⑦一级护理卧床休息与疾病恢复的关系。

3. 教育方法 ①指导阅读专科教育手册。②演示放松技巧。③推荐阅读冠心病保健书籍。

4. 护士针对病人的不良生活习惯进行的口头教育示例:

(病人刚输完液,准备休息)

护士:“王先生,您好,液体输完了,是吗?看起来您气色不错,入院后心绞痛再没有发作,是吧?”

病人:“好多了。张医生说我得在饮食方面要多加注意,你能告诉我都注意些什么吗?”

护士:“我就是想和您聊聊有关您的一些生活习惯的问题。比如说吸烟吧,应该注意减少,然后逐渐戒掉。因为烟中尼古丁可以引起冠状动脉痉挛,诱发心绞痛或心肌梗死。饮食方面要注意少吃肥肉,多吃素食,少吃咸菜,少吃甜食。您得这个病与生活习惯有密切的关系,改变饮食习惯,可以改善血脂,另外,心绞痛发作与情绪激动,过度紧张、劳累、过饱等诱发因素也有关系。所以还要注意劳逸结合调整好情绪,避免大喜大悲。”

病人:“哦,我的病与我们住房周围比较嘈杂,休息不好有关吗?”

护士:“当然,环境因素也起作用,出院后能调整一下住房当然好,但如果没条件,也可以在房间里装上隔音装置,会好一些。不过,调整自己的心态,心平气和,也很重要。”

病人:“噢,我会注意的。”

护士:“以后要注意随身携带保健盒,可不能不当回事。如果有发作情况马上舌下含服,一般都会缓解。”

病人:“是这个吗?王护士给我拿来的。”

护士:“对,用的时候要注意放在舌头下面。不要咽下,多保留唾液在舌下,这样吸收会快点,起效也会快的。”

病人:“我知道了。真谢谢你这么耐心地告诉我这么多。”

护士:“应该的,您来复述一下,我看您记住了没有。”

病人:“好。要戒烟,要少吃肥肉……”

护士:“不错,您的记忆力还真好。一定要按照所说的去做。还有什么不清楚的,欢迎随时来问。我也会随时来看您的。谈了这么半天,您一定累了,好了,休息吧,明天我还会和您谈谈有关其他的问题。”

(三) 子宫切除手术术前教育

[病例摘要] 李某,女性,42 岁,商厦会计,中专文化。发现子宫肌瘤 1 年,近两个月阴道流血增多,经期延长,间隔时间缩短,且有直肠、膀胱压迫症状,表现排便困难,尿频。诊断:子宫肌瘤。择期行子宫切除术。入院评估阳性资料:贫血面容,乏力,没有食欲。测体温 37.3℃,脉搏 116 次/分,血压 12/8kPa,呼吸 20 次/分。有焦虑情绪。术前准备:1∶5 000 高锰酸钾溶液冲洗阴道,每日一次,连续三日,术前一日剃阴毛,腹部备皮,术前一日晚清洁洗肠,术晨清洁洗肠,之后留置导尿管。

[住院教育计划]

1. 教育目标 提高病人住院适应能力,消除对手术的顾虑和焦虑。

2. 教育内容 ①女性生殖系统的解剖特点及生理功能。②子宫切除手术方法、麻醉种类及配合要点。③性生活机制及术后性生活注意事项。④围手术期术前配合要点,重点说明术前灌肠、留置导尿的意义和配合要点。⑤减轻术后疼痛的方法。⑥术后预防血栓形成等并发症的方法。

3. 教育方法 ①指导阅读专科教育手册相关知识。②床边指导。③推荐阅读妇女保健书刊。

4. 护士针对病人手术进行的术前教育示例:

护士:"李女士,为了避免术后的感染,从今天起,我要为您进行连续三天的阴道冲洗。请您配合好吗?"

病人:"好的,还需要做什么准备?"

护士:"还有,术前一天要剃去阴毛,手术的前一天晚上要清洁灌肠,手术当天早晨要插导尿管。"

病人:"灌肠和插尿管是不是很难受,我做的是子宫手术,为什么还要灌肠、插尿管呢?"

护士:"不用担心,我的动作会很轻柔的,不过,您得配合好。女性的子宫前面与膀胱相邻,后面与直肠贴近,术前灌肠和留置尿管的目的就是为了保护肠壁、膀胱不受损伤,保证手术的安全、顺利。"

病人:"那么说,手术前就不能吃饭了吧?"

护士:"是的。手术前一天早饭、午饭吃一些容易消化的食物,晚上吃一些稀饭、面条等半流质饮食。手术前 12 小时禁食、4 小时禁水,就是不能吃东西也不能喝水,以免术中呕吐,并可预防术后肠胀气。"

病人:"知道了。护士,这几天,我总是晚上睡不着觉。"

护士:"您是不是情绪比较紧张,考虑的太多了。能不能和我说说?"

病人:"大概是吧,总是忍不住瞎想。手术后是不是就不来月经了,也会影响夫妻生活?"

护士:"我正想和您谈这事。您不用担心,子宫肌瘤是良性肿瘤,由于您的肌瘤比较大,症状明显,药物治疗效果不明显,而且您已经 40 多岁了,不需要保留生育功能,所以做手术是最佳治疗方案。子宫切除不伤及卵巢和阴道,对今后性激素的分泌及女性功能不会损害,只是引起停经,丧失生育能力,不会影响夫妻生活。子宫切除后停经和更年期停经是不同的,因为卵巢的内分泌功能还在,您放心好了。"

病人:"我还想知道一些有关子宫肌瘤的知识,可是我一时又想不起来该问点什么。"

护士:"这样吧,我们备有《专科疾病教育手册》,我拿给您看看,您有哪些不明白,我再给您解释好吗?"

病人:"那太好了,谢谢。"

护士:"不用谢,请您稍等。"

(护士取《教育手册》)

（四）白内障病人的术后教育

［病例摘要］ 赵某，女性，70岁，农村妇女。诊断：左眼白内障。行白内障摘除超声乳化术，人工晶体植入术。术后给予抗生素（氯霉素）＋激素（氟美松）混合点药。术眼戴铝质眼罩。

［术后教育计划］

1. 教育目标 病人掌握术后注意要点，预防术后并发症。

2. 教育内容 ①介绍术后卧位的方法。②交代饮食的注意事项。③告之病人术后点药和保持大便通畅的意义。④教会病人如何保护术眼。⑤教会病人如何观察术眼变化。

3. 教育方法 ①讲解手术后的注意事项。②演示点药的方法。

4. 护士对病人的术后教育示例：

（病人术后6小时，正躺在床上静养。护士去给病人点药。）

护士："赵大娘，您好。感觉怎么样？医生说您的手术很成功。"

病人："是吗？那么说我明天就可以出院了。我正想我的小孙子呢？"

护士："大娘，我劝您先别着急出院，在医院观察几天最好。您说呢？"

病人："行，我听你们的。"

护士："手术是很成功，不过有些问题还得注意。"

病人："都注意什么呢？我老了，记性不好，正好我闺女在这儿，让她记着点儿。"

护士："手术后三天内，也就是明天、后天、大后天您尽量卧床休息，减少起床活动。以后逐渐增加活动量。也不要随便摘掉眼上这个罩子，因为它是保护您眼睛的，避免在睡觉时或者在活动时损伤刚刚做过手术的眼。不要用力挤眼。"

病人："这个我会很注意的，你放心。"

家属："护士，我听隔壁床的大娘说这几天也不让吃干硬的东西，是吗？"

护士："是的，要求术后三天内吃一些粥、鸡蛋羹、肉丝面、馄饨等高蛋白、高维生素的松软食物，有利于伤口恢复，多吃水果、蔬菜，保持大便通畅，不吃煎、炸、辣的食品，不咀嚼硬的食品。"

家属："那我们在做饭或订饭时注意这个问题。"

护士（对家属）："到点药的时间了，我来给大娘点药。您在旁边看着，点药的方法我边示范边说，希望您能学会。因为大娘出院后还要继续点药。"

家属："好。"

护士（边做边说）："大娘，您眼睛向上看。（对家属）点药时手要洗净，手最好不要碰眼睛，用无菌棉签轻轻拉开下眼睑，不要给眼球施加压力，眼药水瓶瓶口不要碰眼睛，最好距离2～3cm，眼药水点在下眼皮与眼球交界处，不能点在黑眼球上。然后让大娘慢慢闭合眼睛。点完后，压内眼角稍内侧两三分钟就可以了。我说的您能理解吗？下次您来试着点一次。"

家属："我理解了，谢谢您。"

护士："有什么事请按呼叫器，我会及时来的。"

（五）直肠癌手术病人出院教育

［病例摘要］ 患者高某，男性，66岁，农民，小学文化。因便血半年，停止排气排便7天，腹痛、腹胀3天而入院。诊断：直肠癌。在连续硬膜外麻醉下行经腹会阴直肠癌根治术、乙状结肠造瘘术。出院评估阳性资料：腹壁人工肛门周围皮肤红，未破溃，会阴部伤口清洁即将愈合，人工肛门通畅，但未形成排便规律。由妻子接出院回家，病人迫切想了解人工肛门护理相关知识。

［出院教育计划］

1. 教育目标　提高病人人工肛门自我护理能力，减少并发症，促进功能康复。

2. 教育内容　①指导适当活动的范围及活动量。着重强调术后6周内不举超过5公斤的重物，避免过度增加腹压的动作。②指导饮食，说明进均衡的高热量、高蛋白饮食的意义、种类及饮食方法。③指导进行人工肛门护理。详细说明人工肛门周围皮肤清洁护理方法、促进规律排便方法、肛袋清洁与取放方法、瘘口扩张方法等，告知病人若发现人工肛门狭窄或排便困难必须及时就医。④会阴部切口护理知识。告知病人每日以高锰酸钾溶液坐浴，向病人演示药液配制方法及消毒伤口和更换敷料的方法。

3. 教育方法　①讲解有关知识。②床边指导人工肛门护理方法。③演示换药及坐浴液配制方法。

4. 护士针对造瘘口的护理进行的健康教育示例：

护士："大爷，您好。今天医生给您开放腹部造瘘口，我现在教您怎么处理造瘘口好吗?"

病人："好的。"

护士：(对病人的妻子)"您是高大爷的老伴吧？您帮我一个忙，好吗？以后还得靠您给大爷护理呢。"

家属："好，好。"

护士："高大爷，这是造瘘口，又叫人工肛门，您不用担心，它不会影响您今后的生活，处理也并不复杂。"

病人："都60多岁的人了，还担心啥。"

护士："以后粪便就是从人工肛门排出。刚开放时粪便稀，次数多，对皮肤有刺激，必须用温水洗净。这是氧化锌软膏，可以保护人工肛门周围皮肤，防止腐烂。以后粪便逐渐变稠时，就不用这个软膏，只用温水洗净擦干就可以了(护士取出肛门袋，边示范边说)。您看，更换粪袋前先用温水把周围皮肤洗净，然后涂上氧化锌软膏，粪袋口贴放在造瘘口上接粪便，就是这样。我说明白了吗?"

(病人和家属点头)

护士："袋内接有粪便时，要及时倒掉清洗。肛门袋的制作材料不透气，水分难以蒸发，所以您要注意饮食调节，养成定时排便的习惯，形成规律后就可以在每次排便后用棉垫将造瘘口盖好用绷带固定，这样既舒适又节省花费。"

家属："护士，那都让病人吃些什么呀?"

护士："大夫让您吃流质饮食了吧?"

病人："是，今天早上大夫查房时说的。"

护士："可以喝些稀饭、菜汤之类的流质饮食。牛奶、豆浆虽然也是流质饮食，但是容易引起肠胀气，暂时不要喝。然后逐渐过渡到半流质、软食，比如龙须面、藕粉、大米粥、煮烂的瓜果、软点心等。同时要注意饮食卫生，避免造成感染和腹泻。两周左右可以进普通饮食，吃一些容易消化的少渣食物，避免太稀和粗纤维太多的食物，像豆制品、鸡蛋、鱼都很好，菜汤、果汁也不能少。不要吃刺激的食物，不要用强烈的调味品，比如辣椒、胡椒等。"

家属："知道了，谢谢你。"

护士："不用谢，出院后造瘘口一两个星期扩张一次，坚持两到三个月。如果发现人工肛门狭窄或排便困难，必须及时来医院检查和处理。"

家属："记住了，谢谢。"

第四节 临终关怀

一、临终与临终关怀的概念

临终是指由疾病或意外事故而造成人体主要器官的生理功能趋于衰竭，生命活动即将结束、濒临死亡的状态和过程。临终病人的临终过程大都以走向死亡为终结，但时间有长有短。短则数小时、数天、数周，如突发意外事故造成的主要脏器的严重损伤或心血管疾病的急性发作等；长则可为数月，甚至数年，如慢性病导致的器官功能的逐渐衰竭或癌症晚期等。

临终关怀是以心理护理为主，治疗为辅。主要是给予病人及家属精神上的慰藉，心理上的疏导，生活上的关怀、照顾和支持，最大限度地减轻他们的心理和躯体痛苦，使临终病人能够平静、安详、尊严地走完人生的最后旅程；使家属得到慰藉，身心健康得到维护和增强。

二、临终病人的心理历程

当病人得知自己的生命已到尽头，其心理活动是十分复杂的。一般将身患绝症的病人从获知病情到临终期的心理反应分为五个阶段，即否认期、愤怒期、协议期、忧郁期、接受期。

1. 否认期 "不可能是我，那不是真的，可能是诊断搞错了。"这是病人得知自己患不治之症时，所表现的震惊与否认。此时病人认为可能是医生搞错了诊断，整日心神不安，他们怀着侥幸的心理四处求医，希望是误诊，企图逃避现实。否认是一种心理防御机制，它可减少不良信息对病人的刺激，使病人有较多的时间来调整自己，面对死亡。此时应多给病人及家属一些时间，让他们去发展其他的防御准备。

2. 愤怒期 "这种病为什么偏偏是我？上天怎么这样对我不公平！"病人知道自己确实患了不治之症后，气愤，怨天尤人，不能理解。怨恨、无助和痛苦等情绪交织在一起，常常迁怒于家属和医务人员，发泄内心的不满、苦闷与无奈，责怪上天的不公平。此期病人需要有机会发泄或有人帮助他们倾诉内心的痛苦。

3. 协议期 "你们一定要想办法延长我的生命，用什么办法都可以，我能承受得了。"此期病人已接受自己患不治之症的事实，不再怨天尤人，只是乞求医护人员想尽一切办法来挽救自己的生命，期待医护人员能妙手回春，在自己身上出现奇迹。表现时而安静时而烦恼，对存活抱有希望，能努力配合治疗。

4. 忧郁期 "我是不行了，听天由命吧，不会有什么希望了。"当病人认识到乞求已无济于事，死亡就要来临时，表现出悲观、生活萎靡、情绪极度消沉、压抑。病人体验到失去健康、薪水和与家人团聚的悲哀，体验到准备后事的悲哀。此时家属应全身心守候在床旁，允许病人为未知的将来悲痛。

5. 接受期 "没有什么遗憾和牵挂的了，我已经准备接受死神，你们都不要为我难过。"病人认为自己已经走完了人生的路程，并做好了迎接死亡的准备。因此病人对死亡不再恐惧和悲伤，而有一种认命感，表现比较平静、安详、少言，并要求陪伴者和探视者保持安静。

临终病人的心理变化是十分复杂的。以上五个阶段不是固定不变的。每个临终病人不一定都会经历这五个阶段，各个阶段不一定按顺序发展，有时会交错，有时会缺失，各个阶段持续的时间长短也不一样。

三、与临终病人的沟通策略

(一) 充分理解和满腔热情地对待病人

理解是与临终病人沟通的前提，护士要充分理解，满腔热情地对待临终病人，不能因其就要离去而远离他们，甚至鄙视他们。要准确地评估病人对濒死的反应，根据其所处的心理阶段，采取不同的沟通策略。

1. 病人处于否认期　不宜急于把病情真相告诉病人，可以慢慢地用渗透的方法，根据病人承受能力和心理准备情况，决定何时、怎样告诉病人。应坦诚温和地回答病人对病情的询问，并且注意护士对病人病情的言语要一致。要经常陪伴在病人身边，耐心倾听病人的诉说，主动表示愿意和他一起讨论死亡，在交谈中因势利导，循循善诱，使病人感到没有被抛弃并且使其逐步面对现实。

2. 病人在愤怒期　护士应提供时间和空间让病人发泄，不责怪、不制止，注意倾听并给以较多的时间陪伴、关心和疏导病人，保护病人的自尊，满足病人的心理要求，千万不要有厌烦、逃避病人的念头。

3. 病人在协议期　护士应主动关心病人，尽可能满足病人合理的要求，并给予真诚的帮助，使病人更好地配合治疗，以减轻痛苦。尽可能满足病人的乞求心理，不让病人感到绝望。在交谈中，应鼓励病人说出内心的感受，尊重病人的宗教信仰和风俗习惯。

4. 病人在忧郁期　应多加安慰和鼓励，增强其生活的勇气，并设法转移病人的注意力，应让其适度地发泄自己的哀伤情绪。护士应静静地陪着他，握住他的手，对他的悲伤、哭泣提供支持，同时也让病人知道他的表现是一个正常情绪的发展过程。安排亲朋好友见面、相聚，并尽量让家属陪伴身旁。让病人和家属倾诉衷肠，指导和鼓励家属参与一些护理病人的工作，有助于家属对病人的心理安慰。劝家属要控制情感，不要再增加病人的悲痛。

5. 病人在接受期　护士应尊重病人，不要强迫与其交谈，给予临终病人一个安静、明亮、单独的环境，减少外界干扰。应设法帮助病人了却未了的心愿，告慰其心灵，尽量不让病人留有任何遗憾。

(二) 帮助病人减轻恐惧和痛苦

处于不同心理阶段的临终病人对死亡都有不同程度的恐惧和痛苦。这种恐惧不是来源于死亡本身，而是对死亡的种种可怕想象。害怕死亡往往比死亡本身更不堪忍受。帮助病人减轻恐惧及痛苦，也是临终关怀的主要任务。护士应首先弄清病人恐惧及痛苦的原因，再针对原因，用适当的方法进一步减轻病人的恐惧和痛苦。真正让病人从恐惧及痛苦中解脱出来，关键是帮助其树立正确的人生观、生死观。生老病死是客观的自然规律，死亡是人生旅途的必经之路，每个人都要走向死亡。护士本身也应有正确的生死观，有一定的哲学、伦理学、心理学知识及良好的语言素养，才能深入浅出地给病人讲清这些人生哲理。

(三) 尊重病人的权利

病人有权利知道自己的病情和治疗护理的情况。如果病人已谈不上生命质量，剩下的只是不可避免的痛苦，此时应注意控制症状，改善余生。在法律允许的情况下尊重病人对死亡时间、死亡地点和死亡方式的选择。

四、与临终病人家属的沟通

（一）临终病人家属的身心状况

1. 多重压力 家属通常是第一个知道病人病情的人，而又拿不定主意是否应该告诉病人真相。如果家属未告诉病人，就要承受双倍的压力。除了要承受病人疾病的压力，还要自己忍受内心的痛苦，在病人面前掩饰自己真实的情绪，抑制自己的悲伤。如果家庭经济困难，还要设法考虑医疗费用的问题。这些压力对临终病人的家属来讲是沉重的，直接影响身心健康。

2. 内疚感 在长期照顾病人的过程中，因为精神、体力和经济消耗很大，几乎拖累了整个家庭。临终病人家属往往会产生非常矛盾的心理，有时欲其生，有时又欲其死，以免连累全家。当病人病情发展变化很快，已经无法挽救时，家属往往因为自己由于工作脱不开，未能很好地照料而感到愧疚和不安。

3. 憔悴 病人在住院治疗期间，家属奔波于医院、家庭和工作单位之间，既要照顾病人，照顾家庭，又要兼顾工作，常感缺乏休息和睡眠，非常疲劳。加之过重的精神压力，使病人家属显得过于疲惫和憔悴，常常无精打采。

4. 营养失衡 精神压力和过度疲劳，使得临终病人家属没有时间和精力去考虑自己的营养问题，导致摄入的营养不能满足机体需要，抵抗力下降。而这一点常常被绝大多数临终病人家属所忽视。

（二）与临终病人家属的沟通策略

1. 疏导家属的困扰和痛苦 理解家属压抑和痛苦的情感，对他们的过分言词不要计较，要能宽容和谅解他们。并善于鼓励其将内心的痛苦和真实的想法说出来，必要时可以提供适当的场所，让其发泄心中的悲伤并给以安抚。家属在病人尚未死亡之前就逐渐表达出他们的哀伤，称"前发性悲伤"，这种悲伤是家属在面对亲人真正死亡时最好的心理防御。

2. 尽量满足家属的心理需求 当临终病人家属对病人的治疗护理提出合理要求时应尽量满足，如有些要求暂时做不到，应予以耐心的解释，以解除疑虑。

3. 关心家属的心身健康 为防止临终病人家属因长期精神压抑和过度疲劳而导致心身疾病，应和他们沟通，教会他们一些保持健康、保存精力及心理疏导的保健方法。如自我放松疗法，注重饮食调理，合理安排作息时间，积极寻求社会支持等。

4. 允许家属参与制订病人的治疗护理计划 让家属参与医疗和护理计划的制订，并且教会家属做一些护理操作。这样可以使临终病人家属了解到病人的治疗和护理情况，心中有所寄托，而且当他们能有机会为病人做护理，也可使心理上得到一些安慰。

5. 提供良好的丧葬服务 良好的丧葬服务是一种尊重亡者和生存者意愿的表现，也是对生者良好的心理支持和安慰。尊重临终病人家属意愿，通知其亲朋好友，举行适当形式的悼念活动和丧葬仪式，以寄托哀思和表达情感。

【案例分析】

案例一：与愤怒者的交往与沟通

［案例资料］

孙先生是一位外地来本市联系业务的销售员，50 岁。明天签合同，今天有空他顺便到市郊一个风景点游览，不慎从一个比较偏僻的山坡上滑下来，摔倒在乱石堆里不能动弹，大声呼救，几分钟后才被人发现并送到附近的区医院治疗。他的右脚严重扭伤，头部和其他部位还有多处擦伤和青肿，眼镜被摔得粉碎。经紧急处理后，医生为了防止发生意外，留院观察。孙先生对此很不满意，说自己的任务很急，要马上出院。为了安全起见，医生还是让护士送他到病房住下。一到病房，孙先生便拿出随身带的手机打电话，却发现连手机也摔坏了，无奈之下就对护士大发脾气：

"喂！护士同志，我来这里是工作的，不是来休养的，我不要住院！我的眼镜摔破了，我什么都看不清楚，手机也坏了，真是倒霉透了。我的头好痛！这种医院，管什么用？唉，只要有一副眼镜，我马上就离开这个倒霉的地方！"

孙先生拉大嗓门，怒气冲冲地讲话，并用力地拉扯床单，看上去非常焦急。

[案例分析]

在本案例中，病人发火的原因有：担心因住院耽误工作，遭到责备；为自己的无助和尴尬而着急；认为医院条件差，担心得不到好的检查和治疗。针对这种情况，护士首先要移情地理解病人当时的处境和心情，调整好自己的情绪，并设法满足病人的迫切需求，对病人给予同情和安慰。这样消除孙先生的对抗情绪并不难。

下面是三种沟通实例及评价（见表 7-3）

表 7-3　沟通实例及评价

沟通实例	评价
实例一	
护士：面对大声嚷嚷的病人，护士强忍住自己的怒气，心里想：等他火气小点时再来和他谈。然后就走开了。	护士所关注的重点全在孙先生的态度和语言方式上，既没有理解孙先生的处境，也不关心他的困难和要求，只是关注于自己的感情克制，没有为病人解决任何问题。但护士的克制避免了更激烈的对抗。
实例二	
护士："你嚷什么？自己贪玩摔伤了能怪谁？你能被人送到这里治疗，算你幸运。我们医院的条件在几所区医院当中算是不错的了。要你在这里观察两天，完全是为你好，你还乱发脾气，真不知好歹。"说完，扭身走了。	护士同样过分的计较病人的态度和语言方式，并明确地加以指责。病人已经遭受不幸了，护士还要说他"幸运"，表现了护士对病人缺乏应有的同情和理解。病人当时最难过并感到内疚的，应该是因游览摔伤耽误公事，而护士偏要揭他这个伤疤，这是很伤人自尊的，同时显示出护士的尖刻和缺乏教养。这种不负责任的刻薄态度，只会引起病人更强烈的反感和对抗，后果严重。
实例三	
护士：（倾听并关注地注视着病人）"唔，孙先生，您被困在这个地方，举目无亲，真是太不幸了，我能理解您的心情。不过这也是没有办法的事，既来之，则安之，您还是冷静对待才好。您的伤势医生已经检查过了，认为观察两天没事就可以出院了。万一有变化，我们也会紧急处理，或转院治	这种沟通方式是最具有爱心、自信心和责任心的回答。首先实事求是地肯定了病人的不幸，表现了移情式的理解和同情。然后针对病人的问题，合情合理地帮助病人权衡"去"或"留"的利弊，有效地缓解了病人的急躁情绪。最后护士适时地满足了病人打电话、配眼镜和照顾的需要，更有效地消除

续表

沟通实例	评价
疗。至于业务方面,您看这样行不行,您打个电话给对方,看能否改期再签,或者让对方来这里签约,或者用其他的方法。” 病人:“可我的手机摔坏了,眼镜也摔坏了,又伤成这样,叫我怎么办才好呢?” 护士:“这个您放心,我们医院设有公用电话。您现在行动不方便,我可以用轮椅推您去。至于眼镜,也好办,三楼就是眼科,我也可以推您验光配镜,很快的。还有什么事需要我帮助解决的,您尽管说,我一定尽力帮助您。” 病人:(情绪冷静下来)“嗯,谢谢你了,只是这次出差就我一个人,身边没个人照应,这……唉,怎么说呢,心里总觉得不踏实。” 护士:“您的意思我明白了,您放心,我是您的责任护士,您的日常起居由我负责。您也不要担心我院的医疗水平,我们医院虽是一家区级医院,但是条件和技术却是几所区医院中最好的。” 病人:“噢,是吗?那我就放心了,谢谢你这么好心帮助我!刚才是我态度不好,对不起了!现在能不能麻烦你带我先去打个电话。” 护士:“好的,请稍等,我去推轮椅!”	了对抗,使病人恢复自我控制能力,终于意识到自己的言行失当而向护士道歉。

案例二:母乳喂养的健康教育

[案例资料]

谢某某,女性,26岁,公务员,中专文化,宫内妊娠40周,足月顺产一女婴,体重3200g。产后行母婴同室。

[案例分析]

产妇有学习能力,愿意接受母乳喂养的知识宣教及有关技术指导。希望掌握母乳喂养的方法。

下面是教育过程及评价(见表7-4)。

表7-4 教育过程及评价

沟通实例	评价
产后半小时	
护士:“小谢,感觉怎么样?很疲倦吧?侧切的伤口疼得还厉害吗?孩子已经出生半小时了,应该让婴儿吸吮母乳了。” 产妇:“听说孩子吃奶后,乳房会下垂,影响体形,我不打算自己喂奶。喝牛奶的孩子不是一样	护士讲解了母乳喂养和初乳的好处,使产妇转变了观念,接受了护士的建议。

续表

沟通实例	评价
长大吗？而且很多孩子长的都很壮。” 护士：“现在都在提倡母乳喂养，母乳是婴儿最理想的天然营养品。因为它含有新生儿生长所需的全部营养成分，不仅可以增强婴儿的抗病能力，而且适合婴儿消化吸收，清洁卫生，经济方便又温度适宜。对你来说还可以促进子宫复原，减少产后出血，降低乳癌、卵巢癌的发病率，还可以增进母子感情。刚刚分娩后的这几天分泌的是初乳，含有丰富的蛋白质，有提高免疫力的成分，对婴儿是极为有益的。小谢，我看你还是用母乳喂养孩子比较好。” 产妇：“母乳喂养有这么多好处？那我还是自己喂哺宝宝吧。”	
护士：“小谢，学会给孩子喂奶可是当了妈妈的第一课。你来给孩子喂奶，我来教你。首先，你要放松、舒适，然后把宝宝这样抱在怀里（指导产妇抱孩子）。对，就是这样，让宝宝脸向着乳房、鼻子对着乳头、头与身体成一直线（胸贴胸、腹贴腹、下颏碰到乳房），像这样用手托着乳房（指导产妇托乳房的方法：把食指到小指四指并拢贴在乳房下的胸壁上，用食指托乳房的底部，拇指轻轻放在乳房上方，母亲的手不应离乳头太近）。你可以用乳头轻轻碰碰宝宝的上嘴唇，诱发觅食反射，孩子张大嘴吸入乳头及大部分乳晕，慢而深地吸吮，有时会有暂停，能看见吞咽动作和听见吞咽声音。看，孩子吃得多棒！小谢，你看宝宝这样有节奏地吸吮，就说明孩子吃得正香呢！”	护士床边指导了产妇母乳喂养的正确姿势、婴儿正确的含接姿势和母亲托乳房的正确姿势，使产妇能应用母乳喂养的各种技术达到有效的母乳喂养。
产后3小时	
产妇：“护士，为什么现在又提倡母婴同室呢？我听妈妈说，她在生我后，护士一直把我放在婴儿室，只有在喂奶时才抱来，吃完奶后就抱走。” 护士：“母婴同室就是让母亲和孩子同住在1个房间内、24小时都是这样。就是给孩子进行治疗和护理时，母婴分离也不超过1小时。这是为了能促进乳汁分泌，保证足够的乳汁；保证按需哺乳；还能增进母婴感情。” 产妇：“按需哺乳是什么意思？我想知道的多一些。” 护士：“按需哺乳就是按照新生儿的需要哺乳，不限次数和时间，如果母亲感到奶胀不舒服，	通过回答产妇的问题，使产妇知道了母婴同室和按需哺乳的意义及重要性。

续表

沟通实例	评价
就可以让婴儿吃奶。因为按需哺乳能促进乳汁分泌,保证足够的乳汁,增进母婴感情,预防母亲奶胀。那又何乐而不为呢?" 产妇:"哦,我明白了,谢谢你!"	
产后第一天	
产妇:"护士,母乳喂养这么多好处,我这么瘦,乳房又小,我担心乳汁不够,怎样可以保证有足够的母乳呢?" 护士:"这的确是做母亲应该关心的问题。要做到充分有效的母乳喂养,就要做到早吸吮,按需哺乳,喂奶姿势正确,要树立信心,保持愉快情绪、合理营养和休息,不给婴儿过早添加辅食。" 产妇:"我又怎样知道我的奶够不够孩子的需要呢?" 护士:"可以从以下六个方面观察:第一,每天喂奶次数要达8次以上。第二,你有乳胀的感觉。第三,喂奶时听见宝宝的吞咽声。第四,每天可换下6块或更多的湿尿布。第五,宝宝体重每天平均增加18~30克(每周125~210克)。第六,两次喂奶期间宝宝很安静。"	护士解答了产妇有关保持和判断母乳充足的方法,消除了产妇的担心。
出院前	
产妇:"明天我就要出院了,谢谢你对我的照顾,从你这儿学到了很多知识。不过,我还有两个问题要请教你。我的工作比较忙,经常出差,假如我有事外出或奶太胀时,应该怎样挤奶?" 护士:"这个问题我正想告诉你呢!你稍等。" (护士回办公室拿来乳房模型) 护士:"挤奶有几点要注意:第一,你的手必须彻底洗干净。第二,坐立都可以,要自己感到舒适。再将容器靠近乳房。第三,你看,(边讲边演示)大拇指放在乳头根部上2厘米的乳晕上,食指放在拇指对侧的乳晕上,其他手指托着乳房,用拇指与食指的内侧向胸壁方向轻轻挤压,手指要固定,不要在皮肤上移动,重复挤压一松弛达3~5分钟。沿乳头依次挤压所有乳窦。记住了吗?你来做一次。对,就是这样,学的还挺快。" 产妇:"我如果得病或吃药的话,还能继续给孩子喂奶吗?" 护士:"如果患心脏病、肾脏病、精神病、癫痫、甲肝急性期伴有黄疸时,或母亲在使用哺乳期禁	护士在床边演示了挤奶的手法,讲解了母乳喂养的禁忌证,使产妇能处理和解决母乳喂养过程中遇到的问题。

续表

沟通实例	评价
止使用的药物，如放射性药物、抗甲状腺药物时，是不适合给孩子喂奶的。其他情况可照常喂奶。”	
出院时	
护士：“祝贺你出院，你们看，宝宝多可爱，又白又胖。” 产妇及家属：“这里可是有你一半功劳呢！” 护士：“你们过奖了。这是我们医院有关婴儿添加辅食的宣传册，希望你们按要求去做，如果有什么不明白的，可以打电话问我们，这儿有我们的电话号码。也可以直接到社区服务站去咨询。”	护士有始有终的健康教育，使母婴双方及家属对母乳喂养满意并有信心，同时告知病人及家属以后咨询的方式。

【实践活动】

尝试针对不同类型病人的沟通实践

一、完成沟通设计

［目标］　学会与特殊病人的沟通

［时间］　20分钟

［步骤］

1. 班内同学分成四组，每组一份病例。
2. 参照本章案例分析一进行案例分析。
3. 完成护患对话，设想该如何与病人交往沟通才能建立良好关系？
4. 请同伴配合上台进行角色扮演。
5. 自我评价、同学评价、教师评价。

［材料］

病例1：与沮丧者的交往与沟通

患者张某，76岁，离休干部，因慢性支气管炎反复发作而致阻塞性肺气肿、肺源性心脏病而入院，入院后经常出现呼吸困难，有时发生呼吸衰竭。疾病发作时，喘不过气来的濒死感，使病人恐惧、痛苦。加之救治时呼吸机的持续运用、血气监测的不断抽血、整天输注抗生素等，使他身心不堪重负。他对治疗逐渐失去信心，故而情绪非常低落和沮丧，表现消沉、绝望。特别是担心医生对他的病痛不重视，不敢把对医疗的要求和意见告诉医生，所以有时便免不了把内心的苦恼、怨气向护士发泄。有时候护士与他沟通时，他闭上眼睛不理不睬。下面是他与责任护士的对话。

护士：“张老，早上好！今天天气晴朗，气压又高，您气急的感觉应该好点了吧？”

张老：（愤愤地）“好什么好！我的病还能好吗？”（说完就闭上了眼睛）

护士：“对了，今天是星期天，您的儿子、孙子又会来看您了。”

张老:“来看我有什么用?我的病拖了那么长时间,真是个累赘,谁还会真心对待我?还不如早点死了呢!唉!……”

病例 2:与哭泣者的交往与沟通

王太太,35 岁,商业会计,因突发车祸而失去一只脚。现在伤口已经愈合,即将出院回家疗养。丈夫是供销员,经常出差。儿子才 10 岁,尚在小学读书。家中公公、婆婆都已 70 多岁,公公因脑出血后遗症常年躺在床上,婆婆身体也不好。平时主要靠王太太照顾二老。王太太性格开朗,住院期间情绪还比较稳定。现在她的同室病友来告诉责任护士,说王太太正在哭,哭得很伤心。责任护士略微使自己平静一下,便去看望王太太。

护士:“王太太,您怎么了?突然这么伤心!有什么事情请告诉我,我会尽力帮助您。”

王太太:(边哭边说)“我怎么能不伤心呢?我儿子好可怜!我丈夫今天早上来告诉我,说我婆婆气喘病又犯了,昨天晚上陪她看病忙了一夜。残疾的公公只好由我才 10 岁的儿子来照顾。晚上没有人烧饭,他啃了两个面包,做完功课自己上床睡觉了,真可怜……我现在又是这个样子,出院以后怎么办……”(泣不成声)

病例 3:与拒绝合作者的交往与沟通

何先生,62 岁,因儿子意外车祸身亡,突发心肌梗死并伴严重房室传导阻滞,曾一度心跳停止、意识模糊,在急诊抢救情况下实行了冠脉支架术并安装了人工心脏起搏器。术后,病人必须在 6 小时内饮水 2000 毫升,排除体内的造影剂,防止造影剂对肾功能的损伤。何先生心功能差,不宜用加快输液速度来补充水分,因此只有多喝水。责任护士端来一杯水,并准备好吸管请病人喝。但还没有等护士说明原因,病人就用力推开杯子,开水洒在了护士身上。旁边的何太太连忙拿来毛巾替护士擦身上的水。病人却说:“我不渴,喝什么水?水喝多了要小便,身子不能动怎么办?……儿子没了,我活着还有什么意思!喝水有什么用?”说完就背转脸不理人了。

病例 4:与哭闹谩骂者的交往和沟通

沈某,女,38 岁,工人,因夫妻争吵闹离婚,致使工作分神,在操作车床时,右手不慎被机器轧伤,除皮肤软组织受伤外,伴有骨折和血管、神经、肌腱的损伤。经医师清创、缝合、固定等处理后,手是保住了,但其功能恢复程度尚无法断定,有待日后锻炼康复。这一突如其来的打击对病人来说如雪上加霜,她心境恶劣,容易激动,经常哭泣。病人的父母都已去世,现在是她的婆婆在医院照顾她。丈夫和她在同一个厂里工作。上午丈夫来看她时,她赌气不理。丈夫走后,她却哭得很伤心。责任护士从病人的婆婆口中了解到,夫妻双方脾气都很暴躁,出口伤人,不留余地,争吵的原因几乎都是生活小事。这次争吵是因为儿子调皮,不听话,丈夫要打儿子,她则护着儿子不让打,结果闹得不可开交。都说要离婚,其实也不是真的要离婚。现在病人出事了,她丈夫心里挺后悔的,但表面上却硬顶着不肯服软。下面是责任护士来为病人换药时双方的对话。

责任护士:“您好,您手上的伤口渗血挺多的,我替您换一下纱布,好吗?”

病人:“唉,随便吧!”

(护士小心揭开纱布。当揭开里层时,因牵拉而致伤口疼痛加剧,病人暴跳如雷,坐起来边哭边骂)

病人:“你轻点好不好,你有没有同情心?你会不会换药?不痛在你身上,是吗?什么东西!没见过你这样的护士!去把护士长叫来!我怎么会这样倒霉!我现在反正是孤苦伶仃一个人,没有人会可怜我……(又哭起来)

二、讨论与交流

［目标］ 通过小组研讨学会与不同年龄、不同病情病人的沟通

［时间］ 20 分钟

［材料］ 利用课余时间，搜集有关材料。

［步骤］

1. 四五个同学围坐在一起，组成讨论小组。

2. 分别讨论不同年龄（儿童、青年、中年、老年）、不同病情（急性病、慢性病、手术、传染科、危重）病人的特点，与其进行沟通的目标和原则。

3. 小组选派代表上台阐述。

4. 根据同学们的阐述，全班同学共同总结、归纳与不同年龄、不同病情患者沟通的原则、内容等。

三、角 色 扮 演

［目标］ 能够灵活地运用护理工作中的日常用语。

［时间］ 20 分钟

［材料］ 利用见习或课余时间，搜集门诊、出院、入院病人的相关材料。

［步骤］

1. 班内同学分成若干大组，利用见习或课余时间，分别进行与门诊、入院、出院病人的沟通。

2. 组内每两人一组，自设情境进行角色扮演。

3. 组内成员间进行表演、评判，选出优秀小组。

4. 每大组的优秀小组上台表演，交流感受。

5. 教师进行总结、评判。

四、不同病人的健康教育

［目标］ 学会针对不同病人的健康教育。

［时间］ 30 分钟

［材料］

病例 1：李某，男性，65 岁，退休干部，大专文化，主因阵发性头晕 10 年，复发 10 天以高血压病收入院。护士去进行入院评估并进行入院教育。

病例 2：赵某，男性，30 岁，工人，患空洞性肺结核，准备做肺叶切除术。护士准备给病人进行术前健康教育。

［步骤］

1. 将学生分成实践组和评议组，每组一般是 2～4 人为宜。

2. 实践组学生进行角色扮演，评议组进行评议。

3. 实践组与评议组互换角色，原评议组进行角色扮演，原实践组进行评议。

4. 讨论总结，写出实践报告。

［提示］

1. 要灵活应变。包括①根据不同的年龄、职业采取不同的称呼；②根据不同病人、不同心理需求采取不同的沟通方式；③要注意启发、引导病人。

2. 沟通中要做到热情诚恳、文明礼貌。

3. 要注意收集病人的反馈信息。

4. 实践报告要求：时间、内容、过程、体会等。

【成长记录】

实践活动七：尝试针对不同类型病人的沟通实践

活动记录

姓名		指导教师	
相关活动			
班级		团队名称	
最感动的时刻			
最大的收获			
个人（团队） 成就展示的目录			

阶段评价
个人(团队)的成熟度
我的收获和成果
深刻的教训
给团队中每一位同学鼓励的话
团队活动中你心目中的亮点人物
下一阶段个人(团队)发展的计划
教师对小组要说的话

(沈传华)

第八章　多元文化背景下的护理人际沟通

学习目标

1. 理解并掌握多元文化背景下的护理人际沟通的策略和方法。
2. 尝试与不同国家、民族、不同文化背景的病人沟通。

【理论学习】

随着现代社会的进步、科技的发展和交通工具的发达，不同国家、地区的人们的接触和交往日益增多，出现了多种文化背景的人共同聚集在一起的社会，形成了一个多元文化的社会体系。医疗卫生保健工作同样受到多元文化的影响，其中如何适应多元文化社会的发展，在多元文化背景下更好地和病人进行沟通，提供多元文化护理，以满足病人身心、社会、文化及发展的健康需要，实施整体护理，对护理专业来说是一大挑战。

第一节　多元文化护理的相关概念

一、多元文化护理的相关概念

（一）文化和多元文化

1. 文化　文化是指人类在社会历史发展过程中所创造的物质财富和精神财富的总和。它是某一特殊群体所共有的信念和行为，它包括知识、信仰、艺术、道德观念、风俗习惯等各个方面。

文化由某一群体发展起来，弥散于社会生活的每一个角落，并世代相传。文化是无形的，需要用意识来感知，是通过后天的学习教育而获得的。文化是可以分享的，文化环境不同的人们，都可以按特定的方式进行思维和行动。文化是某一群体核心价值观的体现，人们从小被灌输了自己民族的文化，在分享本民族文化的同时，逐渐形成了相同的价值观。比如，中国人特别注重“家”的概念，重视乡土民情，因此，思维和行为也依照这个核心价值观，重视亲情、子女教育、家庭和睦等。核心价值观很难改变，但文化作为人类生活中影响最为广泛深刻的社会现象，是不断变化与发展的。

2. 多元文化　由于不同国家和地区在地理状况、历史发展上的差异，导致价值观念、宗教信仰、审美观、风俗习惯、语言文字、伦理道德等方面都出现差异，因而产生了不同的行为规范，导致了不同的社会发展，构成了国家、地区与各民族之间的多元文化社会。

（二）多元文化护理

多元文化护理是指护士按照不同人的世界观、价值观，不同民族的宗教、信仰、生活习惯等，分层次采取不同的护理方式，满足不同文化背景的健康需要的护理服务。多元文化护理是社会进步和护理学科发展的产物。

中国是东方古国，有着悠久的历史和文化，它们也影响着中国护士工作的态度与方法。中国的伦理要求子女孝顺父母并照顾公婆，对集体要关心，对一般人要仁爱，强调护士要全心全意为人民服务，视病人如亲人，护理病人时一切从病人利益出发。如为了减轻病人对疾病的顾虑，医护人员一般不把不治之症的真正诊断或不良预后告诉病人，只通知家属。在病人住院时，子女往往要求陪伴以照料病人，这些是与西方国家不同的。

同时，中国又是个具有 56 个民族的多民族国家，在蒙古族、维吾尔族、藏族等少数民族集中的地区，当地的护士学校要求护士要了解和尊重当地人民的风俗习惯，如斋戒日的饮食及临终护理等不同风俗。

改革开放以后，大量农村人口涌入城市，成为城市发展的新生人群。农村与城市文化的差异，价值观念的差异，也使得城市的发展越来越趋向多元化。

近年来，随着专科护理的发展，护理新技术不断涌现，护理科研逐步深入，护理学术交流不断增多，护士外出进修，开阔了眼界，使护理教育、护理管理以及临床护理的观念与方法日趋多元，对护理工作提出了新要求。

二、学习多元文化护理的作用

（一）满足不同文化背景病人的需求，提高护理质量

在多元文化背景下护士应尽可能多地汲取丰富多彩的人文知识，了解多元化的价值标准，敢于应用世界文化资源为病人提供独特的护理服务。在沟通中充满包容意识，相互尊重，平等信任，满足不同文化背景病人的需求，让病人的居住环境充满不同文化氛围，比如加入音乐、书籍、报刊等个性化元素，使整个护理过程雅俗共融，充满温馨的情景，病人如临家园，安之若素。

（二）鼓励和促进开放性思维，增强护士的国际竞争能力

护理工作中必须培养开放性思维，真诚接纳多元文化，并随时融入新的文化环境中。不管面对何种国家、地区和民族的病人，都能快速了解其文化背景，迅速地投入工作，缩短与病人的文化冲突与隔阂期，增强护士本身的国际竞争能力。

（三）促进护士提升自身文化素质，提高护理的文化品位

不断丰富的护理内涵赋予了护士多元化角色，护士必须注重提高自身文化素质，掌握多元文化护理知识，评估和诊断不同文化背景下的护理要求，明白关于健康、疾病的不同观念，不同的信仰方式和行为方式等，以便有针对性地引导病人，使病人尽快接受治疗环境，配合医疗护理，并提供多层次、多体系、个性化的护理工作。

多元文化护理是社会多元化发展所向，是医学模式转变的必然趋势，是全世界各族人民的健康文化需求。作为新时代的护士，一定要开阔眼界，随时学习，完善与升华护理技能，与国际护理接轨，从而适应不断变化着的新形势。

第二节　文化背景

一、文化背景的含义

文化背景是指一个人生活在其中的，由特定社会习俗、价值观念和信仰所组成的文化环境。

文化背景是后天他人教会的或自己学会的。人们一旦接受和运用这样的文化，那么与这一特定文化一致的价值观也就同时形成了。它影响着人的信仰、价值取向和行为表现及处理各种事物的态度，也影响个体健康与疾病的概念和求医方式。

文化背景中，尤以文化遗产和文化素质的影响最突出。例如中医中药是中华民族的文化遗产，影响着许多中国人理解和治疗疾病。对流行性感冒大多数中国人并不认为它是一种严重的疾病，中医的理论认为应用一些中成药就可治愈，而在欧美，就被认为是一种比较严重的疾病。中国长期的农业文明造就了大陆文化的民族心理，很大程度上依赖一种乡土情怀。但西方长期的游牧文化使他们不依附土地生存，更注重个体的发展而忽略团体意识。

二、文化背景的影响

（一）文化背景影响疾病发生

疾病的发生有区域性，不同的价值观念、宗教信仰、生活习俗等不同，会直接或间接地影响某些疾病的发生。比如我国北方地区最喜欢以酒待客，三餐必酒，结果酗酒致酒精肝或乙醇慢性中毒性精神障碍的发病率较高。地中海型贫血症，主要流行于地中海及其他热带和亚热带地区，而其他地区较少，这与当地的人文、地理环境和近亲婚配等生活习俗有密切关系。要想对不同民族提供相应的护理，就要深入研究不同民族的生活习俗。

（二）文化背景影响就医行为

当疾病发生，是否选择就医、选择何种医疗系统、怎样诉说疾病、如何寻找帮助系统来获取关心、支持等一系列行为，常与宗教观念密切相关，如有些民族认为疾病是鬼神附体或被人诅咒，病人通常请宗教首领或巫医采取“驱鬼”“念经”“跳大神”等行为，乞求保佑病人免除灾祸，病情严重时才送到医院求治。

（三）文化背景影响病人对医疗护理的要求

不同国家地区的不同文化层次、不同职位的病人，都有不同的价值观和心态，对医疗护理的要求也不相同。教育程度或职位较高的病人能够积极主动地了解病因、治疗、护理方案及效果，积极学习相关知识，并要求参与到护理过程中来，也能提出合理化建议。如果不允许其参与，就是剥夺了病人的权力。教育程度较低的病人通常因为不懂而被动接受治疗和护理。不同文化背景的病人对待病情恶化时的态度也不同，有的病人不肯理解而多有抱怨，甚至更换求医途径，寻找民间偏方或求神拜佛。有宗教信仰的民族存在特殊要求，有的民族手术前要进行祈祷，有的民族术前不宜剃阴毛，伊斯兰教的病人尸体要进行特殊的沐浴等。因此护士应积极了解病人情况，以便在护理工作中区别对待。

（四）文化背景影响病人对疾病的反应

中国的国情往往可以对病人隐瞒重病，只通知合适的家属，充满了人情味。但西方如欧美病人不喜欢被隐瞒病情，不愿意把自己看做是无能为力的，什么也不知道的，而只能毫无置疑地接受医生和护士劝告的人。要充分尊重他们的知情权和隐私权，详细告知患病情况，准备做哪些检查，可能出现何种反应，疾病发生过程如何，怎样进行护理及预后等。如果病人拒绝接受护理，必须告诉他由此而引起的健康和生命的危险。

不同文化背景的病人尽管疼痛相仿，但对疼痛的感受、反应以及对疼痛的表达却有明显差异。意大利人要求立即缓解疼痛；犹太人关注疼痛会影响或威胁到个人的家庭、事业；传统的美国人对疼痛反应比较漠然。有些病人通常表里不一，护士在护理过程中要细心观察病人的非语言表达，得到真实的信息。

（五）文化背景影响死亡认知

对死亡的认识与文化背景密切相关，我国传统文化是儒家、道家、佛家思想的长期历史沉淀，直接影响人们对生与死的看法，对死亡讳莫如深，认为它是不幸和恐惧的象征，人们很难在生活中接受和善待死亡。而西方文化主要受基督教的影响，基督徒由耶稣之死来升发对“天堂”永生的信念，认为死亡就是皈依天父，大多庄严而美丽地接受死亡。

第三节 文化休克

一、文化休克的含义

文化休克（cultural shock）是由于一个人试图了解或适应另一不同文化人群时所感受到的不适应、无助和一定程度的惘然现象。文化休克现象是人们从熟悉的环境来到陌生的文化环境产生的一系列精神紧张综合征。它表现为生物、心理、情绪三方面的反应，常见的症状有焦虑、恐惧、沮丧、绝望。每个人都有过诸如离开家庭，进入幼儿园或学校，调换新的工作单位，住进医院等经历，都感受过不同程度的精神紧张。大量临床实践证明，病人住院会产生一系列不适应、不习惯，甚至会产生恐惧心理，表现出明显的文化休克现象。文化休克是影响疾病治疗和护理的重要因素。

二、引起文化休克的原因

（一）沟通交流

沟通交流的因素包括语言、非语言两方面的不同的沟通交流的模式。两种模式均可以引起个人的精神紧张，即使是同一种语言也会因方言、音调和地区习惯用法的不同，使人感到困惑。我国有56个民族，大江南北方言甚多，虽说都是汉语，但在语言沟通上也可造成文化休克。同样，在非语言沟通交流中，也可因为文化模式的不同而出现精神紧张。

（二）日常生活活动的差异

当一个人离开自己所熟悉的文化环境到另外一个陌生的环境，他的日常生活和某些习惯性活动发生了变化。如因公出差到另一个城市，常常需要改变自身的生活习惯及日常工作、生活、活动习惯，去竭力适应新的环境。有时在适应过程中总会感到不顺心、不如意的烦恼，这样的感受就是他在克服日常生活不便而造成的文化休克。

（三）孤独

孤独感常常是伴随沟通交流障碍而来的，主要对新的陌生环境感到生疏，与家人分离，感到孤单、无助，产生焦虑不安和恐惧。

（四）风俗习惯

不同文化背景的人具有自己的习惯、风土人情等，当进入一个新的环境时就必须了解新的风俗习惯，接受并适应与自己不同的风俗习惯。

（五）态度与信仰

每个文化群体之间其态度、人生的价值和行为是不同的。态度和信仰是受其文化模式影响。例如：儿童腹泻是一个世界性问题，根据世界卫生组织（WHO）最近统计，每年约500万～700万人死于腹泻，腹泻与贫困、营养不良、感染有关。口服补液疗法可以说是一种简单、经济的手段，但这种治疗方法往往不被人所采用，尤其是贫困国家或地区，因为他们有自己的信仰和经验，他们认为口服补液剂是腹泻的“燃料”会加重腹泻。

三、减轻文化休克的沟通策略

（一）按个体出现文化休克的程度分为四个阶段

1. 兴奋期 个体到了一个新的环境有一种新奇的感受和了解周围环境的欲望。如对于一个旅行者，他很愉快地观光，有愿望了解当地的风土人情，学习当地的语言、生活习惯，并能按计划地执行他的旅行计划。对于住院病人，他希望了解负责自己治疗的医生、护士及同室病友的情况，并希望了解自己将接受怎样的治疗。

2. 清醒期 当个体意识到自己将在新的环境中作比较长期的停留，他必须调整和改变自己的种种习惯去适应新的环境，所以有受挫折感。甚至由于不了解当地风俗、习惯等闹出一些笑话或处于尴尬状态，会感到自我形象及自我概念的受损。对新环境的迷惑和对旧环境的依恋是文化休克综合征中最难度过的阶段。

3. 转变期 个人开始学习适应新环境的行为模式，开始了解熟悉新环境，交朋友，尽可能参加新环境内的日常生活，当地节日庆祝活动，对发生社交性错误不再认为是对自我的损害而满意地学习新的规则。

4. 工作期 在此阶段，个人认为生活在新环境与所熟悉的旧环境一样安全、舒适，能自然地“入乡随俗”了。一旦离开这已经接受或适应的新环境而回到旧环境，会重复由熟悉环境到陌生环境的过程，反而感到不适（见图8-1）。

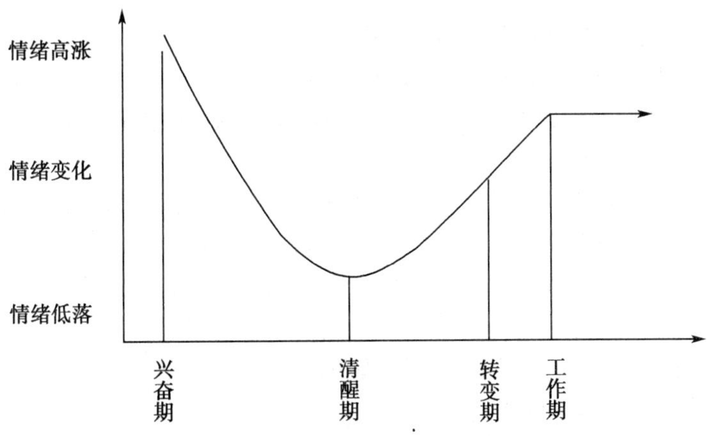

图8-1 文化休克过程图

（二）住院病人的文化休克

病人因病住院，从熟悉的家庭文化环境到陌生的病房文化环境，造成病人不适应，应对能力下降，而出现一系列精神紧张症状。这种住院病人出现文化休克的原因如下：

1. 沟通交流障碍 在医、护、患言语交流中经常听到一些生疏的医学术语，如备皮、灌肠、骨穿、腹透等。还有对医生的忙碌、护士的穿梭病房、医护的表情等一些非语言交流的错误理解，都会给病人造成一种紧张气氛。

2. 个体差异 ①性格特征：性格开朗的病人善于与人沟通与交流，对文化环境的改变适应能力强。性格内向的人，对文化环境的适应能力弱。②年龄：儿童生活方式和习惯尚未形成，对生活形式的适应快，对文化环境适应能力强。中老年人的文化模式已经形成，制约适应新环境的因素较多。③患病的经历：首次患病、首次住院的病人对医院及治疗十分生疏，极易产生文化休克。长期患病或易患病的病人，对医院环境及治疗有一定的感性认识和体验，有一定的适应医院文化环境的能力。④个体的支持系统：文化环境的改变，亲属、朋友所提供的帮助越大，给予病人的心理支持越大，病人适应环境改变的能力就越强。反之，病人陷入文化休克的程度越严重。⑤日常生活差异：医院环境的布局不同于家庭；医院的仪器、设备的使用；规范的探视、作息制度都使病人难以适应。

3. 风俗和习惯 每个人所在的民族和地区风俗和习惯形成的文化特征，与医院文化是截然不同的，会程度不同地产生文化休克。病人需淡化原有角色来承担病人的角色，适应医院的环境，改变以往的一些生活习惯。

4. 孤独 人在平时与环境的交往中，自然而然地形成了一种与周围环境的整体感。由于住院，病人自我与外部世界的整体性受到破坏，与家人、朋友、同事分离，孤独感油然而生，住院限制了病人的社交范围，更显孤独。这种由于住院产生的孤独感，无形中增加了病人的心理负担，加剧了文化休克。

5. 态度和信仰 态度是人们在长期的生活中与他人的相互作用，通过社会文化的影响而逐渐形成的。病人入院后，往往习惯用自己已有的态度体系去看待和处理医院内的各种事情，从而加剧了文化休克。病人及家属如有宗教信仰，也影响病人对医院生活的适应。

6. 自信和自尊 人在健康的情况下，往往具有强烈地表现自我的性格，力争自主，不依附别人。住院后需要别人的照顾，这种变化使病人失去信心和自尊，产生心理负担。

（三）减轻住院病人文化休克的沟通策略

护士和病人的接触最多，是帮助病人减轻或解除文化休克的最重要的成员。护士应针对病人出现文化休克的原因，和病人进行有效沟通，减轻或解除各种引起病人文化休克的紧张因素。

1. 要做好入院介绍，减少陌生感和压力，使病人尽快熟悉病房环境、医院制度、工作人员、设备等，加快对环境的适应。

2. 用通俗易懂的语言与病人交流，对某些诊断、治疗名称、医院用语、医学术语进行必要的解释。

3. 建立良好的护患关系，重视病人的心理护理，正确地理解病人的要求，尽早识别文化休克的表现，采取有效的措施满足病人需要。

4. 尊重病人，用病人习惯的尊称称呼病人，尊重病人的风俗习惯和宗教信仰。

5. 提供合理的健康教育，如手术前教育，操作检查前介绍，出院指导等。

第四节　多元文化背景下的沟通策略

在护理活动过程中，护理人员要经常面对不同民族与国度、不同语言与风俗、不同宗教信仰等多元文化因素的病人，护士既要为其提供适合共性需要的护理服务，又得体现能适应个体文化背景需要的特殊性护理服务。为了适应、满足不同文化背景的护理需要，在进行护患沟通过程中，护士除了了解、学习不同文化的民族行为方式，重点研究其不同传统习惯与照顾方式，并运用这些知识为不同民族或国度文化的人进行共性和各异的护理外，还必须掌握一些沟通策略，这样才有利于护患沟通，也是实现不同文化背景病人得到满意护理服务的重要保证。

一、交流方式因人而异

交流是实施多元文化护理的前提，提高护士交流技巧是保证护理质量的关键。在语言交流上，护士不仅要加强外语学习，而且要加强母语中方言的学习及对不同的知识结构的人学会采取不同的表达方式，如欧美人见面爱问好；中国人喜欢问饮食起居；西方人谈话涉及面广，如气候、爱好等，但触及个人及家庭的隐私时则缄口默言；东方人传统观念强，爱涉及家庭生活体验。在交流用语上，在我国对老年称呼往往以“老”表示尊重；而西方老年人则不愿意称呼“老”，因为他们忌讳“老”，认为自己还没有到老的程度。在非语言交流上，西方人特别是美国人和法国人谈话时，喜欢用手势帮助信息的表达，而中国人却不同。即便是同样的手势或非语言行为，表达的意义却不同。中国人习惯于用点头表示同意或对，摇头表示不同意或不对，而斯里兰卡、印度、尼泊尔、巴基斯坦等一些国家的一些地区，摇头表示同意；在讲标准英语的人群中，讲话时眼光应正视对方，这意味着诚实，给人以信任感，而在东方文化中，讲话时老盯着对方的眼睛会给人一种咄咄逼人的感觉。还有尽管有些非语言的交流表达的意思一样，但表达的方式不同，如西方人用拥抱来表示热烈的欢迎和送行离别，而中国人则习惯用深情的握手；西方人耸耸肩，一摊手表示不知道，无可奈何，中国人则摇摇头，缄口无语。

护士在临床工作中，要有意识地注意病人交流方式的差异。应注意倾听，耐心诱导，从言谈中捕捉谈话的契机，了解病人的病情和心理，因势利导，从中选择收集病史资料和发现护理问题，取得良好的沟通效果，建立相互信任的护患关系。

二、安排合适的个人空间

由于各国、各民族都有自己不同的空间距离的要求，个人空间是围绕一个人个体的区域范围，并指此人占据或意识到的周围区域。人对空间概念的理解不完全一致。空间的概念与个体平时生活和工作习惯以及适应的空间大小有关，对于适应了较宽敞办公或居住环境的人来说，搬迁到窄小、拥挤的空间肯定会不适应。对于中国人来说，大家都习惯了一人接着一人排队上公共汽车，在公共汽车里，也是人挨着人；而对于西方人来说，出现这种情形，也许会感到很不自在或很别扭，也只好“入乡随俗”了。一般来说，东方人喜欢与人交流，喜欢群居；而西方人，个人隐私感强，好独居，人际交往距离也相对较远。

护士在护理不同民族的病人时，应考虑到个人的空间问题，在交谈距离和病室安排上应有别，如果护理人员忽视了空间因素也可导致沟通失败。如在和美国人交谈时，距离就应该远一些，和巴基斯坦人交谈时距离就应该近一些。中国人住院大多安排在大房间，便于病友交流；西方人住院宜安排比较宽敞的单人房间。如一例 62 岁的男性美籍韩裔人，卒中后遗症入院接受针灸治疗，护士把他安排在两人间的病室。病人入院后一直闷闷不乐，后经责任护士与之沟通，才知道病人希望病室宽敞、舒适。护理人员克服困难提供了 10 余平方米的单间，病人仍因面积不够理想而遗憾。近年来，我国随着经济水平的提高，生活条件的改善，病人对住院条件要求增高，要求住单间的越来越多。各级医院为了满足病人的文化需求，开设了特殊病房、家庭病房、母婴同室病房等，体现了多元文化的护理。

三、按照不同社会家庭文化背景的差异实施护理

一个人在成长过程中受到某种文化的影响，在不知不觉中形成特定的世界观，世界观支配其行动，这种现象称为文化约束。不同民族、阶层的文化约束，使每个人以自己特有的文化角度来看待和处理事物。所以护士要认识到不同民族有不同的文化约束，按其文化背景及风俗习惯，做到有的放矢的护理。

(一) 注重价值观念

由于一个人的文化行为受其家庭文化的影响，东西方在价值观念上存在着许多差异。如中国人忽略自立能力的培养，病人生病时一切生活护理由家属或护理人员全部“包办代替”，使病人产生依赖思想。而西方人在成长过程中很注重自理、自立能力的培养。护士在护理病人时应评估病人在价值观念上的不同，不要损害病人的自尊心。

(二) 应尊重不同民族饮食习惯

不同的民族有不同的饮食习惯，如西方人喜欢吃生、冷食物，在他们看来这些食物可增进健康，而东方人则认为这些食物可能是致病的原因。回族、维吾尔族、塔吉克等民族信仰伊斯兰教，禁食猪肉、死物、血液，每年 9 月戒斋，戒斋期间从黎明到日落要禁食水，护士针对这种情况可以采用夜间加餐、输液的方法满足病人的营养需求。不同地域的病人口味也有差异，有南甜北咸东酸西辣的说法，护士如果在饮食中注意满足病人的这些要求，对病人疾病恢复是十分有利的。

(三) 尊重病人的民族习俗

在多元文化护理人际沟通中，尊重病人的民族习俗是最重要的。如日本人忌讳数字“四”，认为四是死的谐音不吉利；在信仰基督教的欧美国家“13”这个数字常常与耶稣殉难日联系在一起，禁忌“13”，乘飞机、乘船不愿意选择 13 日，认为是不祥之兆。护士可以在说话和安排床位时应尽量避开这些数字。有的民族手术前准备不宜刮阴毛，在不影响治疗的条件下，尽量满足病人的要求。有的民族在术前要进行祈祷，护士要提供必要的场所，并且病人祈祷时要注意尽量回避，也不要来回走动，尤其是病人的正前方。不同民族有自己的传统节日，如开斋节、圣诞节等，在这些传统节日里，护士如果送上一束鲜花，或送上一张慰问卡、圣诞卡，亲切地道一声祝福，不仅可以增进友谊，还可驱散他们的思乡之情，心灵的慰藉可以缩小彼此之间的文化距离。

四、正确处理时间观念的差异

不同文化背景的人对时间的观念不同。有的人着眼于现在，有的人着眼于未来，护士应根据不同民族的时间观念、合理安排生活起居与护理、治疗程序。欧美人注重将来胜于现

在，护士在护理时应注重整体效应，病人入院时，将各种安排事先编入日程，告之本人以取得合作。而另一些国家的人认为目前胜于将来，他们认为时间是灵活的，可以调整的，一切事可等他们来了再开始。护士应看到是他们观念上的误导产生的结果，不可以认为这种人懒惰而鄙视他们，需要护理上耐心引导。

【案例分析】

案例一：注重病人的价值观念

［案例资料］

一位来华访问的美国学者，因肺部感染住院，住院后给予静脉输液抗感染治疗。在输液期间病人需要排尿，由于病人不习惯于床上排尿，在自行带着输液瓶如厕不方便的情况下，护士提供了帮助，可随后几次她却都谢绝了护士的帮助。

［案例分析］

在本案例中，病人是一位美国人，由于东西方价值观念的不同，美国人不像中国人把扶人上车或得到别人的协助视为美德，反倒认为那样会给自己带来不快，伤害了他们要独立的自尊心，妨碍了他们要独立的愿望。这位病人即使病情比较严重，还在输液期间，不便如厕排尿，仍表示出很强的自我意识，不愿依赖他人，她认为自己能行。护士针对这种情况，可以加强巡视，善于主动观察和尽早发现问题，保证护理质量。

案例二：正确处理时间观念的差异

［案例资料］

一男性，38 岁，法国独资公司的高级职员，重感冒住院治疗。入院时首先询问需要住几天院，每天治疗时间安排如何。他说因工作需要上午必须电话指挥业务，提出下午接受输液治疗。护士破例实施，病人十分满意。

［案例分析］

对待时间的观念，不同民族各不相同。本案例中的护士根据病情并尊重病人的习惯，取得了良好效果。

【实践活动】

尝试与不同国家民族的病人沟通

一、认知学习目标

［目标］　激发学生学习兴趣，引发求知欲望。

［时间］　10 分钟

［材料］

一位曾在多家外国企业工作的中国职员在谈到多年的工作经验时总结道：

1. 互相了解对方的文化、历史背景，熟悉对方的风俗习惯，相互体谅。不论是中国员工还是外国员工，无论是上级还是下级，都应该主动了解对方的文化，这样才能较好地沟通和交流。相互的了解是沟通的基础。

2. 要注意沟通技巧。在沟通和交流的过程中，注意沟通方式、方法，会减少摩擦。例如，老板正在气头上，你就不必当面和他争执，可以发E-mail解释，等等。

3. 欧洲企业非常人性化，私人时间和工作时间分得非常清楚。不论公司有什么事，哪怕是天塌下来也好，只要是在非工作时间，都不允许因工作打扰员工的私人生活。假如你的老板是欧洲人，那么下班后、休息日都不要因为工作问题而找他；假如你的下属是欧洲人，那么也不要在非工作时间指派他们干什么活。否则，你会自讨没趣，碰一鼻子灰。

4. 美国人同样也是公私分明，但是他们的公私分明和欧洲人完全不同。美国人绝对不会在工作时间内、在公司里，向一个同事说有关个人的事情。假如你与美国人共事，那么收起你的好奇心，不要打探他们的私事；也不必关心他们的家人、家事，否则关心换来的是敌意。

5. 德国人工作作风严谨。在工作场合，开玩笑、打打闹闹的事千万别做。老板的命令，必须服从。

6. 在日本企业，压抑的工作氛围较之德国企业有过之而无不及。你最好不要高声喧哗，放声大笑。连两个人对话的声音，都必须控制在不影响第三个人工作的范围内。

［步骤］

阅读并分组讨论以下问题，并汇总讨论结果。

1. 你有过与其他国家、民族的人交流的经历吗？把你身边的少数民族的生活习俗讲述给同学听。

2. 你是如何理解多元文化的？

3. 当你从一个熟悉的城市来到一个陌生的城市时感觉如何？请联系自己的求学经历谈一谈。

4. 作为一名护士如何提高自身的素质，更好地为各国、各民族的人民提供优质的服务？

二、协作学习和讨论

［目标］ 通过小组协作学习和讨论的方式，学习本章内容，并解决实际问题。

［时间］ 20分钟

［材料］ 教材

［步骤］

1. 学生分成4～6人一组，每小组选出一名召集人，一名记录员，一名发言人。

2. 召集人组织学习本章内容，然后讨论以下问题：

(1)比较美国儿童和中国儿童都存在哪些文化价值冲突。

(2)一信奉伊斯兰教的回族患者，正逢斋日因肺部感染而住院，请你通过学习和与病人的沟通，给病人制订一份饮食计划。

(3)一美籍英语老师，门诊诊断胆囊结石需手术治疗，他欣然答应了并带着诊断书到将要入住的病房看了一下，对护士长和主管医生说"我现在还得回校将工作做完，请将有关我的治疗、护理活动日程安排好，我明天一定按时住院"。作为护士长应该怎么办？

3. 分小组讨论，记录员进行记录。

4. 小组派代表发言。

5. 教师将各组讨论结果进行评价，最后总结。

三、角 色 扮 演

［目标］　通过角色扮演，尝试与不同国家的病人进行沟通。

［时间］　20 分钟

［材料］

案例：一例 31 岁男性英国人，因患支气管哮喘入院，护士用英语对病人进行问诊。

［步骤］

1. 学生分成小组，教师介绍案例。

2. 分组自行设计角色扮演情景，酝酿角色。

3. 每组推选一人，和教师共同组成评分小组。从情景的设置、沟通的内容、语言沟通的运用、非语言沟通的运用等方面进行考评。

4. 分组上台表演。

5. 请表演组的演员说说自己的感受。

6. 由一两名观众同学谈谈感受。

四、案 例 讨 论

［目标］　通过小组协作学习的方式，分析讨论沟通案例。

［时间］　20 分钟

［材料］

案例一：一位 78 岁男性患者，信奉天主教，香港地区人。回内地探亲时，不幸突发急性心肌梗死急送医院救治。患者发病后神志一直清醒，但在入院后第二天病情继续加重，病人说他将安然应主的召唤升入天国，后终因病情继续恶化进入濒死状态。医院仍继续竭力抢救，但家属拒绝抢救，递交书面请求，说明是为了遵照病人的意愿，顺其自然，幸福安然地与天主同在。

案例二：社区有一位 80 岁高龄的老奶奶，性格孤僻，30 多岁丧偶，独自抚养一儿一女，子女均在外地工作，很少探望老人，老人在社区不与任何人交往，也不愿出门活动。社区护士准备进入老人家中进行家庭访视。

［步骤］

1. 分组：4～6 人组成一个讨论小组。

2. 阅读案例后讨论：

(1)应如何处置家属的请求。

(2)如果你作为社区护士，应该如何与老人进行沟通?

五、到社区组织一次健康宣教

［目标］　通过角色扮演，尝试在居民社区开展健康教育。

［时间］　20 分钟

［材料］

案例：张先生，42 岁，近日在社区医院检查出患有糖尿病，心情非常紧张，对糖尿病的相关知识一无所知，希望得到护士的帮助。

［步骤］

1. 学生分成若干小组，每组 4～6 人。
2. 角色分配：护士、病人、家属等。
3. 对情景进行讨论设计，设计具体的教育方式、内容，语言和非语言沟通的方式。
4. 以小组为单位进行表演。
5. 请表演组的演员说说自己的体会。
6. 请观众同学谈谈感受，并对本组的表现进行总结。

【成长记录】

实践活动八：尝试与不同国家民族的病人沟通

活动记录

姓名		指导教师	
相关活动			
班级		团队名称	
最感动的时刻			
最大的收获			
个人（团队） 成就展示的目录			

阶段评价
个人(团队)的成熟度
我的收获和成果
深刻的教训
给团队中每一位同学鼓励的话
团队活动中你心目中的亮点人物
个人(团队)的进步
教师的评价

(潘彦彦)

《人际沟通》教学大纲

供五年一贯制护理学专业用

一、课程性质和任务

人际沟通教育是人类社会发展对培养人才的需要。护理专业人际沟通是指护理人员在护理工作中遵循一系列人际沟通共同规则与工作相关人员互通信息的过程，包括关系与内容两方面的沟通。

《人际沟通》作为护理专业的一门基础课，注重阐述护理工作中的人际沟通理论知识和应用策略，同时进行相应的沟通能力的训练。其任务主要是提高学生在护理实践中的人际沟通能力，培养良好的沟通态度。

二、课程教学目标

本课程的教学目标：使学生具备高素质专业人才所必备的人际沟通理论知识和实践技能。教学活动除理论讲授外，主要采取讨论、模拟、角色扮演、实践等方式进行，以强化技能训练。

初步形成解决问题的能力，并注意渗透思想教育，逐步形成学习者的沟通能力。

（一）基础知识教学目标：

1. 人际关系的概念、发展趋向和沟通课程学习方法。
2. 护理人际沟通的相关理论。
3. 护理工作中的关系沟通。
4. 非语言沟通的主要形式、作用和沟通策略。
5. 语言沟通的主要形式、作用和沟通策略。
6. 治疗性沟通的含义、特点和沟通策略。
7. 多元文化背景下的护理人际沟通策略。

（二）能力培养目标：

1. 能解释护理人际关系的含义、特征并说明学习课程的主要学习方法。
2. 能理解护理人际沟通的相关理论。
3. 说明护理人员在各种关系沟通中的角色功能，并正确掌握工作礼仪。
4. 能理解并掌握非语言沟通的主要形式、作用及态度要求。
5. 能理解并掌握语言沟通的主要形式、作用及态度要求。能够恰当地交谈、演讲、书写护理文件。
6. 能理解并掌握治疗性沟通的要求及常用技巧。

7. 理解、学习多元文化背景下的护理人际沟通方法。

(三) 思想教育目标:

1. 具有一定的人际沟通能力和良好的沟通态度。
2. 具有得体的行为规范。
3. 提高素质,具有适应时代需要的交往能力。

三、教学内容和要求

教学内容	教学要求	参考学时	
		理论	实践
第一章　绪论——护理人际关系		1	
第一节　护理人际关系概述	理解		
一、护理人际关系的概念			
二、护理人际关系的伦理道德规范			
三、建立良好护理人际关系的意义			
四、人际关系与人际沟通的辩证关系			
第二节　建立良好护理人际关系的策略	掌握		
一、主动交往			
二、帮助别人			
三、关注对方			
四、肯定对方自我价值			
第三节　学习人际沟通课程的途径和方法	掌握		
一、树立献身护理事业的崇高理想			
二、增强自身素质			
三、学习有关的理论知识			
四、加强实践锻炼			
【实践活动】　了解护理人际沟通课程	熟练掌握		1
第二章　护理人际沟通的相关理论		2	
第一节　沟通理论	理解		
一、沟通的概念与构成要素			
二、人际沟通的层次			
三、人际沟通的类型			
四、人际沟通的影响因素			
五、护理人际沟通的发展趋向			
第二节　角色理论	理解		
一、角色理论概述			
二、病人角色			
三、护士角色			

续表

教学内容	教学要求	参考学时	
		理论	实践
第三节　人际认知理论	理解		
一、人际认知和认知效应			
二、人际吸引的规律			
第四节　群体行为理论	理解		
一、群体的含义和类型			
二、群体交流与决策的方法			
三、护理团队建设			
【实践活动】 学习相关理论，尝试组建高效率的学习（工作）团队	熟练掌握		2
第三章　护理工作中的关系沟通			
第一节　护士与病人的关系沟通	掌握		
一、护患关系的性质与特点			
二、护患关系的类型			
三、护患关系的影响因素及解决策略			
四、护患关系的发展过程			
第二节　护士与病人亲属的关系沟通	掌握		
一、病人亲属的角色特征			
二、护士与病人亲属关系的影响因素			
三、护士与病人亲属建立良好关系的策略			
第三节　护士与医院其他工作人员的关系沟通	掌握		
一、护医关系沟通			
二、护际关系沟通			
三、护士与医技、后勤人员的关系沟通			
【实践活动】 学习处理护理工作中的人际关系	学会		
第四章　非语言沟通		4	
第一节　概述	理解		
一、非语言沟通的概念和特点			
二、非语言沟通在护理实践中的作用			
第二节　非语言沟通的形式	掌握		
一、仪表			
二、表情			
三、举止			
四、触摸			

续表

教学内容	教学要求	参考学时	
		理论	实践
五、距离			
六、环境			
七、超语词提示			
第三节　非语言沟通的策略	掌握		
第四节　沟通礼仪	掌握		
一、行礼礼仪			
二、称谓礼仪			
三、介绍礼仪			
四、名片介绍			
五、迎送礼仪			
【实践活动】　学习沟通方法,养成良好的沟通习惯	学会		2
第五章　语言沟通的主要形式——交谈		2	
第一节　交谈概述	理解		
一、交谈的定义和特点			
二、交谈的类型			
三、交谈的层次			
第二节　护士的语言修养	理解		
一、护士的语言修养			
二、护患沟通中的常用语言			
三、语言交流中的禁忌			
第三节　成功交谈的策略	掌握		
一、交谈的影响因素			
二、交谈中的沟通策略			
第四节　交谈的过程	掌握		
一、准备阶段			
二、启动阶段			
三、展开交谈			
四、结束阶段			
第五节　护患关系不同阶段的交谈示例	掌握		
一、初始期			
二、工作期(一)			
三、工作期(二)			
四、结束期			
【实践活动】　掌握有效交谈的方法	熟练掌握		2

续表

教学内容	教学要求	参考学时	
		理论	实践
第六章　其他语言沟通形式		4	
第一节　演说	掌握		
一、演说的特点			
二、演说的构思策略			
三、演说的表达策略			
四、演说的心理准备			
第二节　书面语言沟通	掌握		
一、书面语言沟通的含义			
二、护理书面语言沟通的作用			
三、书面语言沟通在护理工作中的应用			
四、护理书面语言沟通的语言表达			
五、提高书面语言沟通的能力			
第三节　电子媒体沟通	了解		
一、电话沟通			
二、网络沟通			
【实践活动】　演说练习、护理病历分析	学会		2
第七章　治疗性沟通		4	
第一节　概述	掌握		
一、治疗性沟通的概念			
二、治疗性沟通的目的			
三、治疗性沟通的原则			
四、阻碍治疗性沟通的因素			
第二节　护理操作用语	掌握		
一、护理操作过程中的沟通策略			
二、常用护理操作用语示例			
第三节　护理健康教育	掌握		
一、健康教育的概念			
二、健康教育与卫生宣教			
三、护士在健康教育中的作用			
四、病人教育			
五、常见病人健康教育示例			
第四节　临终关怀	掌握		
一、临终与临终关怀的概念			

续表

教学内容	教学要求	参考学时	
		理论	实践
二、临终病人的心理历程			
三、与临终病人的沟通策略			
四、与临终病人家属的沟通			
【实践活动】 尝试针对不同类型病人的沟通实践	学会		2
第八章　多元文化背景下的护理人际沟通		1	
第一节　多元文化护理的相关概念	了解		
一、多元文化护理的相关概念			
二、学习多元文化护理的作用			
第二节　文化背景			
一、文化背景的含义			
二、文化背景的影响			
第三节　文化休克	了解		
一、文化休克的含义			
二、引起文化休克的原因			
三、减轻文化休克的沟通策略			
第四节　多元文化背景下的沟通策略	理解		
一、交流方式因人而异			
二、安排合适的个人空间			
三、按照不同社会家庭文化背景的差异实施护理			
四、正确处理时间观念的差异			
【实践活动】 尝试与不同国家民族的病人沟通	熟练掌握		1

四、课时安排

章节	内容	课时安排		
		理论	实践	总课时
第一章	绪论	1	1	2
第二章	护理人际沟通的相关理论	2	2	4
第三章	护理工作中的关系沟通	4	2	6
第四章	非语言沟通	2	2	4
第五章	语言沟通的主要形式——交谈	4	2	6
第六章	其他语言沟通形式	4	2	6
第七章	治疗性沟通	4	2	6
第八章	多元文化背景下的护理人际沟通	1	1	2
合计		22	14	36

五、教学评价

序号	评价方式
1	小组讨论
2	提问
3	实验报告
4	回复示教
5	角色扮演
6	小结
7	教学查房
8	操作考核
9	理论考核

六、说　明

(一) 教学大纲的适用范围和使用方法

本大纲适用于初中起点五年制高等职业教育护理专业学生。

本课程计36学时,其中理论教学22学时,实践教学14学时。

理论授课的教学要求分为掌握、熟悉、了解三个层次。"掌握"是指学生对所学知识的熟练应用,能综合分析和解决临床护理工作。"熟悉"是指学生对所学的知识基本掌握。"了解"是指学生对所学的知识点能记忆和理解。实践教学的要求分为熟练掌握和学会两个层次。"熟练掌握"是指学生能独立、正确、规范地完成所学的技能操作,并能熟练应用。"学会"是指学生能基本完成操作过程,会应用所学技能。

(二) 教学建议

1. 教学方式建议:本课程是一门实践性很强的课程。在教学过程中,要始终坚持理论联系实际的原则,通过讲授、自学、讲座、座谈、交流、讨论、模拟、游戏、角色扮演等教学活动,晓之以理,动之以情,练之以志,导之以行,以提高教学效果。培养学生自主学习和观察及辩证思维的能力,力求使学生在获取知识的同时,初步具备解决实际问题的能力。在理论讲授中注意举例和与学生之间的互动,多采用讨论、游戏、角色扮演、小组活动以及专题报告等形式进行能力训练。

2. 学习方法建议:敞开心胸,亲身体验,学以致用,主动参与课堂活动。在分组讨论和专题报告中,尽量提出自己的感受与同学分享。根据学习的知识与技巧,分析自己沟通的缺点和障碍,提出可能的改进方式与目标。在教学中积极运用实践、案例、录像和多媒体等现代化教学技术提高学习效果。

3. 考核评价方式建议:要注意改进考试考核方法,重视考核学生应用所学知识解决实际问题的能力。以提问、作业、表演、平时表现(实践运用能力)、学习态度、参与应用训练和专题报告(口头或书面)为主进行评价。

4. 实践教学建议:实践活动分为认知学习目标、协作学习、角色扮演、小组讨论、拓展阅读五种类型,旨在通过以学生为主、强调合作学习、注重实践能力培养、注重自评与互评的学习安排,使学习者既锻炼了人际沟通的实践技能,又能更深刻地领悟护理人际沟通的实际内涵。